中成药处方审核要领

主　审　李培红

主　编　金　锐　薛春苗

副主编　李澎灏　李　凡　谢俊大
　　　　郭红叶　王宇光　赵艳欣

人民卫生出版社
·北京·

图书在版编目（CIP）数据

中成药处方审核要领 / 金锐，薛春苗主编 . -- 北京 ：
人民卫生出版社，2024. 9. -- ISBN 978-7-117-36444-7

I. R286

中国国家版本馆 CIP 数据核字第 2024E6Y445 号

人卫智网	www.ipmph.com	医学教育、学术、考试、健康，
		购书智慧智能综合服务平台
人卫官网	www.pmph.com	人卫官方资讯发布平台

中成药处方审核要领

Zhongchengyao Chufang Shenhe Yaoling

主　　编：金　锐　薛春苗
出版发行：人民卫生出版社（中继线 010-59780011）
地　　址：北京市朝阳区潘家园南里 19 号
邮　　编：100021
E - mail：pmph @ pmph.com
购书热线：010-59787592　010-59787584　010-65264830
印　　刷：河北宝昌佳彩印刷有限公司
经　　销：新华书店
开　　本：710 × 1000　1/16　印张：21
字　　数：388 千字
版　　次：2024 年 9 月第 1 版
印　　次：2024 年 9 月第 1 次印刷
标准书号：ISBN 978-7-117-36444-7
定　　价：72.00 元

打击盗版举报电话：010-59787491　E-mail：WQ @ pmph.com
质量问题联系电话：010-59787234　E-mail：zhiliang @ pmph.com
数字融合服务电话：4001118166　E-mail：zengzhi @ pmph.com

编　委 (按姓氏笔画排序)

丁海欧　民航总医院

卫　敏　山西中医药大学附属医院

王　彬　上海交通大学医学院附属第六人民医院

王　蕾　北京市房山区妇幼保健院

王双宇　北京市经开区荣华社区卫生服务中心

王宇光　北京交通大学社区卫生服务中心

方玲子　深圳市第二人民医院

田佳鑫　中国中医科学院西苑医院

白云飞　河南省中医院

乔甲荣　山西中医药大学附属医院

华成坤　广州中医药大学第一附属医院

庄　伟　首都医科大学宣武医院

刘　源　深圳市第二人民医院

刘少丽　海阳市人民医院

刘苗苗　青岛市即墨区中医医院

许　彤　北京市朝阳区太阳宫社区卫生服务中心

孙建宇　杭州市中医院

孙博喻　青岛大学附属青岛市第三人民医院

李　凡　北京市丰台区中医医院（北京丰台区南苑医院）

李　娜　河北省廊坊市大厂回族自治县人民医院

李丹丹　南京市江宁中医院

李澎灏　深圳市第二人民医院

杨寿圆　兰州市第一人民医院

杨连梅　天津市武清区中医医院

吴丽丽　北京市鼓楼中医医院

张　梅　郑州市妇幼保健院

张玉凤　深圳市第二人民医院

张艳菊　首都医科大学附属北京儿童医院

邵庆瑞　广西中医药大学附属瑞康医院

金　锐　中国中医科学院西苑医院

赵艳欣　北京市海淀区甘家口社区卫生服务中心

郭红叶　中国中医科学院西苑医院

董　彬　华中科技大学同济医学院附属同济医院

谢俊大　首都医科大学附属北京友谊医院

赖　慧　西南医科大学附属中医医院

雷　雪　大庆龙南医院

薛春苗　北京中医药大学东直门医院

中成药处方审核要领

张 序

　　药师是患者合理用药的守门人，有效的处方审核工作，能够减少用药差错和不合理用药，促进患者的合理用药。中成药处方审核是医院药师的主要工作职责之一，但有一定的难度。例如，中成药处方审核的规则尚不成熟，很多审核项如适应证审核、联合用药审核等的标准需要研究和界定。同时，医疗机构对中成药处方审核的重视程度不够，很多医疗机构尚未建立专门的中成药处方点评审核的专家组，也未能将中成药处方审核的结果纳入绩效考核范畴。这些问题，都不利于中成药的临床合理使用。

　　金锐和薛春苗都是我的学生，他们好学善思、大胆创新，颇有才干，作为医院药师，他们在中成药的临床合理应用领域深耕细耘，取得显著成果。《中成药处方审核要领》一书系统阐述了中成药处方审核的意义、流程、内容和方法，从适应证审核、药品遴选审核、联合用药审核、用法用量审核、用药疗程审核等方面详解中成药处方审核的相关问题。同时广泛收集了大量的临床真实处方案例，从不同疾病入手，条分缕析地讨论了每类疾病的个性化审核方法与内容，直击临床痛点、难点，提出诸多具有临床指导意义的学术观点。

　　这部学术专著与 2018 年发布的《中成药临床合理用药处方点评北京共识》《北京地区基层医疗机构中成药处方点评共识报告》一脉相承，全面思考了中成药处方审核中各个环节的问题。作为一部关于中成药处方审核的学术专著，颇具学术意义和实用价值，能够作为培训教材，为广大药师快速掌握中成药处方审核的技能提供帮助。书稿付梓后，他们邀我做序，我欣然应允。希望本书的出版为指导中成药处方审核工作提供有益参考。

北京中医药大学教授、主任医师
岐黄学者、国家中医药管理局临床中药重点学科带头人
2024 年 7 月

邓　序

　　处方审核是药学专业技术人员运用专业知识与实践技能，根据相关法律法规、规章制度与技术规范等，对医师在诊疗活动中为患者开具的处方，进行合法性、规范性和适宜性审核，并作出是否同意调配发药决定的药学技术服务。2018 年 7 月，国家卫生健康委员会等发布了《医疗机构处方审核规范》，明确"药师是处方审核工作的第一责任人"，强化了处方审核在药师职业技能中的重要地位。有效的处方审核，一方面可以识别并优化不合理的临床用药，确保患者药物治疗的安全有效；另一方面可以提高处方合格率，符合国家及各省市医疗质量评审和绩效考核的要求。同时，处方审核还能够体现药学专业技术价值，提升药师的职业技术水准和社会影响力。所以，开展规范、标准的处方审核，是各级各类医疗机构的必然选择，同样包括针对中成药的处方审核。

　　与西药不同，中成药处方审核有其自身特点，需要将传统中医药理论与现代循证依据整合起来，形成适合目前中成药临床应用实际的审核标准和审核方法。例如，在中成药适应证审核方面，不仅需要审核处方诊断是否有适应证，同时也要关注中医证型诊断。又如，在重复用药审核方面，需要对中成药组方、功效、用法、用量以及处方诊断、患者病情特点等因素进行多维度的综合评估。再如，在配伍禁忌审核方面，需要对中成药联用时涉及十八反、十九畏的情况进行单独说明。这些内容都不同于西药审核，需要我们中药师来创新、创造和标准化。

　　金锐博士是出色的青年药师，勤求博采、敏而好学，在中药药性理论、中成药的临床合理应用、合理用药科普等领域都有不俗的表现，尤其在敦煌遗书《辅行诀》所载"汤液经法图"理论的探索与研究中取得独树一帜的成就，主编学术专著和科普读物 9 部，发表学术论文 50 余篇，科普文章 800 余篇。

　　薛春苗博士是优秀的主任药师，长期从事中药临床药学工作，是中华中医药学会全国中药临床药师培训项目的秘书，在中药临床药学、中药药事管理、中西药合理使用等领域取得了很多成果，在中成药处方点评方面做了大量卓有成效的工作，主持和参与国家级、省部级课题 20 余项，发表学术论文 80 余篇。我相信，由他们二人带领的写作团队，一定能为广大中药师开展中成药处方审核提供科学、切实的标准方法和参考建议。

　　书稿付梓，欣然作序！

北京中医药学会副会长　主任医师

2024 年 7 月

前　言

中成药处方审核是针对中成药处方进行合法性、规范性和适宜性审核的药学服务，是各级各类医疗机构药学工作的重要组成，对于医疗机构合理使用中成药具有重要意义。

随着国家对中医药行业的重视，中成药以其便捷的给药形式，越来越多地用于疾病的临床治疗。从感冒、咳嗽、急性腹泻等急性病证到冠心病、脑血管病、肿瘤等慢性病证，中成药的应用范围和使用量都在大幅提升。为了避免出现不规范、不合理甚至滥用药品的情况，药师应当对中成药的临床用药进行更为严格的审查把关，做好中成药的处方审核。但从目前来看，中成药处方审核工作存在三大难点。第一，中成药处方审核标准不够成熟，很多不适宜内容的判定缺少客观标准，而主观性和经验性仍占主导，这就造成不同地区的不同医疗机构往往采取不同的审方标准，阻碍了中成药审方工作的有效推广。第二，中成药处方审核方法不够细致，不能适应临床复杂多变的真实用药场景。以适应证审核为例，哪些诊断完全符合说明书适应证？哪些诊断不符合？哪些诊断部分符合？不符合的如何处置？部分符合的如何处置？符合中医诊断而不符合西医诊断该怎么办？诸如此类问题，都应该细致地考虑和分析，提出可行的解决方案。第三，中成药处方审核的培训不够规范。无论是中药师还是西药师，都应该经过系统、全面的审方培训之后再承担审方工作，但是现有的审方培训课程不够完善、考核体系不健全，影响了中成药审方工作的深入发展。

针对上述问题，本书尝试借鉴已有的中成药处方点评标准规范和专家共识，以疾病为纲，以药品为目，来构建中成药处方审核的方法框架。借鉴中成药处方点评的标准规范和专家共识，是因为处方审核与处方点评本就属于同一类工作，其核心内容都是合理性评价，在评价依据、评价方法和结果处置上具有相似性。以疾病为纲，是按照中医内科学和中药治疗学的思路，将同一疾病不同证型、同一疾病不同治疗阶段的中成药合并论述，既考虑疾病治疗的共性问题，也考虑不同证型的个性问题，更是方便药师对某一疾病的中成药治疗的全景概貌有所认识，便于提纲挈领地开展审方工作。以药品为目，是因为不同中成药有自己的组方配伍和功能主治特点，有自己的药品说明书内容，有自己的禁忌证范围，有自己的超说明书用法，这些都是中成药审方工作最终的落脚点。

从内容上看，本书对于每一类疾病治疗中成药的处方审核，都分别从适应证审核、药品遴选审核、联合用药审核、用法用量审核和疗程审核 5 项内容展开。每一项审核内容下又分为若干审核要点，即该审核项下应该注意哪几个方面的问题。例如，适应证审核项下就分为诊断书写、诊断与用药相符、分类管理 3 个审核要点。每一个要点中就包括具体的合理处方与不合理处方的判定标准和方法，并且配有大量举例。本书以百余种常用中成药进行审方举例，涉及每一种疾病常见的不同证型，同时对这些中成药的功效亚类、特殊人群用药等信息进行梳理分析，旨在为一线审方药师提供切实可行的指导。章节后附有参考文献，希望进一步深入思考的药师同道可以通过查阅参考文献获取相关资料，进行深入研究。

本书分为上、中、下三篇，上篇为理论篇，主要梳理中成药审方的依据，中成药审方的流程、内容和方法，中成药信息化审方的注意事项等内容。中篇为实践篇，分别从肺系病证治疗用药、心脑病证治疗用药、脾胃肠肝胆病证治疗用药、肾膀胱病证治疗用药、外科病证治疗用药、妇产科病证治疗用药、儿科病证治疗用药、骨伤科病证治疗用药和肿瘤治疗用药角度，详细论述 28 个中医病种的中成药审方标准与内容。并且在每一个中医病种里都有常见证型的划分和相应治疗用中成药的总结，每一个中医病种后都明确提示其相应的西医疾病范畴，方便药师学习。下篇为案例篇，精选常见的不合理中成药处方，并且从适应证不适宜、药品遴选不适宜、联合用药不适宜、用法用量不适宜和疗程不适宜这几个方面，为学习者展示一张不合理中成药处方的审核要点、处方分析与合理化建议。

本书为广大的中西药师讲解中成药审方的基本原理，提供中成药审方的基本标准和方法，希望可以帮助大家进一步规范中成药处方审核工作。但是，由于编写水平有限，书中定有一些错误和遗漏之处，欢迎大家批评指正！

本书所示的审核标准适用于药学评价，不直接适用于医保评价。

编者

2024 年 7 月

目 录

上篇 理 论 篇

中篇 实 践 篇

下篇　案　例　篇

上篇

理论篇

第一章　处方审核与合理用药

一、处方审核的意义和价值

根据《医疗机构处方审核规范》，处方审核是指药学专业技术人员运用专业知识与实践技能，根据相关法律法规、规章制度与技术规范等，对医师在诊疗活动中为患者开具的处方，进行合法性、规范性和适宜性审核，并作出是否同意调配发药决定的药学技术服务。无论是西药处方还是中药处方，均需要由药学专业技术人员进行处方审核。

药师是患者合理用药的守门人，有效的处方审核工作，能够减少用药差错和不合理用药，促进患者的合理用药。一方面，有效的处方审核可以避免各种复杂因素造成的用药差错，例如误开了相似名称的药品，误制订超大用量的治疗方案，同一药品连续开具多次等。另一方面，有效的处方审核可以识别各种不合理的药物治疗方案，例如药品遴选不当、重复用药、存在不良相互作用等。同时，药学部门还承担着医疗机构合理用药管理的职能，有效的处方审核工作，能够发现异常用药信号，为重点监控药品的合理使用提供规范性措施。例如，在有效的处方审核中，若发现某个药品存在经常性超适应证或超说明书用法用量的情形，即可成为此药品列入重点监控范围的条件之一。若经过药事管理与药物治疗学委员会讨论，认为此药品的临床使用应严格遵循适应证，即可形成此药品适应证审核的优先规则，在处方审核中严格执行，必要时可拒绝调配。

随着专科诊疗和分级诊疗的不断深入，越来越多的患者需要同时服用不同医生开具的药物处方，越来越多的患者需要从非首诊医生处开具长期服用的药物处方，这都给患者的个体化合理用药带来挑战。积极开展处方审核，规范药物治疗方案，规避不合理用药问题，对于保证患者用药安全、避免医疗资源和医保资金浪费具有重要价值。

二、处方审核的现状

目前绝大部分医疗机构都已开展处方审核或相关工作。一份 2020 年关于我国东部地区、中部地区、西部地区 143 家二级、三级医疗机构处方点评和审核工作的调查显示，三个地区平均处方点评开展率为 95.8%。这意味着，绝大多数二级、三级医疗机构，均开展了处方审核工作。同时，全国各地的基层医疗机构也不同程度地开展了处方审核工作，将处方合理性审查作为药学服务的重点工作。同时，通过医联体工作渠道，不少三级医院与社区卫生服务中心联合搭建了区域审方中心，实现了一定范围内的标准化审核，提高了社区卫生服务中心的处方合格率。多年的处方审核工作和比较研究均表明，处方审核能够有效地降低处方不合理率，提高药学服务质量，提高医生和患者的满意度，促进合理用药。

随着近几年的快速发展，处方审核的相关制度和标准也不断完善。国家发布的《处方管理办法》《医疗机构处方审核规范》《中药处方格式及书写规范》《互联网诊疗管理办法（试行）》《关于加快药学服务高质量发展的意见》等政府文件，为处方审核工作提供政策依据和工作指导，使处方审核工作的方向越来越明确。在此基础上，业内也针对特定药品的处方审核标准达成共识，例如《超药品说明书用药目录》（广东省药学会）、《抗肿瘤药物处方审核专家共识》、《质子泵抑制剂审方规则专家共识》（重庆市医院协会药事管理专业委员会）、《中成药临床合理用药处方点评北京共识》等指导意见，规范处方审核的形式和内容。广东省药学会、中国医药教育协会、各省市区卫生健康委员会也纷纷开展审方药师培训等处方审核相关内容的培训，提高药师队伍处方审核的专业技能。

目前开展的中药处方审核工作，具体可分为中成药处方审核和中药饮片处方审核。其中，中成药处方审核更为成熟，开展此项工作的医疗机构较多，审核的内容也以用药适宜性审核为主，标准化和信息化的发展速度也较快。而中药饮片审核多以规范性审核为主，审核标准和方法也不够成熟。但是，与西药处方审核相比，中成药处方审核依然有诸多尚需完善之处。例如，中成药处方审核的规则尚不成熟，很多审核项如适应证审核、联合用药审核等的标准需要研究和界定。同时，医疗机构对中成药处方审核的重视度不够，很多医疗机构尚未建立专门的中成药处方点评审核专家组，也未能将中成药处方审核的结果纳入绩效考核范畴。

三、处方审核的未来发展

从内容上看，处方审核未来的发展方向，其一是规则的精细化，构建更加丰富的审方规则共识库，能够针对不同患者建立更为个性化的审方规则。例如，在冠心病治疗用药的审方规则上，针对肝肾功能不全患者、合并糖尿病患者、合并肾气虚患者或者脾胃功能虚弱的患者，构建更具针对性的审方规则。其二是数据的整合化，采集每一个患者的药物治疗历史，构建包含既往处方用药情况的整合数据，形成真正的药历。在此基础上，结合患者疾病治疗或风险管控情况,分析既往药物治疗的有效性和安全性,为当下的处方用药提供参考依据。其三是寻求与患者医疗数据、医保数据和大健康数据的融合,既能运用更多的健康和疾病信息,为处方审核提供参考;又能通过对药物治疗方案的合理性评价,为医保控费和健康评估提供依据。

无论是规则的精细化,还是数据的整合化,均离不开信息化的支持。这种全面的信息化,不仅是采用前置审方系统,对处方审核的流程进行信息化,将处方审核前置到医师处方之时。而且是对处方审核规则进行信息化,采用更为量化和客观的方法学,采用基于数学模型和数据挖掘的方法学,构建精细化的处方审核规则库,以应对复杂的临床医疗行为。

从形式上看,处方审核工作的范围,也不再仅限于传统医疗机构,医联体、零售药店、"互联网 + 药学服务"等都会被纳入处方审核工作。2018 年 11 月印发的《关于加快药学服务高质量发展的意见》就指出:"逐步实现医疗联合体内处方实时查阅、互认共享""鼓励各级卫生健康行政部门依托药事质控中心等组织,开展本区域内、跨医疗机构的处方点评"。所以,许多地区已经积极推进"互联网 + 药学服务"的发展,加强区域性的处方集中标准化审核,并取得了可喜的效果。

（金 锐 王宇光 乔甲荣 卫 敏）

第二章　中成药处方审核的知识储备

　　无论是窗口审核还是前置审核,处方审核的临床价值与审方规则的证据体系息息相关。准确、丰富的知识储备和审方规则,有助于审方药师或审方系统识别出有临床意义的不合理处方,并给出合理化方案。考虑到中成药说明书存在不完善之处,且中医疾病诊疗指南对于中成药的描述也相对简单,故中成药处方审核工作的重中之重,应该是建立相应的知识储备和证据体系,构建相关的审方规则。

　　根据《医疗机构处方审核规范》第十条,处方审核常用临床用药依据:国家药品管理相关法律法规和规范性文件,临床诊疗规范、指南,临床路径,药品说明书,国家处方集等。根据《北京地区基层医疗机构中成药处方点评共识报告(2018版)》【陈述6】的内容,"中成药处方点评的依据包括直接资料和间接资料,两者相互印证、综合而成最终判准。直接资料包括但不限于:药品说明书、中国药典、中成药临床应用指导原则、卫生行政主管部门颁布的诊疗指南和国家食品药品监督管理总局定期发布的合理用药通报。间接资料包括但不限于:中医医案、临床文献、相关专著和专家共识",结合前期的处方审核工作经验,本书也将中成药处方审核的证据体系分为直接资料和间接资料两部分。其中,直接资料包括中医药基本理论、药品说明书及其修订内容、2020年版《中华人民共和国药典》(以下简称《中国药典》),以及国家卫生健康委员会、国家药品监督管理局和国家中医药管理局颁布的指导原则等。间接资料包括中医诊疗指南和专家共识、临床案例、现代科学角度的非临床研究成果、媒体报道等。

　　1. 中医药基本理论　　中医药基本理论是中成药合理使用的指导性理论,也是中成药处方合理性评价的最高判定标准,包括阴阳五行、六淫七情、脏腑气血、四气五味、君臣佐使等中医辨证论治理论和中药药性理论。采用传统中药药性和组方配伍理论,可以认识中成药的性效特点,明确其临床功效。采用传统八纲辨证理论,可以分析中成药的适应证,明确适用人群和不适用人群的临床特点。同时,对于以经典名方为底方的中成药,可以通过对其方剂来源和演变的分析,为处方用药是否符合传统治疗思路提供参考。

　　例如,六味地黄丸是钱乙在张仲景八味肾气丸的基础上,减去辛热药附子与肉桂而成,故其功效特点是补肾养阴,而不是补肾气。凡是符合肾阴虚证表现的疾病状态,无论是腰痛、小便不利、糖尿病,还是小儿遗尿,均可采用六味地黄丸治疗。而以肾气虚证表现为主的、以肾阳虚证表现为主的疾病状态,不适合选用六味地黄丸作为治疗药物。此信息即可用于六味地黄丸的适应证审核。

2. **药品说明书及其修订内容**　药品说明书是药品临床使用的法律依据之一,应当在处方审核中予以重视。目前大部分中成药的说明书,能够准确表述药品的适应证、用法用量和使用注意信息,但在不良反应、禁忌证和联合用药信息上存在一定程度缺失。中成药说明书【功能主治】项下的证型信息,以及注意事项中关于不适用人群的信息,是中成药处方适应证审核的直接依据。中成药说明书的【用法用量】信息,是中成药处方用法用量审核的直接依据。同时,国家药品监督管理局会定期对中成药品种进行说明书修订,更新药品的不良反应和禁忌证信息。

例如,连花清瘟胶囊的说明书明确提示"不宜在服药期间同时服用滋补性中药""风寒感冒者不适用"。此信息即可用于连花清瘟胶囊的适应证审核和联合用药审核。

3. **《中国药典》**　《中国药典》规定了常用中药饮片的来源、性状、鉴别、炮制、功能与主治、用法与用量、贮藏等信息,也记载了常用中成药的处方、制法、鉴别、含量测定、功能与主治、用法与用量等信息。其中,对于部分中药饮片和中成药,标注了相应的【注意】,提示特殊人群禁用或慎用。上述提示信息为含有此类饮片中成药临床应用的不适用人群提供参考依据。

例如,根据《中国药典》记载,毒性中药苦楝皮的【注意】内容为"孕妇及肝肾功能不全者慎用"。此信息即可用于含苦楝皮中成药的药品遴选审核。

4. **国家卫生健康委员会、国家药品监督管理局和国家中医药管理局颁布的指导原则和合理用药警示信息**　2010 年国家中医药管理局发布的《中药处方格式及书写规范》和《中成药临床应用指导原则》,2018 年国家卫生与健康委员会发布的《医疗机构处方审核规范》,以及国家药品监督管理局定期发布的合理用药警示信息等,均可作为中成药处方审核的直接依据,形成规范性审核和适宜性审核的规则。

例如,2014 年,国家药品监督管理局发布了《关注口服何首乌及其成方制剂引起的肝损伤风险》,明确提示超剂量、长期连续用药会增加何首乌的肝损伤风险。此信息即可用于含何首乌中成药的药品遴选审核、用法用量审核和疗程审核。

5. **中医诊疗指南和专家共识**　各类疾病的中医诊疗指南和中西医结合诊疗指南,都会涉及对疾病不同证型的标准诊断与治疗,也会推荐各个证型治疗用的中药饮片复方和中成药。这些疾病诊疗指南和专家共识,为相关中成药的适应证审核提供参考依据。

例如，根据《血脂异常中西医结合诊疗专家共识》，银杏叶片可用于高脂血症气虚血瘀型患者的治疗（推荐强度：强；证据级别：低）。此信息即可用于银杏叶片的适应证审核。

6. **临床案例**　临床上存在一些因中成药不合理使用而造成的药害案例，包括过量服用含毒性饮片中成药而造成的急性毒性问题，以及长期不对证服用中药而造成的慢性损害问题等。在符合中医药理论认识的前提下，这些临床案例可作为中成药处方审核的参考依据。

例如，基于临床案例的流行病学研究已经证实，长期服用含有蒽醌类成分的大黄、番泻叶或决明子帮助排便，会增加出现结肠黑变病的风险，导致药源性疾病。从中医角度看，这就是长期不对证用药造成的药害事件，上述中药药性寒凉，仅适用于实热型便秘，不适用于虚证便秘。此信息即可用于含蒽醌类中成药的适应证审核和疗程审核。

7. **现代科学角度的非临床研究成果**　采用现代科学的研究手段，可以从植物学科属种的角度确定中药的基源，从化学成分或成分群角度认识中药起效的物质基础，从靶点受体或分子生物学角度理解中药的药理作用。这些现代科学的研究成果有助于理解中药的性效特点，也可以从全新的角度，为中成药处方审核提供参考依据。

例如，在中药肝损害研究领域，明确发现含有吡咯烷类生物碱的中药，例如菊科的千里光和菊三七，能够导致肝脏小静脉闭塞而出现肝损害。所以，菊三七不可以替代三七用于心脑血管疾病的治疗，而含有千里光的千柏鼻炎片、清热散结胶囊等中成药，也具有潜在的肝损害风险。此信息即可用于上述中成药的药品遴选审核。

8. **媒体报道**　在媒体的报道中，会有一些中成药不合理使用造成的药害案例，或者关于某一个中成药的热点话题，或者国内外患者群体对于中成药使用的真实反馈等。在遵循中医药基本理论的基础上，在严谨、客观地分析讨论之后，很多媒体报道的案例或话题内容，也可以作为中成药处方审核的参考依据，或者为中成药处方审核工作提供参考意见。

例如，媒体曾经报道一则药害事件"27岁的研究生从入院到去世仅7天"，还原了一个因为过量服用含有对乙酰氨基酚的感冒药导致肝衰竭的真实案例。结合很多中西药复方制剂（例如维 C 银翘片、感冒清胶囊）含有对乙酰氨基酚和马来酸氯苯那敏的情况，可围绕此话题形成专项的处方审核和用药宣教策略。将中西药复方制剂作为重点品种，在处方审核时给予重点关注和管理，包括严格适应证、严格用法用量、严格用药疗程等。

（金　锐　王宇光　薛春苗　张玉凤）

第三章　中成药处方审核的流程、内容和方法

一、中成药处方审核流程

医师开具处方后,药师对处方进行审核,审核通过的处方进行药品调剂,将药品发放给患者,并进行必要的用药交代。根据《医疗机构处方审核规范》,中成药处方审核的基本流程如下。

1. 医师开具处方后,药师接收待审核处方,对处方进行合法性、规范性、适宜性审核。

2. 若经审核判定为合理处方,药师在纸质处方上手写签名(或加盖专用印章)或在电子处方上进行电子签名,处方经药师签名后进入收费和调配环节。

3. 若经审核判定为不合理处方,药师应联系处方医师,建议处方医师修改或者重新开具处方,经处方医师修改或重新开具的处方,再次进入处方审核流程;如处方医师不同意修改或重新开具处方,药师应当做好记录,对于严重不合理用药或者用药错误,应当拒绝审核通过,并上报医务部门。

二、中成药处方审核的内容

处方审核的内容包括合法性审核、规范性审核和适宜性审核。根据《医疗机构处方审核规范》,具体审核内容条目如下。中成药处方审核亦遵循此内容,但在其中一些条目上具有特殊性内容:

1. 合法性审核

(1)审核处方开具人是否根据《中华人民共和国医师法》取得医师资格,并执业注册。

(2)审核处方开具时,处方医师是否根据《处方管理办法》在执业地点取得处方权。

(3)其他:西医师、西医全科医师开具中成药,应当根据各省市现行的西医师开具中成药的相关管理办法,在经过相应的培训后,具备有限范围内的中成药处方权。

2. 规范性审核

(1)处方是否符合规定的标准和格式,处方医师签名或加盖的专用签章有无备案,电子处方是否有处方医师的电子签名。

（2）处方前记、正文和后记是否符合《处方管理办法》和《中药处方格式及书写规范》等有关规定，文字是否正确、清晰、完整。

（3）条目是否规范。

● 中药饮片、中药注射剂要单独开具处方，中成药可与西药联合处方，也可单独开具处方。

● 开具中成药处方，每一种药品应当另起一行，每张处方不得超过 5 种药品。

● 中成药名称应当使用经药品监督管理部门批准并公布的药品通用名称，院内中药制剂名称应当使用经省级药品监督管理部门批准的名称。

● 一般项目，包括医疗机构名称，费别，患者姓名、性别、年龄，门诊或住院病历号，科别或病区和床位号等。可添列特殊要求的项目。年龄应当为实足年龄，新生儿、婴幼儿应当写日、月龄，必要时应注明体重。

● 中医诊断，包括病名和证型（病名不明确的可不写病名），应填写清晰、完整，并与病历记载相一致。

● 药品名称、剂型、规格、数量、用量、用法、金额准确清楚，片剂、丸剂、胶囊剂、颗粒剂分别以片、丸、粒、袋为单位，软膏及乳膏剂以支、盒为单位，溶液制剂及注射剂以支、瓶为单位，不得使用"遵医嘱""自用"等含糊不清字句。

● 普通药品处方量及处方效期符合《处方管理办法》的规定，特殊情况需要超剂量、超疗程使用时，应当注明原因并再次签名。

● 医师签名和 / 或加盖专用签章，药师审核、调配、核对、发药签名和 / 或加盖专用签章，处方日期清晰完整。

（4）其他：西医师、全科医师开具中成药时，应同样遵守上述规定，书写中医诊断。建议采用先培训后要求的轮训模式，对西医师和全科医师进行系统、完整的"西学中"培训，并在足够学时的培训后加强处方审核。

3. 适宜性审核

（1）适应证审核。审核处方用药与诊断是否相符，诊断应包括中医证型和中医 / 西医病名，病名不明确的可不写病名。

（2）药品遴选审核。

● 审核是否存在用药禁忌：儿童、老年人、孕妇及哺乳期妇女、肝肾等脏器功能不全患者用药是否有禁忌使用的药物。

● 审核患者用药是否有食物及药物过敏史禁忌证、诊断禁忌证、疾病史禁忌证与性别禁忌证等。

（3）联合用药审核。

● 审核是否存在重复给药。

● 审核是否存在药性冲突,例如寒热冲突、解表与滋补冲突等。

● 审核是否存在十八反、十九畏的配伍禁忌。

● 审核是否存在现代医学意义上的不良相互作用情况,主要是指中成药与西药之间是否存在有临床意义的相互作用。

（4）用法用量审核。

● 审核处方剂量、用法是否适宜,单次剂量和单日处方总量是否合理。

● 审核选用剂型与给药途径是否适宜。

● 对于中药注射剂,还需审核溶媒的选择、用法用量是否适宜,静脉滴注的药品给药速度是否适宜。

（5）疗程审核。审核患者连续用药时长是否合理。

（6）超说明书用药审核。审核是否有已获得相应范围内认可的说明书外使用情况。

（7）其他

● 中成药处方用药适宜性审核应坚持以中医药基本理论为标准,运用中医药思维进行审核。

● 可参考现有的中成药处方点评标准进行中成药处方适宜性审核,并根据医疗机构的实际情况而调整,根据临床药学科研的深入而完善。

三、中成药处方审核的方法

1. **合法性和规范性审核的方法**　合法性和规范性是处方合理性的基础内容,合法性审核和规范性审核中的许多内容,往往是采用人工或信息系统核对/限制的方式完成的。

例如,中成药处方权、中成药处方的医师电子签章、中成药药品名称、单次就诊可开具的中成药品种数、儿童患者的年龄显示方式、处方是否包含中医证型诊断、处方单次用量的单位等内容,均可以通过信息系统加以限制,保证中成药处方的合法性和规范性。

2. **适宜性审核的方法**　适宜性审核是中成药处方审核的重点和难点,其中的关键在于适宜性审核规则的确定。中成药适宜性审核的规则,一般是以传统中医药理论、人用经验和临床试验"三结合"的证据体系为依据,依托药品说明书信息和处方信息而建立的。不同地区、不同医疗机构可根据自己的实际情况和药事管理需求,确定适合本地区、本医疗机构的处方审核规则。适宜性审核的规则精细度越高,则审核的成本越高,但审核效果越好,对于促进合理用药也具有更大的意义。

目前,适宜性审核往往采用人工审核,或人工与系统联合审核的方式进行,主要审核内容可以分为适应证审核、药品遴选审核、联合用药审核、用法用量审核和疗程审核 5 部分。全部完成 5 部分审核并且均为合理的处方,应视为用药适宜处方;任一部分审核为不合理的处方,就是用药不适宜处方。

具体来看:

(1)适应证审核

方法:比对处方诊断信息与药品说明书的适应证信息或其等价概念,是适应证审核的常用方法。根据比对结果,可分为合理情形、部分合理情形和不合理情形 3 类。根据医疗机构的实际情况,在特定条件下,部分合理情形的处方可视为合理,也可视为不合理。

➢ 合理情形 1:处方诊断里的中医证型诊断 + 中医病名诊断均与药品说明书的适应证相符。例如,诊断为"胸痹,气滞血瘀证"开具复方丹参滴丸的处方,应视为适应证适宜。

➢ 合理情形 2:处方诊断里的中医证型诊断 + 西医病名诊断均与药品说明书的适应证相符。例如,诊断为"感冒,风热证"开具双黄连口服液的处方,应视为适应证适宜。

➢ 合理情形 3:处方诊断里的中医证型诊断与药品说明书的适应证相符。例如,诊断为"肝肾阴虚证"开具杞菊地黄丸的处方,应视为适应证适宜。

➢ 合理情形 4:处方诊断里的中医证型 / 中医病名 / 西医病名诊断与药品说明书适应证的等价概念相符。例如,诊断为"心痛,气血瘀滞证"开具复方丹参滴丸的处方,诊断为"上呼吸道感染,风热证"开具双黄连口服液的处方,诊断为"肾阴虚证"开具杞菊地黄丸的处方,应视为适应证适宜。

➢ 部分合理的情形 1:处方诊断里仅有中医病名 / 西医病名诊断,且西医病名诊断与药品说明书适应证或其等价概念相符。例如,诊断为"冠心病"开具参松养心胶囊的处方,诊断为"血脂异常"而开具血脂康胶囊的处方,诊断为"不寐"而开具安神补脑液的处方。根据医疗机构的实际情况,在特定条件下,此类处方可视为合理,也可视为不合理。此类处方若为中医科开具,建议视为不合理。此类处方若为西医专科或西医全科开具,可暂不视为不合理,在院内开展相关的"西学中"培训后,再视为不合理。

➢ 部分合理的情形 2:处方诊断里的中医证型诊断,属于说明书适应证的上位诊断或下位诊断。其中,上位诊断是指包含说明书适应证的诊断概念,下位诊断是指被说明书适应证包含的诊断概念。例如,诊断为"肾虚证"开具桂附地黄丸的处方,"肾虚证"属于"肾阳虚证"的上位诊断。又如,诊断为"血瘀证"开具脑心通胶囊的处方,"气虚血瘀证"属于"血瘀证"的下位诊断。根据医疗机构的实际情况,在特定条件下,此类处方可视为合理,也可视为不合理。

➢ 不合理情形 1:处方诊断里仅有中医病名 / 西医病名诊断,且与药品说明书适应证及其等价概念均不相符。例如，诊断为"糖尿病"而开具牛黄降压丸的处方，应视为适应证不适宜。

➤ **不合理情形 2**：处方诊断里包含中医证型诊断，且中医证型诊断包含与药品说明书适应证完全不相关的证型因素。例如，香砂六君丸的说明书标注其用于脾虚气滞证，故诊断为"肝肾亏虚证"而开具香砂六君丸的处方，应视为适应证不适宜。风寒感冒颗粒的说明书标注其用于风寒外感证，故诊断为"风热感冒"而开具风寒感冒颗粒的处方，也应视为适应证不适宜。

（2）药品遴选审核

方法：药品遴选审核是对孕妇、哺乳期妇女、儿童、老年人、肝肾功能不全患者、高血压患者、心脏病患者、凝血功能障碍患者等特殊人群的选药适宜性进行审核。比对处方诊断信息与药品说明书禁忌证、注意事项信息，或者比对处方诊断信息与药品说明书的成分信息，是药品遴选审核的常用方法。根据比对结果，结合处方其他信息，可以分为合理情形、不合理情形和不确定情形 3 类。对于不确定情形的处方，应该结合医生实际用药经验和患者具体病情，在充分权衡利弊前提下，斟酌判定。

➤ **合理情形**：对于上述特殊人群的处方用药品种，说明书不标注任何特殊人群禁用、忌用或不宜使用的信息。例如，六味地黄丸的说明书仅标注了"感冒患者慎用，感冒发热患者不宜使用"的禁用慎用人群信息，未标注高血压患者禁用、忌用、慎用或不宜使用的任何信息。所以，为诊断中包含高血压的肝肾阴虚证患者开具六味地黄丸，应视为药品遴选适宜。

➤ **不合理情形**：对于上述特殊人群的处方用药品种，说明书上标注了特殊人群禁用、忌用或不宜使用的信息。例如，桂枝茯苓胶囊的说明书上标注了"孕妇忌用"的禁忌人群信息。所以，为妊娠期妇女开具桂枝茯苓胶囊的处方应视为药品遴选不适宜。

➤ **不确定情形 1**：对于上述特殊人群的处方用药品种，说明书上仅标注了特殊人群慎用的信息，这属于不确定情形。例如，小金丸的说明书标注了"肝肾功能不全者慎用"的信息。那么，对于诊断中包含"转氨酶轻度升高"的处方，小金丸的用药风险较低；对于诊断中包含"尿毒症"的处方，小金丸的用药风险较高；而诊断中仅包含"肝功能异常"处方，则其用药风险不确定。在具体处方审核时，应该结合医师实际用药经验和患者具体病情，在充分权衡利弊前提下，斟酌判定，可视为合理，也可视为不合理。

➤ **不确定情形 2**：对于上述特殊人群的处方用药品种，说明书上仅标注了"在医师指导下使用"的信息，这也属于不确定情形，处置方式同不确定情形 1。例如，感冒疏风颗粒的说明书标注了"儿童在医师指导下使用"的信息。实际上，儿童使用感冒疏风颗粒的风险随着年龄的增加而减少，6 岁以下风险相对较高，6 岁以上风险相对较小。所以，对于为 18 岁以下儿童开具感冒疏风颗粒的处方，从药品遴选角度看，应结合具体年龄和患儿体质情况，在充分权衡利弊前提下，斟酌判定，可视为合理，也可视为不合理。

➢ 不确定情形 3：对于上述特殊人群的处方用药品种，说明书未标注特殊人群禁用、忌用、慎用或不宜使用的信息，但其中含有较明确的不利于特殊人群使用的中药成分的情形，这也属于不确定情形，处置方式同不确定情形 1。例如，牛黄清心丸（局方）含有朱砂和雄黄，且用药疗程一般较长，但说明书未标注肝功能异常患者禁用、忌用、慎用或不宜使用的信息，仅提示"孕妇慎用"和"运动员慎用"。所以，对于诊断中包含"慢性肝炎"而开具牛黄清心丸（局方）的处方，应该结合医师实际用药经验和患者具体病情，在充分权衡利弊前提下，斟酌判定，可视为合理，也可视为不合理。

（3）联合用药审核

方法：中成药联合用药审核主要包括重复用药审核、药性冲突审核、配伍禁忌审核和中西药不当联用审核 4 部分，主要依据的信息来源于药品说明书。其中，重复用药审核应采用多因素决策分析的方法，根据两个中成药的功效、功效分类、成分、共有成分的特殊性、给药途径等角度综合分析，将各方面重复度较高的重复用药情形界定为重复用药。药性冲突审核应限定在药性纯粹的寒性药和药性纯粹的热性药的不当联用、解表药与滋补药的不当联用等内容方面。配伍禁忌审核主要是指审核是否存在十八反、十九畏配伍禁忌的情形。中西药不当联用审核主要是从成分和药理作用角度，识别较明确的潜在安全风险。具体审核方法和审核结果如下：

➢ 中成药重复用药情形 1：含有相同功效，且含有 3 个以上相同成分或含有相同成分的占比超过 30% 的两个中成药足量联用时，可视为重复用药。例如，通宣理肺丸与风寒咳嗽颗粒均能够疏风散寒止咳，用于风寒外感引起的咳嗽，且均含有麻黄、苦杏仁、甘草、陈皮、半夏、紫苏叶，相同成分占比分别为 6/11（通宣理肺丸）和 6/10（风寒咳嗽颗粒），故二者的足量联用可视为重复用药。

➢ 中成药重复用药情形 2：成分具有完全包含关系的两个中成药足量联用时，可视为重复用药。例如，生脉饮含有人参、麦冬、五味子，而益心舒胶囊的组方为人参、麦冬、五味子、黄芪、丹参、川芎、山楂，后者组方完全包含前者，故二者的足量联用可视为重复用药。

➢ 中成药重复用药情形 3：治疗同一疾病、具有衍生方关系的两个中成药足量联用时，可视为重复用药。例如，麻仁软胶囊与麻仁滋脾丸均含有火麻仁、枳实、厚朴、大黄、苦杏仁、白芍，且均以润肠通便为主，同属于经典方麻子仁丸的衍生方，故二者的足量联用可视为重复用药。

➤ 中成药重复用药情形 4：含有相同功效，且含有相同毒性饮片的两个中成药足量联用时，可视为重复用药。例如，朱砂安神丸与天王补心丸均具有养血安神的作用，且均含有毒性饮片朱砂，其中朱砂安神丸还将朱砂作为君药，故二者的足量联用可视为重复用药。

➤ 中成药药性冲突情形 1：药性纯粹的寒性中成药与药性纯粹的热性中成药联合使用时，可视为寒热冲突。例如，感冒疏风颗粒由麻黄、苦杏仁、桂枝、白芍（酒炙）、紫苏叶、防风、桔梗、生姜、独活等温热性中药组成，只有白芍（酒炙）性微寒，用于治疗风寒感冒，故其为药性纯粹的辛温解表药；小儿热速清口服液含柴胡、黄芩、板蓝根、葛根、金银花、水牛角、连翘、大黄，以清热解毒为主，全方由寒凉性中药组成，用于风热感冒，故其为药性纯粹的辛凉解表药。二者的足量联用属于药性冲突。

➤ 中成药药性冲突情形 2：具有解表功效的中成药与具有滋补／温补功效的中成药联合使用时，可视为药性冲突。例如，连花清瘟胶囊具有解表功效，而六味地黄丸属于滋补药，两者联用，可视为药性冲突。

➤ 中成药药性冲突情形 3：寒热并用组方的中成药、用于寒热夹杂型疾病的中成药，可不参加寒热冲突的点评。临床疾病往往是复杂的，寒热夹杂型疾病并不少见，也有不少中成药是以寒热并用作为组方特点的。对于这一类中成药与其他中成药的联用，一般不视为寒热冲突。例如，感冒清热颗粒、小柴胡颗粒、芎菊上清丸、参苏丸、防风通圣丸等。对于寒热夹杂型感冒患者，将感冒清热颗粒与蓝芩口服液联合使用的处方，可不认定为寒热冲突。

➤ 中成药配伍禁忌情形 1：由于十八反、十九畏理论尚有争议，且中成药联用与传统煮水共煎不同，故中成药联合使用时，存在违反十八反、十九畏配伍的，可不视为配伍禁忌，但应提醒临床医师加强监护。例如，心通口服液含有海藻，九味羌活丸含有甘草，心通口服液与九味羌活丸的联用，可不视为配伍禁忌，加强随访监测即可。

➤ 中成药配伍禁忌情形 2：中成药联用时，存在两个及两个以上毒性饮片联用的，其适宜性应视毒性饮片具体品种、用法用量和患者体质病情而定，但均应加强药学监护。毒性风险高、毒性饮片多、用药疗程长的联用组合，建议视为不适宜。毒性风险低、毒性饮片少、用药疗程短的联用组合，可不视为不适宜。例如，朱砂安神丸含有毒性饮片朱砂，虎力散胶囊含有毒性饮片草乌，对于老年类风湿关节炎伴有失眠的患者，长期联用时，应视为联合用药不适宜。又如，麝香保心丸含有毒性饮片蟾酥，感冒清热颗粒含有小毒饮片苦杏仁，长期服用麝香保心丸的患者在感冒期间服用感冒清热颗粒，可不视为配伍禁忌，但应加强监测。

➤ 中西药不当联用情形 1：中西药复方制剂与含有相同化学药物成分的

西药联合使用，应视为联合用药不适宜。例如，含有对乙酰氨基酚和马来酸氯苯那敏的维C银翘片，与西药酚麻美敏片足量联用时，应视为重复用药或联合用药不适宜，返回医师端修改。

➤ 中西药不当联用情形2：含有中药某一活性成分的西药与含有该中药的中成药联合使用时，可视中药烈性、君臣佐使地位、用法用量和患者机体状态，综合判定合理性。例如，含有伪麻黄碱的酚麻美敏片与以麻黄作为君药的感冒疏风丸足量联用，可视为联合用药不适宜。

➤ 中西药不当联用情形3：中成药制剂辅料与西药存在不良相互作用的，应视为联合用药不适宜。例如，藿香正气水含有40%~50%的乙醇，与头孢呋辛联用时，应视为配伍禁忌，返回医师端修改。

➤ 中西药不当联用情形4：中成药的药效或制剂辅料影响西药治疗效果的，应根据药品说明书标识、患者疾病控制情况和用法用量，综合判定合理性。说明书未明确要求禁用/慎用的，患者疾病控制良好的，可不视为联合用药不适宜，但应加强药学监护。例如，蛇胆川贝枇杷膏辅料为蔗糖、蜂蜜，与盐酸二甲双胍片的处方，可不视为配伍禁忌，加强随访监测即可。又如，以水蛭、丹参、川芎等活血化瘀中药为主，治疗胸痹心痛的中成药与抗凝血药、抗血小板药等联用时，可不视为联合用药不适宜，但应注意加强药学监护。

➤ 中西药不当联用情形5：存在副作用叠加风险，或存在药代动力学方面的相互作用风险的中西药联用，也应视用法用量、患者机体状态等具体情况而综合判定。例如，环孢素、他克莫司等药物治疗窗较窄，受肝药酶代谢影响较大，在联合应用中成药时，尤其是含有对其血药浓度有明确影响的中药组分（如五味子等），应注意提示临床医师加强监护。

（4）用法用量审核

方法：用法用量审核的依据是药品说明书，通过比对说明书信息即可实现审核。主要分为用法审核和用量审核，用量审核又从日总量审核、单次用量审核和给药频次审核3个方面展开。

➤ 用法不适宜情形1：与说明书标注用法不符的用药方法，应视为用法不适宜。例如，以"口服"用法开具中药外用贴膏剂的处方，以"口服"用法开具速效救心丸的处方，均应视为用法不适宜。

➤ 用法不适宜情形2：部分中成药具有口服和外用两种用法，但不同给药途径的单次用量不同，应注意区别。例如，虎力散胶囊内服时，单次用量应为1粒；虎力散胶囊外用时，说明书未明确要求，根据文献可知有6~8粒/次。所以，以"口服"用法开具虎力散胶囊6粒/次，应视为用法用量不适宜。

➤ 用量不适宜情形1：一般成人处方，根据药品说明书用法用量信息，计算日最大量。对于处方用药量小于或等于日最大量的情形，应视为合理。例如,一般成人的肝郁阴虚型失眠,处方:百乐眠胶囊,口服,一次 3 粒,一日 2 次(说明书为一次 4 粒,一日 2 次),处方用量小于或等于说明书日最大量,应视为合理处方。即使存在单次用量增加或给药频次增加,但用药日总量小于或等于说明书日最大量,依然可以判定为合理。例如,为一般成人的痰热犯肺证咳嗽,处方:肺力咳合剂,口服,一次 30ml,一日 2 次(说明书为成人一次 20ml,一日 3 次),可视为合理处方。

➤ 用量不适宜情形 2:处方用药超出日最大量时,可根据患者特点、疾病特点、药品特点和用药特点分类管理。根据目前中成药临床应用实际情况,对于非特殊人群的一般成人,在使用非含毒性饮片中成药时,在可控的疗程时长内,如果处方日用量超过说明书日最大量但未超过 150%(含)时,可不认定为不合理处方;处方日用量超过说明书日最大量 150% 时,建议认定为不合理处方。例如,女性尿路感染时,处方:三金片,口服,一次 5 片,一日 3 次(说明书为一次 3 片,一日 3~4 次),用药 7 天。由于日用量为说明书日最大量的 125%,且疗程可控,故可不认定为用法用量不适宜。再如,为肝肾亏虚型失眠的一般成人开具活力苏口服液,口服,一次 20ml,一日 1 次(说明书为一次 10ml,一日 1 次),日总量为说明书日最大量的 200%,建议视为不合理处方。

➤ 用量不适宜情形 3:对于特殊人群用药(儿童、老年人、孕妇、哺乳期、肝肾功能不全患者等),或者含毒性饮片中成药的处方、超长时间用药的处方、疗程不确定的处方,存在超说明书剂量用药时,应根据药品特点、患者特点和病情特点,分类管理与界定。安全风险较高时(含有大毒饮片或特殊组分、孕妇用药、超长时间用药、合并用药多等),应遵循说明书的单次用量和给药频次用药,单次用量超出说明书要求的、给药频次超出说明书要求的,均可认定为用法用量不适宜。安全风险较低时(含有小毒饮片、肝肾功能正常的老年人、疗程可控、合并用药少等),可不认定为不合理。例如,为一般成人处方含有感冒清热颗粒,一次 1 包,一日 3 次(说明书为一次 1 包,一日 2 次),日总量为说明书日最大量的 150%,虽然感冒清热颗粒含有小毒中药苦杏仁,但此为小毒中药且非君非臣,故可视为合理处方。又如,为 12~18 岁抑郁患者开具舒肝解郁胶囊处方,一次 2 粒,一日 3 次(说明书为一次 2 粒,一日 2 次),日总量为说明书日最大量的 150%,由于患者为儿童,且药品中含有特殊组分贯叶金丝桃,故建议视为不合理处方。

➤ 用量不适宜情形 4:儿童用药应根据年龄或体重调整用法用量,说明书标注儿童用法用量的应遵守,说明书未标注儿童用法用量的可根据相关标准进行换算。例如,为 7 岁风邪犯肺证咳嗽病患儿开具苏黄止咳胶囊,处方用量一次 3 粒,一日 4 次(说明书为一次 3 粒,一日 3~4 次,且未标注儿童用法用量),应视为用法用量不适宜。

➤ 用量不适宜情形 5：以病患部位实际情况确定用量的中药软膏剂、贴膏剂等外用制剂，应注意用药总量控制。单次用量为 1 支中药软膏剂（或 1 支软膏剂的重量）的处方、单日总量超过 4 贴的中药外用贴膏剂处方，可视为用法用量不适宜。例如，为褥疮患者开具创灼膏（35g 装量），一次 35g，一日 1 次的处方，应视为用量不适宜。

（5）疗程审核

方法：由于目前单张处方用药天数的限制，中成药疗程审核存在难点。一般来看，慢性病处方用药有 7 天（原则上）、14 天（行动不便者）和 1 个月（部分需要长期用药的慢性病）这三种处方时长限制（不包含长处方），在此规定下，药品说明书提示疗程不超过 4 周的或者所治疗疾病（例如急性病感冒）的病程时长不超过 4 周的中成药，可以进行疗程审核。其余情形，仅凭单张处方难以判定，一般需要通过药学门诊或药物治疗管理等更长期处方用药的重整，实现疗程的审核点评。

➤ 疗程不适宜情形 1：处方用药时长超过说明书疗程时长的，可认定为疗程不适宜。例如，胃苏颗粒说明书要求"15 天为 1 个疗程"，所以，对于胃苏颗粒用药时长为 30 天的处方，应视为疗程不适宜。

➤ 疗程不适宜情形 2：处方用药时长超过疾病病程时长的，可认定为疗程不适宜。例如，通宣理肺丸能够解表散寒，用于风寒感冒咳嗽，一般病程为 3~7 天。所以，对于通宣理肺丸用药时长为 14 天的处方，应视为疗程不适宜。

➤ 不确定情形：药品说明书疗程超过 4 周的，或者疾病病程时长超过 4 周的，一般不认定为疗程不适宜。例如，灯盏生脉胶囊说明书提示"2 个月为 1 疗程，疗程可连续"，则对于灯盏生脉胶囊用药时长为 30 天的处方，一般不视为疗程不适宜。又如，《中药新药临床研究指导原则》提示中医虚证的疗程一般为 4 周，则对于六味地黄丸用药时长为 30 天的处方，一般也不视为疗程不适宜。

3. 超说明书用药和超常规用药的审核与管理　中成药的超说明书用药和超常规用药，由各级药事管理与药物治疗学委员会管理。处方审核中，对于存在超说明书用药的处方（包括超说明书适应证用药、超说明书用法用量用药、超说明书的禁用慎用人群用药等情况）和存在超常规标准用药的处方（包括超疗程用药、多品种重复联用等），应在充分评估有效性、安全性和可替代性证据后，交由医院或更高级别的药事管理与药物治疗学委员会讨论决策。讨论通过的，可视为有条件的合理处方；讨论不通过的，依然视为不合理处方。

➤ 超说明书适应证用药情形 1：药品说明书适应证有明确的现代医学疾病（现代中成药），而处方诊断完全超出该现代医学疾病范围的，无论是否有中医证型的支持,建议视为超说明书适应证用药。例如,说明书适应证为"湿热型慢性肾炎"的黄葵胶囊,用于治疗原发性痛经;说明书适应证为"阴疽肿痛、瘰疬、瘰病、乳岩、乳癖"的小金胶囊,用于治疗非细菌性前列腺炎;说明书适应证为"原发性肝癌、肺癌"等各种肿瘤的艾迪注射液,用于预防急性放射性肺损伤,这些应属于超说明书适应证用药。

➤ 超说明书适应证用药情形 2:药品说明书适应证有明确的现代医学疾病(现代中成药),而处方诊断与该现代医学疾病范围存在相关性的,同时有与说明书相符的中医证型诊断的支持的,可不视为超说明书适应证用药。例如,说明书适应证为"湿热瘀阻型盆腔炎、子宫内膜炎和宫颈炎"的妇科千金胶囊,用于治疗湿热瘀阻型的多囊卵巢综合征不孕症(生殖系统相关疾病);说明书适应证为"肿瘤放化疗所致白细胞减少症"的参芪十一味颗粒,用于治疗抗结核药致白细胞减少症(气虚相关疾病);说明书适应证为"毒瘀内结型肿瘤"的平消胶囊,用于治疗痰瘀互结型的良性甲状腺结节(肿块相关疾病),这些可不视为超说明书适应证用药。

➤ 超说明书适应证用药情形 3:属于传统经典名方、药品说明书适应证没有明确的现代医学疾病概念,而处方诊断中含有与说明书相符的中医证型,建议不视为超说明书适应证用药。例如,说明书适应证为"湿热下注型痹病"的四妙丸,用于治疗湿热型的高尿酸血症合并高甘油三酯血症;说明书适应证为"外感病邪犯少阳证"的小柴胡颗粒,用于治疗肝胃不和型的胃食管反流病;说明书适应证为"气血两虚证"的乌鸡白凤丸,用于治疗气血两虚型的肝硬化;说明书适应证为"脾气虚型儿童厌食、腹泻便溏、烦躁盗汗、遗尿夜啼"的醒脾养儿颗粒,用于治疗食物不耐受诱发的脾虚型婴幼儿湿疹,以上可不视为超说明书用药。

➤ 超说明书适应证用药情形 4:属于传统经典名方、药品说明书适应证没有明确的现代医学疾病概念,但处方诊断中也不含有中医证型诊断的,建议仍然视为超说明书适应证用药。例如,说明书适应证为"实热毒蕴型喉风喉痛,单双乳蛾,乳痈疔疮和无名肿毒"的六神丸,用于治疗骨髓异常增生综合征和老年急性髓系白血病;说明书适应证为"妇女经闭痛经、产后恶露不尽"的桂枝茯苓丸,用于治疗急性缺血性中风、慢性结肠炎和肝纤维化,以上应属于超说明书用药。

➤ 超说明书禁忌证用药情形:在药品说明书明确的禁忌证范围人群内用药的,属于超说明书禁忌证用药。例如,说明书提示"肾功能不全者禁用"的雷公藤多苷片,用于治疗肾病综合征伴有轻度肾损伤;说明书提示"儿童禁用"的祖卡木颗粒,用于治疗 12 岁以下儿童感冒,以上应属于超说明书禁忌证用药。此类情况应严格进行安全性评估和监测,报请药事管理与药物治疗学委员会讨论决策。

➤ 超说明书用法用药情形：超出说明书要求的用法使用药品的，属于超说明书用法用药。例如，说明书用法为"内服"的盘龙七片，外敷治疗儿童软组织损伤；说明书用法为"口服"的藿香正气口服液，外用治疗慢性湿疹；说明书用法为"静脉滴注"的艾迪注射液，注射足三里穴位用于防治含顺铂方案患者化疗相关恶心呕吐，以上应属于超说明书用法的情况。此类情况也应严格进行安全性评估和监测，报请药事管理与药物治疗学委员会讨论决策。

➤ 其他超说明书用药情形，参考上述情形进行合理性和必要性分析，报请药事管理与药物治疗学委员会讨论决策。

（金　锐　刘　源　王宇光　李丹丹　张玉凤　乔甲荣　卫　敏）

第四章　中成药处方审核的信息化

一、中成药处方信息化审核的现状

全流程信息化是国内医疗质量提升的重要途径。国内医院信息化建设经历几十年的发展有了长足进步，基本完善了医院各个运作系统，包括挂号与预约系统、划价收费系统、门诊药房系统、住院管理系统、医生站系统、护士站系统等，这些系统的应用都取得了良好的效果，提高了医院运行效率的同时，也提高了就诊者的满意度。处方信息的高度电子化、结构化以及在信息系统中的实时流转，为采用信息化手段实现处方审核奠定了基础。

2018年国家卫生与健康委员会发布的《医疗机构处方审核规范》中，就明确提出了处方审核的信息化。例如，第六条中指出"医疗机构可以通过相关信息系统辅助药师开展处方审核。对信息系统筛选出的不合理处方及信息系统不能审核的部分，应当由药师进行人工审核"。第八条中指出"医疗机构应当积极推进处方审核信息化，通过信息系统为处方审核提供必要的信息"。国家政策的颁布，为中成药处方审核信息化发展提供政策支持。

从患者角度看，传统的人工审方模式往往在患者已经缴费之后，如果处方审核存在问题，就需要患者或药师前往科室与医师沟通，并可能导致退费等操作。这就增加了患者等候时间，也增加了人工成本。而采用信息化审核之后，即可实现在医师处方后的即刻审核，提高了审核效率，提升了患者满意度。所以，处方审核的全流程信息化是未来的发展方向，中成药处方审核也不例外。

目前，在全国部分地区的医疗机构或医疗机构联合体已经实现了初步的中成药处方信息化审核。这种审核往往较早在门急诊开展，借助现有的处方审核软件，采用系统审核＋问题处方人工复核的模式开展工作。在系统审核的基础上，通过系统审核的处方即可缴费及调配，未通过系统审核的问题处方则由审方药师在规定时间内进行人工复核，并将复核结果实时返回给医师。这种审方模式要求设有专职的审方中心及审方岗位，审方药师除了负责日常审方工作，还需要根据临床实际情况定期调整审方规则，搜集处方审核中发现的问题并进行汇报。相关工作经验显示，开展中成药处方的信息化审核，有助于规范处方行为，降低处方差错，保证用药安全，减少医患纠纷。

二、中成药处方信息化审核的难点和解决途径

目前,中成药处方信息化审核仍处在初级阶段,还存在一些问题和难点。例如,处方审核系统与医疗机构其他信息系统(例如检验学系统、影像学系统、电子病案系统等)之间尚需进一步互联互通,使患者更多的病理生理数据和既往用药数据融入处方审核,提高处方审核的精细化程度。实际上,处方审核的本质就是依据处方可显示出的有限信息所做出的处方合理性评价,依据的信息越丰富,这种合理性评价越精细;反之,依据的信息越匮乏,这种合理性评价越粗放。所以,无论是门急诊处方还是住院医嘱,在处方审核时所依据的患者病理生理信息越丰富,则处方审核的精细化程度就越高。而处方审核系统与医疗机构其他患者数据信息系统的互联互通,是开展精细化审核的前提。

又如,处方审核系统在运行效率、系统稳定性等方面还需进一步提高,并不断地优化审核流程。医疗机构的处方行为存在时间性,在门诊量高峰时间段,处方审核系统将承受很大的负荷。随着处方审核系统引入更多的医疗机构电子病案数据和电子影像数据,这种负荷会进一步增加。所以,医疗机构的处方审核系统要不断优化运行效率和稳定性,提高审核和反馈时效性,缩短延迟时间。针对患者同一天多次就诊的复杂审核情况,应该及时地区分问题的类型,包括:前次处方时已经审核通过的不合理用药问题,前次处方时审核未通过的不合理用药问题,后次处方时待审核的不合理用药问题,前后处方存在的药物相互作用问题等;并给予不同的处置,既避免漏掉问题,也应避免反复提示同一个问题。同样,随着患者个人电子药历的逐步完善和使用,也应将既往处方用药与本次处方用药的叠加所造成的可能相互作用等问题纳入审核。

同时,除了丰富提取处方信息,信息化审核还需要准确地提取中成药说明书信息,并将其格式化。

最后,中成药处方信息化审核的标准和规则尚不完善,应该给予重点关注。具体来看:

1. **适应证的信息化审核** 在中医药理论体系中,同一证型的具体表述形式是多样化的。例如,一个普通的风热感冒,在中医证名的表述上可以有"风热证""风热表证""风热外袭证""肺经风热证"等多种等价概念。所以,一个治疗风热感冒的中成药可以有多个适宜诊断和多个不适宜诊断。

适应证信息化审核的难点之一,就是准确识别这些适宜诊断和不适宜诊断,即审核系统的数据库必须包含尽可能多的适宜诊断词汇和不适宜诊断词汇。

　　适应证信息化审核的难点之二，就是建立"中医/西医病名＋中医证名"的双诊断审核模式，并且针对不同的中成药建立不同的审核方法。例如，对于经典名方中成药、说明书未标注现代医学疾病名的中成药，中医证名审核是必选项，中医/西医病名审核是可选项；而对于现代中成药、说明书标注了现代医学疾病名的中成药，中医证名审核和西医病名审核是必选项；还有一些特殊成分中成药（例如红曲制剂、蚕沙制剂），则可仅以中医/西医病名为必选项。目前，很多审核系统依然是采用单一诊断审核模式，即，只要有符合说明书的中医证名诊断或是西医疾病诊断即视为合理，这种审核模式不利于中成药合理用药的深化细化。

　　2. 药品遴选的信息化审核　药品遴选信息化审核的难点，在于审核系统应获取更多患者的病理生理信息，并建立精细化、个性化的审核条件。例如，肝功能不全者禁用的中成药，从哪里获取特殊人群审核的信息？是处方上有明确的"肝功能异常""转氨酶升高"的诊断呢？还是仅有"肝硬化""慢性肝病"的诊断即可？又或者是，获取患者最近一次生化指标检查结果中转氨酶的指标数值呢？还是获取影像学检查的具体情况呢？又如，肾功能不全者慎用的中成药，究竟是哪一类型的慢性肾病患者，肌酐清除率或尿素氮在多少范围内的患者能用？而哪一类型的慢性肾病患者，肌酐清除率或尿素氮在多少范围内的患者又不能用呢？这些更为精细化和个性化的审核条件，必须要在更全面的患者病理生理信息的支持下才能完成。

　　3. 联合用药的信息化审核　中成药联合用药信息化审核的难点，在于建立分层分类的审核策略或者多因素决策分析的审核策略，即综合多个因素进行处方审核。例如，中成药重复用药审核，单独从成分角度，或者单独从功效角度，或者单独从功效分类角度，或者单独从毒性饮片角度，其实都不完善。最佳的判别方式，就是综合成分、功效、功效分类、毒性饮片、患者病情和用法用量等角度给出最终判定结果。这就需要建立多因素决策分析的数学模式，设定阈值，用于处方审核。当然，针对中成药重复用药审核的问题，也可以采用分层分类的审核策略，先从功效维度进行分类，分为3类：功效完全相同、功效部分相同和功效完全不同；然后从成分维度进行分类，对上述每一类中再分为3类：成分完全包含、成分部分相同部分不同和成分完全不同；再分别从毒性成分维度和用法用量维度进行分析，对上述各个类别的安全风险大小进行量化标识；最后确定每一小类的审核处置建议，以此逐步实现精准审核。

　　4. 用法用量的信息化审核　中成药处方用法用量的信息化审核相对简单，就是比对处方中成药的给药方法、单次用量、给药频次与说明书是否相符，并给出审核结果。目前需要注意的就是一些说明书未明确单次用量或给药频次的中成药，例如一些软膏剂、贴膏剂等，可通过规范说明书或形成行业共识等，明确中成药的用法用量。

5. **疗程的信息化审核** 中成药疗程的信息化审核也相对简单，只要能够明确处方中成药的疗程时长，就可对超出疗程时长的单张处方进行审核处置。难点在于，单张处方的药品开具天数是有明确限制的（现行的一般规则是急3慢7，行动不便14天。不同省市医保可对一些慢性病放宽到1个月，长时间用药处方的开药天数还可以更长），而在慢性病的治疗上，很多中成药的使用疗程都超出单张处方能够开具的天数。所以，应建立患者的电子药历信息，准确记录既往用药的药品名称和用药时长，将既往用药信息纳入本次处方的审核，这样才能真正对用药疗程和用药时长进行有效审核和监测管理。

（李澎灏　王宇光　金　锐）

参 考 文 献

[1] 中华人民共和国卫生部 . 处方管理办法[EB/OL].（2007-02-14）[2023-08-28].http：// www.nhc.gov.cn/wjw/c100022/202201/601940f66bbe4f24b0c5734f04e53543.shtml.

[2] 卫生部，国家中医药管理局，总后勤部卫生部 . 卫生部国家中医药管理局总后勤部卫生部关于印发《医疗机构药事管理规定》的通知：卫医政发〔2011〕11 号[EB/OL].（2011-01-30）[2023-08-28].http://www.nhc.gov.cn/yzygj/s3593/201103/4119b5de252d45ac916d 420e0d30fda7.shtml.

[3] 国家卫生健康委员会办公厅，国家中医药管理局办公室，中央军委后勤保障部办公厅 . 关于印发医疗机构处方审核规范的通知：国卫办医发〔2018〕14 号[EB/OL].（2018-06-29）[2023-08-28].http://www.natcm.gov.cn/bangongshi/zhengcewenjian/2018-07-13/7363. html.

[4] 国家卫生与计划生育委员会 . 卫生部关于印发《医院处方点评管理规范（试行）》的通知：卫医管发〔2010〕28 号[EB/OL].（2010-02-10）[2023-08-28].http://www.nhc.gov. cn/yzygj/s3590/201810/6103f922f61440d1b48ba1571b6b6b72.shtml.

[5] 国家卫生健康委办公厅关于进一步加强儿童临床用药管理工作的通知：国卫办医政函〔2023〕11 号，http://www.nhc.gov.cn/yzygj/s7659/202301/2c86ccde273945e48 416c1acb2f68687.shtml.

[6] 国家中医药管理局 . 关于印发中成药临床应用指导原则的通知：国中医药医政发〔2010〕30 号[EB/OL].（2010-06-11）[2023-08-28].http://www.natcm.gov.cn/yizhengsi/ gongzuodongtai/2018-03-24/3071.html.

[7] 吴俊荣，马波 . 方剂与中成药[M].2 版 . 北京：人民卫生出版社，2013.

[8] 罗竹风 . 汉语大词典：缩印本[M].上海：汉语大词典出版社，1993：4876.

[9] 金锐，张冰 . 中成药处方点评的理论与实践[M].北京：人民卫生出版社，2019.

[10] 杨军宣，蒲晓东 . 常用有毒中药现代研究与应用[M].北京：科学出版社，2014：11.

[11] 卞婧,魏丽艳,甄健存,等.国内医院处方审核与点评开展情况及分析[J].中国医院,2020,24(2):8-11.

[12] 储艳.门诊处方审核和点评分析提升合理用药水平的效果观察[J].基层医学论坛,2021,25(26):3818-3820.

[13] 甄健存,边宝生,孔繁翠,等.区域性处方点评对临床合理用药的效果评估[J].中华医院管理杂志,2015,31(7):531-533.

[14] 沈伟强,杨江华.门诊处方审核与点评在提高合理用药水平中的作用[J].中医药管理杂志,2020,28(17):117-118.

[15] 李娟,刘秀兰,李为,等.应用 GAPS 法践行处方审核主导的医疗机构合理用药管理实践[J].中华医院管理杂志,2021,37(10):831-837.

[16] 秦娜,魏立伟,孟璐,等.我院实施中药饮片处方审核系统前后中药处方评价分析[J].海峡药学,2018,30(11):279-280.

[17] 胥昕怡,戴冰,占美,等.基于 SERVQUAL 模型评价医师对处方审核的满意度[J].中国药业,2022,31(8):13-18.

[18] 姜德春,崔晓辉,闫素英,等.基于信息化辅助的药师实时处方审核的模式建立与实施效果评价[J].临床药物治疗杂志,2018,16(11):15-19.

[19] 刘凌云.《医院处方点评管理规范(试行)》执行中的难点及对判定标准的探讨[J].中国医院用药评价与分析,2016,16(1):107-110.

[20] 金锐,赵奎君,郭桂明,等.中成药临床合理用药处方点评北京共识[J].中国中药杂志,2018,43(5):1049-1053.

[21] 吴新荣,杨敏.药师处方审核培训教材[M].北京:中国医药科技出版社,2018.

[22] 曾蔚欣,金锐,鲁红,等.中成药处方分析与合理用药[J].中国医院用药评价与分析,2013,13(9):777-779.

[23] 李元宏,余学英.药师审核中成药与西药联用处方的问题及对策[J].中国药物经济学,2021,16(10):126-128.

[24] 朱海青,薛亚,张立超.含毒性中药饮片中成药的使用分析及管理[J].中国药事,2021,35(2):198-205.

[25] 刘佳,任昭,刘桦.某院前置审核系统中成药处方审核规则拓展优化[J].中国医院药学杂志,2021,41(20):2127-2132.

[26] 皇甫天然,何炳洪,邓艳辉,等.医联体总药师制度促进基层医疗机构合理用药的实践与探索[J].中国药房,2022,33(6):753-757.

[27] 冒长青,沈卫华,郭澄.基于医联体工作模式下区域化审方工作开展的思考与研究:以上海市金山区为例[J].中国现代应用药学,2021,38(15):1865-1869.

[28] 陈旎旎.基于云审方系统实现社区处方前置审核的应用[J].中国处方药,2020,18(1):56-58.

[29] 重庆市医院协会药事管理专业委员会.质子泵抑制剂审方规则专家共识[J].中国药房,2022,33(8):897-910.

[30] 刘敏,缪玮,张超,等.抗肿瘤药物处方审核专家共识:肾癌[J].药物不良反应杂志,2021,23(6):285-292.

[31] 杨珺,于波,黄红兵,等.抗肿瘤药物处方审核专家共识:乳腺癌[J].中国药学杂志,2020,55(11):961-967.

[32] 付璐,刘永.黄葵胶囊适应证的文献计量分析[J].中国现代应用药学,2018,35(6):916-919.

[33] 石庆婉.雷公藤多苷片联合糖皮质激素治疗肾病综合征患者临床疗效分析[J].现代养生(下半月版),2018,22(11):105-106.

[34] 中华医学会急诊医学分会."六神丸(胶囊)"急性感染性疾病临床应用急诊专家共识[J].中华急诊医学杂志,2022,31(2):168-172.

[35] 郭海彬,周密.小金胶囊的临床应用研究概况[J].中医药临床杂志,2018,30(7):1353-1356.

[36] 张家明,周小毛,梁银,等.桂枝茯苓丸佐治急性缺血性脑卒中临床疗效及安全性的Meta分析[J].湖南中医药大学学报,2017,37(10):1143-1148.

[37] 温万春.桂枝茯苓丸治疗慢性结肠炎的疗效分析[J].临床医药文献电子杂志,2017,4(31):6091.

[38] 李鲜,李永亮.运用桂枝茯苓丸加味治疗肝纤维化经验[J].中医研究,2016,29(2):45-46.

[39] 曹晓波,董虹华,毛晓红.妇科千金胶囊治疗多囊卵巢综合征不孕症临床研究[J].新中医,2020,52(21):54-56.

[40] 王小锋,伏沿蓉,樊晓丹.乌鸡白凤丸治疗肝硬化脾功能亢进症的临床研究[J].现代中医药,2016,36(6):18-20.

[41] 王禹毅,贺琦,熊琼,等.藿香正气口服液外用治疗慢性湿疹的临床研究[J].内蒙古中医药,2023,42(2):16-18.

[42] 胡俊杰.祖卡木颗粒治疗儿童感冒随机平行对照研究[J].实用中医内科杂志,2013,27(7S):141-142.

[43] 刘悦.醒脾养儿颗粒治疗食物不耐受诱发婴幼儿湿疹临床观察[J].光明中医,2022,37(21):3844-3846.

[44] 杨丽光.四妙丸治疗高尿酸血症合并高甘油三酯血症的临床研究[J].中国实用医药,2021,16(36):180-182.

[45] 李子荣.盘龙七片外敷治疗儿童软组织损伤疗效观察[J].华南国防医学杂志,2011,25(5):453.

[46] 王灿,贾伟,郭文露,等.平消胶囊治疗良性甲状腺结节的临床疗效及对血清IL-1β与

IL-6 水平的影响[J]. 现代肿瘤医学, 2022, 30 (22): 4146-4149.

[47] 黄鹏, 钱小军, 卢雪, 等. 参芪十一味颗粒治疗抗结核药致白细胞减少症的疗效观察
[J]. 中国中医药现代远程教育, 2016, 14 (12): 77-79.

[48] 张振军, 高东奇, 张晶晶, 等. 艾迪注射液预防急性放射性肺损伤的临床研究[J]. 中
国妇幼健康研究, 2016, 27 (S2): 259-260.

[49] 芦殿荣, 柏大鹏, 何生奇, 等. 中药艾迪注射液足三里穴位注射防治含顺铂方案患者
化疗相关恶心呕吐的临床效果[J]. 世界中医药, 2018, 13 (3): 609-613.

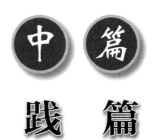

中 篇

实 践 篇

第五章 肺系病证治疗用药处方审核

第一节 感冒（普通感冒、流行性感冒、上呼吸道感染）

感冒是常见的外感疾病，一年四季皆可发生，是由外感邪气客于肺卫所致的表证，主要症状表现为鼻塞、流涕、喷嚏、恶寒、发热、咳嗽等，一般病程为3~7天。感冒的治则治法是解表祛邪，外感邪气不同、人体体质不同，则感冒所表现的证型不同，根据不同的证型选择不同的治疗药物，以辛散解表为主。

现代医学的普通感冒、流行性感冒、上呼吸道感染等病，属于中医感冒范畴，按照中医感冒辨证论治。

一、适用范围

中医诊断为感冒，西医诊断为普通感冒、胃肠型感冒、流行性感冒、上呼吸道感染等的治疗处方。

涉及的中成药品种包括但不限于（按笔画排序，方便检索查阅）：九味羌活丸、小柴胡颗粒、风寒感冒颗粒、双黄连口服液、玉屏风颗粒、正柴胡饮颗粒、芎菊上清丸、连花清瘟胶囊、金花清感颗粒、参苏丸、荆防颗粒、保济丸、桑菊感冒片、银黄颗粒、银翘解毒丸、维C银翘片、暑湿感冒颗粒、疏风解毒胶囊、感冒清热颗粒、感冒清胶囊、感冒疏风丸、藿香正气水，以及相同通用名、相同给药途径的其他剂型。

二、适应证审核要点

1. 适应证审核要点一：诊断书写

此类中成药处方应包括提示感冒的中医/西医诊断以及提示感冒证型的中医诊断。缺少其中之一，即可视为临床诊断书写不全。

其中，提示感冒的中医诊断为"感冒""伤风""外感""时行感冒"及其等价诊断，提示感冒的西医诊断为"普通感冒""上呼吸道感染""急性上呼吸道感染"及其等价诊断，提示感冒证型的中医诊断分为以下5类。

- 风寒感冒："风寒表证""风寒袭表证""风寒束表证"及其等价诊断。
- 风热感冒："风热表证""风热在表证""热伤风证"及其等价诊断。

● 暑湿感冒:"暑湿袭表证""暑湿外感证""暑湿蕴结证"及其等价诊断。

● 气虚感冒:"气虚外感证""感冒+气虚证"及其等价诊断。

● 复合感冒:"寒包火证""寒热夹杂证""表寒里热证""表热里寒证"及其等价诊断。

2. 适应证审核要点二: 诊断与用药相符

即,提示感冒证型的中医诊断应与感冒治疗类中成药的功效相匹配,包括:

● 辛温解表药:说明书标注"辛温解表""疏风散寒""解表散寒"等功效的辛温解表药(感冒疏风丸、风寒感冒颗粒、九味羌活丸、荆防颗粒等),处方应书写风寒感冒相关诊断,否则应视为适应证不适宜。例如,诊断为"风热外感"而开具九味羌活丸的处方,应视为适应证不适宜。

● 辛凉解表药:说明书标注"疏散风热""辛凉解表""清热解表"等功效的辛凉解表药(双黄连口服液、连花清瘟胶囊、金花清感颗粒、桑菊感冒片、银黄颗粒、银翘解毒丸、疏风解毒胶囊、维C银翘片、感冒清胶囊等),处方应书写风热感冒相关诊断,否则应视为适应证不适宜。例如,诊断为"风寒感冒"而开具金花清感颗粒的处方,应视为适应证不适宜。

● 祛暑解表药:说明书标注"清暑""祛暑解表""解表化湿"等功效的祛暑解表药(保济丸、藿香正气水、暑湿感冒颗粒等),处方应书写暑湿感冒相关诊断,否则应视为适应证不适宜。例如,诊断为"风热外感"而开具暑湿感冒颗粒的处方,应视为适应证不适宜。

● 扶正解表药:说明书标注"扶正解表""益气解表"等功效的扶正解表药(玉屏风颗粒、参苏丸等),处方应书写气虚感冒相关诊断,或符合药品说明书的诊断,否则应视为适应证不适宜。例如,诊断为"感冒+气虚证"而开具参苏丸的处方,应视为合理处方。参苏丸的说明书功效为"益气解表,疏风散寒,祛痰止咳",故诊断为"风寒感冒"而开具参苏丸的处方,亦可视为合理处方。

● 寒热并用解表药:采用比例基本相当的寒性药与热性药构成,且同时具有清热和散寒作用的寒热并用感冒药(小柴胡颗粒、芎菊上清丸、感冒清热颗粒、儿感清口服液、防风通圣丸等),处方应书写复合感冒相关诊断,或符合药品说明书和中医药基本理论认识的诊断,否则应视为适应证不适宜。例如,诊断为"上呼吸道感染,寒热错杂证"而开具小柴胡颗粒的处方,应视为合理处方。小柴胡颗粒源于伤寒少阳病治疗方小柴胡汤,故诊断为"少阳感冒"而开具小柴胡颗粒的处方,亦可视为合理处方。小柴胡颗粒的说明书注意事项标注"风寒感冒者不适用",故诊断为"风寒感冒"开具小柴胡颗粒的处方,应视为适应证不适宜。

3. 适应证审核要点三：分类管理

处方既未书写感冒相关的中医诊断又未书写感冒相关的西医诊断，应视为适应证不适宜或无适应证用药。建议审核不通过，返回医师端修改。例如，诊断为"高血压"开具银翘解毒软胶囊，应视为无适应证用药，返回医师端修改。

处方只书写提示感冒证型的中医诊断，未书写感冒相关西医诊断者，视为合理。例如，诊断为"暑湿蕴结证"开具藿香正气软胶囊，应视为合理处方。

处方只书写感冒相关西医诊断，未书写提示感冒证型的中医诊断者，应视为临床诊断书写不全或适应证不适宜。可视不同科室、不同医疗机构的具体要求决定是否返回医师端。不返回医师端的处方，应作为不合理处方进入处方点评流程。例如，对于中医科处方，诊断为"感冒"开具金花清感颗粒，可视为临床诊断书写不全，返回医师端修改。对于西医全科处方，诊断为"上呼吸道感染"开具感冒清热颗粒，亦为临床诊断书写不全，但可根据医疗机构具体情况，视为合理或不合理。同时，加强"西学中"培训，鼓励开具中成药时书写中医病证诊断。

三、药品遴选审核要点

1. 药品遴选审核要点一：儿童、老年人和妊娠哺乳期妇女

儿童、老年人和妊娠哺乳期妇女的用药审核应遵循药品说明书要求，说明书明确标注"禁用""忌用""不宜使用"的，均应视为药品遴选不适宜。建议选择同功效亚类的其他药品。例如，正柴胡饮颗粒说明书标注"孕妇禁用"，故为孕妇开具正柴胡饮颗粒，应视为药品遴选不适宜，建议返回医师端，可选择同类药品。

说明书标注"慎用"的，可根据医师执业类别、临床经验丰富程度以及患者的具体情况，分类审核。具有慎用人群用药经验的中医类别医师，为实际用药风险较低的慎用人群患者（例如，12岁以上体格发育正常的儿童，肝肾功能正常且无恶性基础疾病的老年人，非孕早期且各项健康指征良好的孕妇）开具此类药品时，可视为合理；其余情形，建议视为不合理。

说明书未明确要求的，或者仅标注"在医师指导下使用"的，可以参考表5-1进行审核。其中，感冒治疗类中成药涉及的妊娠禁忌药包括：《中国药典》标识的慎用中药（桂枝、枳壳、天花粉、薏苡仁），传统活血行气药（赤芍、川芎），毒性中药（生半夏）和其他重点关注中药细辛（含马兜铃酸）等。

儿童应首选儿童专用中成药，无适用的儿童专用中成药时，也可选择非儿童专用中成药，但应注意是否含有儿童禁用或慎用的成分。感冒治疗中成药的特殊人群选药见表5-1。

33

表 5-1 感冒治疗中成药的特殊人群选药

中成药名称	特殊人群				
	儿童（3~18岁）	老年人（60岁及以上）	孕妇	哺乳期妇女	其他
九味羌活丸	建议可用,6岁以内慎用	建议可用	建议慎用	建议慎用	建议未经良好控制的严重慢性疾病患者在医师指导下服用
小柴胡颗粒	建议可用,小儿须减量	建议可用	建议可用,文献有妊娠10~16周的用药经验	建议可用	高血压、心脏病、肝病、肾病等慢性疾病严重者应在医师指导下服用
风寒感冒颗粒	建议可用	建议可用	建议慎用	建议可用	糖尿病、高血压、心脏病、肝病、肾病等慢性疾病严重者、年老体虚者,均应在医师指导下服用
双黄连口服液	建议可用	建议可用	建议可用	建议可用	糖尿病、高血压、心脏病、肝病、肾病等慢性疾病严重者、年老体弱及脾虚便溏者应在医师指导下服用
玉屏风颗粒	建议可用（5岁以下须减量）	建议可用	建议可用,有妊娠4~39周的用药经验	建议可用	高血压、糖尿病患者应在医师指导下服用
正柴胡饮颗粒	建议可用	建议可用	说明书禁用	建议可用	糖尿病患者禁服,高血压、心脏病、肝病、肾病等慢性疾病严重者应在医师指导下服用
芎菊上清丸	建议可用	建议可用	建议慎用	建议可用	高血压、心脏病、肝病、糖尿病、肾病等慢性疾病严重者应在医师指导下服用

续表

中成药名称	特殊人群				
	儿童（3~18岁）	老年人（60岁及以上）	孕妇	哺乳期妇女	其他
连花清瘟胶囊	建议可用，可选颗粒剂，有5个月~10岁患儿用药经验	建议可用，有60~85岁患者的用药经验	建议慎用	建议可用	高血压、心脏病患者慎用；肝病、糖尿病、肾病等慢性疾病严重者应在医师指导下服用
金花清感颗粒	建议可用	建议可用，有60~72岁患者的用药经验	建议慎用	建议可用	运动员及脾胃虚寒者、既往有肝脏病史或服药前肝功能异常者慎用
参苏丸	建议可用	建议可用	建议慎用	建议可用	高血压、心脏病、肝病、糖尿病、肾病等慢性疾病严重者应在医师指导下服用
荆防颗粒	建议可用，有1~11岁患儿用药经验	建议可用	建议慎用	建议可用	糖尿病、高血压、心脏病、肝病、肾病等慢性疾病严重者应在医师指导下服用
保济丸	建议可用，3岁以内儿童用量减半，有4~11岁患儿用药经验	建议可用，有60~75岁患者的用药经验	建议慎用	建议可用	高血压、心脏病、肝病、糖尿病、肾病等慢性疾病严重者应在医师指导下服用
桑菊感冒片	建议可用	建议可用	建议可用，文献有妊娠早、中、晚期的用药经验	建议可用	高血压、心脏病、肝病、糖尿病、肾病等慢性疾病严重者应在医师指导下服用
银黄颗粒	建议可用，有1~7岁患儿用药经验，2岁以内患儿用量减半	建议可用	建议可用	建议可用	脾胃虚寒兼有大便溏者慎用；糖尿病患者在医师指导下服用

中成药名称	特殊人群				
	儿童 （3~18岁）	老年人 （60岁及以上）	孕妇	哺乳期妇女	其他
银翘解毒丸	建议可用，有1~14岁患儿用药经验，5岁以内患儿用量酌减	建议可用	说明书慎用，文献有孕3个月~8个月的用药经验，建议可用	建议可用	高血压、心脏病、肝病、糖尿病、肾病等慢性疾病严重者应在医师指导下服用
维C银翘片	建议慎用。说明书示新生儿和早产儿禁用。有6~8岁患儿用药经验	建议可用，用量酌减	说明书慎用	说明书慎用	风寒感冒者不适用；严重肝肾功能不全者禁用；膀胱颈梗阻、甲状腺功能亢进症、青光眼、高血压和前列腺肥大者慎用；心脏病、糖尿病等慢性疾病严重者应在医师指导下服用
暑湿感冒颗粒	建议可用，小儿酌减	建议可用	建议慎用	建议可用	建议未经良好控制的严重慢性疾病患者在医师指导下服用
疏风解毒胶囊	建议可用，有1~12岁患儿用药经验	建议可用	建议慎用	建议可用	建议未经良好控制的严重慢性疾病患者在医师指导下服用
感冒清胶囊	建议慎用。说明书示婴幼儿慎用	建议可用	说明书慎用	说明书慎用	闭角型青光眼、膀胱颈梗阻、幽门十二指肠梗阻或消化性溃疡致幽门狭窄者、甲状腺功能亢进症、高血压、前列腺增生、心血管疾病患者及肝生化指标异常者慎用

中成药名称	特殊人群				
	儿童 （3~18岁）	老年人 （60岁及以上）	孕妇	哺乳期妇女	其他
感冒清热颗粒	建议可用，有6个月~12岁患儿用药经验	建议可用	建议可用	建议可用	高血压、心脏病、肝病、糖尿病、肾病等慢性疾病严重者应在医师指导下服用
感冒疏风丸	建议可用	建议可用	建议慎用	建议可用	高血压、心脏病患者慎用；肝病、糖尿病、肾病等慢性疾病严重者应在医师指导下服用
藿香正气水	建议可用	建议可用	建议慎用	建议可用	酒精过敏人群慎用；高血压、心脏病、肝病、糖尿病、肾病等慢性疾病严重者应在医师指导下服用

注：建议可用的中成药也应在中医师指导下使用，并严格管控用法用量和疗程。

2. 药品遴选审核要点二：肝肾功能不全患者

肝肾功能不全患者的用药审核应遵循药品说明书要求，说明书标注"禁用""忌用"的，均视为药品遴选不适宜。

例如，维C银翘片说明书要求"严重肝肾功能不全者禁用"，故诊断中含有"慢性肝炎""肝功能异常""肾功能不全"等提示肝肾功能损害（无论是否明确为严重损害）的患者，开具维C银翘片时，应当视为药品遴选不适宜，建议返回医师端，可选择同类药品，例如银翘解毒丸、疏风解毒胶囊等。

说明书标注"肝肾功能不全者慎用"或者标注"肝病、肾病严重者在医师指导下使用"，可根据医师执业类别、临床经验丰富程度以及患者的具体情况，分类管理。例如，具有慎用人群用药经验的中医类别医师，为轻、中度肝肾功能异常的患者开具此类药品时，可视为合理；其余情形，建议视为不合理。

说明书未明确要求的，或者仅标注"在医师指导下使用"的，可通过组方成分做初步评估。即：

● 含有对乙酰氨基酚和马来酸氯苯那敏的感冒类中西药复方制剂，因具有明确的肝肾损伤风险，建议视为药品遴选不适宜，选择同类其他药品。

● 除中西药复方制剂外，其余感冒治疗类中成药一般不含有潜在肝损害成分，用药疗程一般也较短（不超过 14 天），故肝损害风险整体不高。根据文献报道，藿香正气水有引起肝损害的个案报道，连花清瘟胶囊有引起过敏合并肝损害的个案报道，一般关注并加强药学监护即可。小柴胡颗粒的原方小柴胡汤，既有导致肝损害的文献报道，也有治疗药物性肝损伤的文献报道。一般认为，不对证和超长疗程服用是小柴胡汤导致肝损害的主要原因之一，例如陈氏报道的小柴胡汤所致肝损伤案例，用药目的为缓解疲乏或治疗肝炎，且用药疗程均在 3~7 周不等。

● 个别感冒治疗类中成药含有细辛（如九味羌活丸），如果处方诊断含有"肾病""肾功能不全"及其等价诊断，应加强使用时的药学监护，亦可选择同功效亚类的其他药品。

3. 药品遴选审核要点三：高血压、心脏病等特殊疾病患者

特殊疾病（例如高血压、糖尿病、心脏病、前列腺肥大等）患者的用药审核应遵循药品说明书要求，说明书标注"禁用""忌用"的，均可视为药品遴选不适宜。

说明书标注"慎用"的，可根据医师执业类别、临床经验丰富程度以及患者慢性疾病管理的水平，分类管理。具有慎用人群用药经验的中医类别医师，为慢性疾病管理良好的患者开具此类药品时，可视为合理；其余情形，建议视为不合理。

例如，连花清瘟胶囊说明书明确"高血压患者慎用"，但中医师给诊断为"热毒袭肺证"的高血压合并流感患者处方连花清瘟胶囊时，可不视为药品遴选不适宜。又如，感冒疏风丸说明书标注"高血压、心脏病患者慎用"，故西医全科医师为诊断中含有"高血压"的患者开具感冒疏风丸，应视为药品遴选不适宜，可更换为同样具有疏风散寒功效的感冒清热颗粒。

说明书未明确要求的，或者仅标注"在医师指导下使用"的，建议视为合理。

4. 药品遴选审核要点四：中西药复方制剂

含有化学药物成分的中西药复方制剂，应严格遵循其中化学药物成分的禁忌证进行药品遴选。例如，对乙酰氨基酚慎用于孕妇、哺乳期妇女、膀胱颈梗阻、幽门十二指肠梗阻、甲状腺功能亢进症、青光眼、消化性溃疡、高血压和前列腺肥大者。所以，合并有以上疾病诊断的患者，在感冒时处方含有对乙酰氨基酚的维 C 银翘片和感冒清胶囊，应视为药品遴选不适宜，建议返回医师端修改。

四、联合用药审核要点

1. 联合用药审核要点一：重复用药

● 治疗同一证型的感冒，<u>且含有 3 个以上相同成分或含有相同成分的占比超过 30% 的两个中成药足量联用时，可视为重复用药</u>。例如，感冒疏风丸与风寒感冒颗粒均含有麻黄、紫苏叶、防风、桂枝、苦杏仁、桔梗、甘草和生姜，相同成分占比分别为 8/12（感冒疏风丸）和 8/11（风寒感冒颗粒），且麻黄为二药的君药，故二者的足量联用属于重复用药。又如，桑菊感冒片与芎菊上清丸均含有连翘、菊花、薄荷、桔梗和甘草，相同成分占比分别为 5/8（桑菊感冒片）和 5/15（芎菊上清丸），且均以菊花、连翘等疏风清热中药为主导，故二者的足量联用属于重复用药。再如，双黄连口服液与疏风解毒胶囊均含有连翘，相同成分占比分别为 1/3（双黄连口服液）和 1/8（疏风解毒胶囊），但二者君药不同，双黄连口服液为辛凉解表的金银花，疏风解毒胶囊为清热解毒利湿的虎杖，故可不认定为重复用药。

● <u>均含有麻黄、苦杏仁、石膏和甘草的感冒药，应为麻杏石甘汤的衍生方，足量联用时，可视为重复用药</u>。例如，连花清瘟颗粒与金花清感颗粒均含有麻黄、石膏、苦杏仁、甘草、金银花、连翘等，且均以疏风清热止咳为主，属于同一底方的衍生方，故足量使用属于重复用药。

● <u>成分完全包含的两个感冒治疗类中成药足量联用时，可视为重复用药</u>。例如，银黄颗粒含有金银花和黄芩，而双黄连口服液的组方为金银花、黄芩和连翘，双黄连口服液的组方完全包含银黄颗粒，故二者的足量联用属于重复用药。

● <u>具有相同功效，含有相同毒性饮片的两个感冒治疗类中成药足量联用时，可视为重复用药</u>。例如，感冒清热颗粒和三拗片均具有疏风散寒的功效，均含有小毒中药苦杏仁，故二者的足量联用属于重复用药。

2. 联合用药审核要点二：药性冲突

● <u>药性纯粹的辛温解表药与药性纯粹的辛凉解表药足量联用时，可视为药性冲突</u>。例如，感冒疏风丸以麻黄汤为底方，全方由温热性中药组成，仅含有白芍一味微寒性中药，故其为药性纯粹的辛温解表药；疏风解毒胶囊以清热解毒为主，全方由寒凉性中药组成，仅含有甘草一味平性中药，故其为药性纯粹的辛凉解表药。二者的足量联用属于药性冲突。

● <u>以治疗寒热错杂型感冒为主的寒热并用中成药，与药味数较少（一般少于 5 味）且重复度低于 30% 的辛温解表药、辛凉解表药或寒热并用解</u>

表药联用时,可不认定为药性冲突。例如,感冒清热颗粒由几乎相同比例的温热性中药(荆芥穗、防风、紫苏叶、白芷、苦杏仁)和寒凉性中药(柴胡、薄荷、葛根、苦地丁、芦根)组成,且常用于寒热错杂型感冒,故其与银黄颗粒、双黄连口服液等药味数较少的辛凉解表药的联用,可不认定为药性冲突。

- 治疗感冒的解表药与具有滋补功效的滋补药(由熟地黄、阿胶、女贞子等滋补中药组成)和药性温热的温补药(由红参、鹿茸、淫羊藿等温补中药组成)联合使用时,可视为药性冲突。例如,连花清瘟胶囊与六味地黄丸的联合使用,可视为药性冲突。

3. 联合用药审核要点三:配伍禁忌

- 感冒治疗类中成药与其他疾病治疗中成药的联用,存在违反十八反、十九畏配伍的,可不视为配伍禁忌,但应提醒临床医师加强监测。例如,心通口服液含有海藻,九味羌活丸含有甘草,心通口服液与九味羌活丸的联用,可不视为配伍禁忌,加强随访监测即可。

- 感冒治疗类中成药的联用、感冒治疗类中成药与其他疾病治疗中成药的联用,存在两个及两个以上毒性饮片联用时,应视毒性饮片具体品种、用法用量和患者体质病情而确定是否为配伍禁忌。例如,藿香正气口服液含有毒性饮片生半夏,感冒清热颗粒含有毒性饮片苦杏仁,小活络丸含有毒性饮片川乌,长期服用小活络丸的患者在感冒期间短期(不超过 7 天)联用藿香正气口服液,可不视为配伍禁忌,但应加强监测。风寒夹湿的患者感冒期间短期(不超过 7 天)联用感冒清热颗粒与藿香正气口服液,可不视为配伍禁忌,但应加强监测。

4. 联合用药审核要点四:中西药不当联用

- 含有对乙酰氨基酚、马来酸氯苯那敏等化学药成分的中西药复方制剂,与含有相同药理作用成分的西药联合使用时,应视为重复用药。例如,含有对乙酰氨基酚和马来酸氯苯那敏的维 C 银翘片,与西药酚麻美敏片足量联用时,应视为重复用药或联合用药不适宜,返回医师端修改。

- 含有麻黄的感冒治疗类中成药与含有伪麻黄碱的西药感冒药联合使用时,应视用法用量而定,足量联用视为联合用药不适宜。例如,感冒疏风丸与酚麻美敏片足量联用时,可视为联合用药不适宜。

- 辅料含有乙醇的感冒治疗类中成药(例如藿香正气水)与头孢类抗生素、硝基咪唑类抗菌药物(如甲硝唑)、中枢抑制药等易与乙醇发生相互作用的西药联合使用时,应视为配伍禁忌。例如,藿香正气水含有 40%~50% 的乙醇,与头孢呋辛联用时,应视为配伍禁忌,返回医师端修改。

五、用法用量审核要点

1. 用法用量审核要点一：日总量控制

依据药品说明书，以每日最大量为基本审核单元，不超过每日最大量的处方，即视为合理处方。例如，为风热犯肺型流行性感冒的一般成人患者，处方开具金花清感颗粒【颗粒剂，5g/袋】，一次1袋，一日2次（说明书为一次1袋，一日3次），日总量小于说明书常规量，应视为合理处方。

2. 用法用量审核要点二：超说明书剂量用药

在7天的疗程范围内，对于不含有毒性饮片（例如苦杏仁、生半夏）的感冒治疗类中成药，为一般成人（非特殊人群）开具说明书日最大量150%的处方，可不视为用法用量不适宜。例如，一般成人的风热感冒，处方双黄连口服液【口服液，20ml/支】，一次2支，一日2次（说明书为一次1支，一日3次），日总量为说明书日最大量的150%，可不视为用法用量不适宜，但应加强监测。

在7天的疗程范围内，对于含有毒性饮片（例如苦杏仁、生半夏）的感冒治疗类中成药，为一般成人（非特殊人群）开具超过说明书日最大量但未超过150%（含）的处方，可根据药品特点和患者病情特点，分类界定和管理，但应提示临床医师加强监测。

文献资料显示，多个感冒治疗类中成药存在超说明书剂量使用的文献报道。例如，感冒清热颗粒（含苦杏仁）在治疗流行性感冒时，有1袋/次，3次/d的治疗经验，是说明书日最大量（2袋）1.5倍，有效性和安全性良好。

3. 用法用量审核要点三：儿童与老年人用药

根据《中成药临床应用指导原则》，老年人用药，一般为常用量。儿童用药，应根据年龄进行减量。具体方法为："一般情况3岁以内服1/4成人量，3~5岁的可服1/3成人量，5~10岁的可服1/2成人量，10岁以上与成人量相差不大即可。"例如，为6岁"寒包火"型感冒患儿开具感冒清热颗粒【颗粒剂，12g/袋】，处方用量为一次半袋，一日2次（说明书为一次1袋，一日2次），应视为合理处方。

六、用药疗程审核要点

药品说明书有明确疗程要求的，以说明书要求为标准进行疗程审核。例如，金花清感颗粒说明书提示"疗程为3天"，故开具金花清感颗粒用药时长为6天的处方，可视为用药疗程不适宜。

药品说明书没有明确疗程要求的，可参考感冒的病程和疗效评价时间点进行审核。一般来看，感冒为急性病证，一般疗程为3~7天，连续用药不宜超过 7 天。处方用药时长超过 7 天的,可视为用药疗程不适宜。例如,连花清瘟胶囊说明书未提示明确疗程,根据文献报道,在治疗流行性感冒时通常以 3~7 天为疗效评价时间点,故开具连花清瘟胶囊 1 周的处方,可视为用药疗程适宜。又如,小柴胡颗粒说明书未提示明确疗程,根据文献报道,在治疗体虚风寒感冒时以 3 天为疗效评价时间点,故开具小柴胡颗粒 14 天的处方,可视为用药疗程不适宜。

（金 锐 王宇光 卫 敏）

参 考 文 献

[1] 北京市卫生和计划生育委员会基层医疗机构处方点评工作组,北京中医药学会临床药学专业委员会青年委员组,北京中医药大学中药药物警戒与合理用药研究中心. 北京地区基层医疗机构中成药处方点评共识报告(2018 版)[J]. 中国医院药学杂志,2018,38(18):1877-1887.

[2] 杨大士,吴著球. 小柴胡汤加味在母儿 ABO 血型不合孕期中的应用[J]. 中国中医药现代远程教育,2010,8(8):169.

[3] 张宜群. 玉屏风颗粒联合阿莫西林胶囊治疗孕妇上呼吸道感染 120 例[J]. 中国中医急症,2010,19(2):297.

[4] 朱蕊. 小柴胡汤合桑菊饮加减治疗妊娠感冒 56 例[J]. 实用中医药杂志,2012,28(6):470-471.

[5] 商良波,夏晨. 桑菊饮加减治疗妊娠合并上呼吸道感染 206 例[J]. 实用中医内科杂志,2008,22(8):58-59.

[6] 祝玉慧,田磊,徐宁. 银翘散加减治疗妊娠甲型 H1N1 流感 12 例[J]. 中国中医药信息杂志,2010,17(7):74-75.

[7] 陈艳,杨静. 银翘散加减治疗妊娠外感发热 156 例[J]. 天津中医药大学学报,2009,28(3):115.

[8] 刘松松,谢益明. 101 例藿香正气水药品不良反应文献分析[J]. 中国药物警戒,2017,14(5):317-320.

[9] 陈强,曲珊珊,孟祥磊. 连花清瘟胶囊致过敏反应合并肝损伤[J]. 药物不良反应杂志,2016,18(5):396-397.

[10] 王玉芝. 小柴胡汤治疗肝病的临床研究[J]. 中成药,2000,22(4):296-298.

[11] 陈达民. 草药小柴胡汤引起的肝损害[J]. 国外医学(消化系疾病分册),1996(1):61.

[12] 刘德山. 小柴胡汤引起药物性肝损害 1 例[J]. 国外医学(中医中药分册),1994(3):33.

[13] 孙建忠,赵素彬. 小柴胡汤加味治疗药物性肝损害 4 例[J]. 实用医学杂志,1993(1):34.

[14] 金锐,郭红叶,田佳鑫,等. 感冒类中成药处方审核技术要点[J]. 中南药学,2022,20(8):1720-1726.

[15] 熊微,冉京燕,谢雪佳,等.治疗新型冠状病毒肺炎中成药的药理作用与临床应用[J].
医药导报,2020,39(4):465-476.

[16] 熊明彪,曹辉,杨德钱.连花清瘟胶囊对比奥司他韦治疗流行性感冒疗效和安全性的
Meta分析[J].药学实践杂志,2021,39(5):454-459.

[17] 林鸣.小柴胡颗粒结合外治法治疗体虚风寒感冒的临床体会[J].中国实用医药,
2010,5(9):155-156.

第二节　咳嗽(急性气管支气管炎、慢性支气管炎、咳嗽变异性哮喘)

咳嗽是以发出咳声或伴有咳痰为主症的疾病。咳嗽病因分为外感和内伤两类。外感咳嗽因六淫外邪侵犯肺系,多为实证;内伤咳嗽因脏腑功能失调,内邪干肺,多属邪实正虚。基本病机为邪犯于肺,肺失宣肃,肺气上逆。外感咳嗽治当祛邪利肺,内伤咳嗽治以祛邪止咳或扶正补虚。疗程方面,急性咳嗽一般短于3周,亚急性咳嗽3~8周,慢性咳嗽超过8周。

现代医学的急性气管支气管炎、慢性支气管炎、咳嗽变异性哮喘等以咳嗽为主症的疾病,可按中医咳嗽辨证论治。

一、适用范围

中医诊断为咳嗽,西医诊断为急性气管支气管炎、慢性支气管炎、咳嗽变异性哮喘等的治疗处方。

涉及的具体中成药品种包括但不限于(按笔画排序):二母宁嗽丸、二陈丸、川贝枇杷膏、止咳宁嗽胶囊、止咳祛痰糖浆、止咳橘红丸、止嗽化痰丸、风寒咳嗽颗粒、白百抗痨颗粒、百合固金片、百蕊颗粒、芩暴红止咳颗粒、克咳片、苏黄止咳胶囊、杏贝止咳颗粒、利肺片、枇杷止咳胶囊、矽肺宁片、金荞麦片、肺力咳合剂、治咳川贝枇杷滴丸、复方鲜竹沥液、急支糖浆、宣肺止嗽合剂、祛痰止咳胶囊、祛痰止咳颗粒、桂龙咳喘宁片、消咳喘片、通宣理肺丸、蛇胆川贝枇杷膏、蛇胆川贝液、清气化痰丸、清肺化痰丸、清肺消炎丸、强力枇杷露、蜜炼川贝枇杷膏、橘红丸,以及相同通用名、相同给药途径的其他剂型。

二、适应证审核要点

1. 适应证审核要点一:诊断书写

此类中成药处方应包括提示咳嗽的中医/西医诊断及提示咳嗽证型的中医诊断。缺少其中之一,即可视为临床诊断书写不全。

43

其中,提示咳嗽的中医诊断为"咳嗽""外感咳嗽""内伤咳嗽"及其等价诊断;提示咳嗽的西医诊断为"急性气管支气管炎""慢性支气管炎""咳嗽变异性哮喘"及其等价诊断;提示咳嗽证型的中医诊断分为以下6类:

- 风寒咳嗽:"风寒表证""风寒袭表证""风寒束表证"及其等价诊断。
- 风热咳嗽:"风热表证""风热在表证""热伤风证"及其等价诊断。
- 燥邪咳嗽:"风燥伤肺证""风燥犯肺证""阴虚燥咳证"及其等价诊断。
- 痰热咳嗽:"痰热阻肺证""痰热壅肺证""痰热郁肺证"及其等价诊断。
- 痰湿咳嗽:"痰湿犯肺证""痰湿阻肺证""痰湿蕴肺证"及其等价诊断。
- 表寒里热咳嗽:"表寒里热证"及其等价诊断。

2. 适应证审核要点二:诊断与用药相符

即,提示咳嗽证型的中医诊断应与咳嗽治疗类中成药的功效相匹配,包括:

- 疏风散寒镇咳药:说明书标注"疏风宣肺""疏风散寒""疏风解表"等功效的疏风散寒镇咳药(通宣理肺丸、风寒咳嗽颗粒、苏黄止咳胶囊等),处方应书写风寒咳嗽相关诊断,否则应视为适应证不适宜。例如,诊断为"气虚咳嗽证"而开具通宣理肺丸的处方,应视为适应证不适宜。

- 疏散风热镇咳药:说明书标注"疏散风热""清热解毒""疏风清热"等功效的疏散风热镇咳药(感冒止咳颗粒、桑菊感冒片、麻杏止咳糖浆等),处方应书写风热咳嗽相关诊断,否则应视为适应证不适宜。例如,诊断为"风寒咳嗽证"而开具桑菊感冒片的处方,应视为适应证不适宜。

- 润肺止咳药:说明书标注"疏风润燥""润燥止咳""润肺止咳"等功效的润肺止咳药(蛇胆川贝枇杷膏、养阴清肺膏、止咳祛痰糖浆、百合固金片、养阴清肺丸、蜜炼川贝枇杷膏等),处方应书写风燥咳嗽相关诊断,否则应视为适应证不适宜。例如,诊断为"痰热咳嗽证"而开具蛇胆川贝枇杷膏的处方,应视为适应证不适宜。

- 清热祛痰止咳药:说明书标注"清热化痰""清肺化痰""清热止咳"等功效的清热祛痰止咳药(清肺消炎丸、急支糖浆、清肺宁嗽丸、清肺化痰丸、复方鲜竹沥液、喘嗽宁片等),处方应书写痰热咳嗽相关诊断,否则应视为适应证不适宜。例如,诊断为"风寒咳嗽证"而开具清肺化痰丸的处方,应视为适应证不适宜。

- 燥湿化痰止咳药:说明书标注"除湿化痰""燥湿化痰"等功效的燥湿化痰止咳药(桂龙咳喘宁片、二陈丸、祛痰止咳颗粒等),处方应书写痰湿咳嗽相关诊断,否则应视为适应证不适宜。例如,诊断为"风热咳嗽证"而开具二陈丸的处方,应视为适应证不适宜。

- 寒热并用止咳药:说明书明确标注用于表寒里热证的止咳药(杏贝止咳

颗粒等），处方应书写相关诊断，否则应视为适应证不适宜。例如，诊断为"气虚咳嗽证"而开具杏贝止咳颗粒的处方，应视为适应证不适宜。

3. 适应证审核要点三：分类管理

处方既未书写咳嗽相关中医诊断又未书写咳嗽相关西医诊断者，应视为适应证不适宜或无适应证用药。建议审核不通过，返回医师端修改。

例如，诊断为"便秘"开具清肺消炎丸，应视为无适应证用药，返回医师端修改。

处方只书写咳嗽相关中医诊断、未书写咳嗽相关西医诊断者，视为合理。例如，诊断为"咳嗽痰热蕴结证"开具复方鲜竹沥液，应视为合理处方。

处方只书写咳嗽相关西医诊断、未书写咳嗽相关中医诊断者，应视为临床诊断书写不全或适应证不适宜。可视不同科室、不同医疗机构的具体要求决定是否返回医师端。不返回医师端的处方，应作为不合理处方进入处方点评流程。例如，对于中医科处方，诊断为"急性支气管炎"开具三拗片，可视为临床诊断书写不全，返回医师端修改。对于西医呼吸科处方，诊断为"急性支气管炎"开具清肺消炎丸，可根据医疗机构具体情况，视为合理或不合理。同时，加强"西学中"培训，鼓励开具中成药时书写中医病证诊断。

三、药品遴选审核要点

1. 药品遴选审核要点一：儿童、老年人和妊娠哺乳期妇女

儿童、老年人和妊娠哺乳期妇女的用药审核应遵循药品说明书要求，说明书明确标注"禁用""忌用"的，均应视为药品遴选不适宜。建议选择同功效亚类的其他药品。例如，枇杷止咳胶囊说明书标注"孕妇禁用"，因此为孕妇开具枇杷止咳胶囊，应视为药品遴选不适宜，建议返回医师端，可选择同类药品。

说明书标注"慎用"的，可根据医师执业类别、临床经验丰富程度以及患者的具体情况，分类审核。具有慎用人群用药经验的中医类别医师，为实际用药风险较低的慎用人群患者（例如，12 岁以上体格发育正常的儿童、肝肾功能正常且无恶性基础疾病的老年人）开具此类药品时，可视为合理；其余情形，建议视为不合理。

说明书未明确要求的，或者仅标注"在医师指导下使用"的，可以参考表 5-2 进行审核。其中，咳嗽治疗类中成药涉及的妊娠禁忌药包括：《中国药典》标识的慎用中药（蝉蜕、桂枝、天花粉），传统行气药（枳壳）、毒性中药（生半夏、苦杏仁、山豆根、苍耳子）和其他重点关注中药麻黄（麻黄碱）、中药细辛（含马兜铃酸）、罂粟壳（罂粟碱）等。

儿童应首选儿童专用中成药，无适用的儿童专用中成药时，也可选择非儿童专用中成药，但应注意是否含有儿童禁用或慎用的成分。咳嗽治疗中成药的特殊人群选药见表 5-2。

表 5-2 咳嗽治疗中成药的特殊人群选药

中成药名称	儿童（3~18岁）	老年人（60岁及以上）	孕妇	哺乳期妇女	其他
二陈丸	建议慎用	建议可用	建议慎用	建议慎用	高血压、心脏病、肝病、糖尿病、肾病等慢性疾病严重者应在医师指导下服用
止咳宁嗽胶囊	说明书慎用	建议可用	说明书慎用	建议慎用	过敏体质者慎用；支气管扩张、肺脓疡、肺心病、肺结核患者应在医师指导下服用
止咳祛痰糖浆	建议慎用	建议可用	说明书慎用	建议慎用	甲状腺功能亢进症患者禁用；高血压、心脏病患者慎服或在医师指导下服用；青光眼、前列腺肥大患者在医师指导下使用
风寒咳嗽颗粒	建议慎用	建议可用	建议慎用	建议慎用	高血压、心脏病患者慎用；糖尿病及肝病、肾病等慢性疾病严重者在医师指导下服用
百合固金片	建议可用	建议可用	建议慎用	建议可用	支气管扩张、肺脓疡、肺结核、肺心病及糖尿病患者，在医师指导下服用
苏黄止咳胶囊	尚无研究数据支持，建议慎用	建议慎用	说明书忌用	建议慎用	高血压、心脏病患者慎服

续表

中成药名称	儿童 （3~18岁）	老年人 （60岁及以上）	孕妇	哺乳期妇女	其他
枇杷止咳胶囊	建议可用，小儿酌减	建议可用	说明书禁用	说明书禁用	过敏体质者慎用；建议未经良好控制的严重慢性疾病患者在医师指导下服用
肺力咳合剂	建议可用，小儿慎用，有2.5~9岁患儿用药经验	建议可用	说明书慎用	建议可用	建议未经良好控制的严重慢性疾病患者在医师指导下服用
治咳川贝枇杷滴丸	建议可用，小儿慎用，有15~18岁患儿用药经验	建议可用，有60~74岁患者的用药经验	说明书禁用	建议慎用	对本品过敏者禁用；过敏体质者慎用；建议未经良好控制的严重慢性疾病患者在医师指导下服用
急支糖浆	建议可用，有2~11岁患儿用药经验	建议可用	建议慎用	建议可用	高血压、心脏病患者慎用；糖尿病及肝病、肾病等慢性疾病严重者在医师指导下服用
复方鲜竹沥液	说明书慎用	建议可用	说明书禁用	说明书慎用	高血压、心脏病、肝病、糖尿病、肾病等慢性疾病严重者、年老体弱及脾虚便溏者在医师指导下服用
通宣理肺丸	建议慎用	建议可用	建议慎用	建议慎用	高血压、心脏病患者慎用；糖尿病及肝病、肾病等慢性疾病严重者在医师指导下服用
桂龙咳喘宁片	建议慎用	建议可用，有65~75岁患者的用药经验	建议慎用	建议慎用	高血压、心脏病、肝病、糖尿病、肾病等慢性疾病严重者在医师指导下服用

续表

中成药名称	儿童 （3~18岁）	老年人 （60岁及以上）	孕妇	哺乳期妇女	其他
清肺消炎丸	建议可用，小儿酌减，有3个月~13岁患儿用药经验	建议可用	建议慎用	建议慎用	高血压、心脏病患者慎用；肝病、糖尿病、肾病等慢性疾病严重者在医师指导下服用
清肺化痰丸	说明书慎用	建议可用	说明书慎用	建议慎用	高血压、心脏病、体质虚弱及脾胃虚寒者慎用
蛇胆川贝枇杷膏	建议慎用	建议可用	建议慎用	建议慎用	糖尿病、高血压、心脏病、肝病、肾病等患者在医师指导下服用
二母宁嗽丸	建议可用，小儿酌减	建议可用	建议慎用	建议慎用	外感风寒、痰涎壅盛者禁用；脾胃虚寒者慎用
止嗽化痰丸	建议禁用	建议可用	建议慎用	建议禁用	风寒咳嗽患者不宜服用
止咳橘红丸	建议可用，小儿酌减	建议可用	建议慎用	建议可用	对本品过敏者禁用；过敏体质者慎用
白百抗痨颗粒	建议可用，小儿酌减	建议可用，有38~79岁患者的用药经验	建议慎用	建议慎用	需与抗结核药联合应用
百蕊颗粒	建议可用，有3~12岁患儿用药经验	建议可用	建议慎用	建议可用	过敏体质者慎用
利肺片	建议慎用	建议可用，有22~63岁患者的用药经验	建议慎用	建议可用	过敏体质者慎用
杏贝止咳颗粒	建议可用，有1~14岁患儿用药经验	建议可用，有58~70岁患者的用药经验	说明书慎用	建议慎用	高血压、心脏病患者慎用；运动员慎用
克咳片	说明书忌用	建议可用	说明书忌用	说明书忌用	偶见重症皮疹；虚喘者不适用；运动员慎用

续表

中成药名称	儿童 （3~18岁）	老年人 （60岁及以上）	孕妇	哺乳期妇女	其他
芩暴红止咳颗粒	建议可用，小儿酌减	建议可用	建议慎用	建议可用	过敏体质者慎用
金荞麦片	建议可用，小儿酌减	建议可用，有39~75岁患者的用药经验	建议慎用	建议可用	过敏体质者慎用
矽肺宁片	建议可用，小儿酌减	建议可用	建议慎用	建议可用	服药期间可能出现皮疹、恶心、纳减等现象，继续服用后会自行消失
祛痰止咳颗粒	建议禁用	建议慎用	说明书慎用	建议慎用	过敏体质者慎用
宣肺止嗽合剂	建议可用，有2~11岁患儿用药经验	建议可用	建议慎用	建议慎用	运动员慎用
消咳喘片	建议可用，小儿酌减	建议可用	建议慎用	建议可用	过敏体质者慎用
蛇胆川贝液	建议可用，有3~12岁患儿用药经验	说明书慎用	说明书慎用	建议可用	体质虚弱者慎用
清气化痰丸	建议可用，有6~14岁患儿用药经验	建议可用，有46~70岁患者的用药经验	建议慎用	建议慎用	风寒咳嗽，痰湿阻肺者不适用
强力枇杷露	说明书禁用	建议可用	说明书禁用	说明书禁用	糖尿病患者禁服
蜜炼川贝枇杷膏	建议可用，小儿酌减	建议可用	建议慎用	建议慎用	监测数据显示，川贝枇杷制剂有恶心、呕吐、腹痛、腹泻、胃不适、头晕、皮疹、瘙痒等不良反应报道；糖尿病患者忌用
橘红丸	建议可用，小儿酌减	建议可用	建议慎用	建议可用	气虚咳喘及阴虚燥咳者不适用

注：建议可用的中成药也应在中医师指导下使用，并严格管控用法用量和疗程。

2. 药品遴选审核要点二：肝肾功能不全患者

肝肾功能不全患者的用药审核应遵循药品说明书要求，说明书标注"禁用""忌用"或"慎用"的，均视为药品遴选不适宜。

说明书标注"肝肾功能不全者慎用"或者标注"肝病、肾病严重者在医师指导下使用"的，可根据医师执业类别、临床经验丰富程度以及患者的具体情况，分类管理。

说明书未明确要求的，或者仅标注"在医师指导下使用"的，可通过组方成分做初步评估。即：

● 为"肾病""肾功能不全"及其等价诊断的患者开具含有细辛、马兜铃等成分的咳嗽治疗类中成药，应加强药学监护，或者选择同功效亚类的其他药品。

3. 药品遴选审核要点三：高血压、心脏病等特殊疾病患者

特殊疾病（例如高血压、糖尿病、心脏病、前列腺肥大等）患者的用药审核应遵循药品说明书要求，说明书标注"禁用""忌用"的，均可视为药品遴选不适宜。

例如，强力枇杷露说明书标注"糖尿病患者禁用"，若为糖尿病患者选用此药，应判定为药品遴选不适宜。克咳片说明书标注"高血压及冠心病患者忌服"，若为以上患者选用此药，应判定为药品遴选不适宜。

说明书标注"慎用"的，可根据医师执业类别、临床经验丰富程度以及患者慢性疾病管理的水平，分类管理。具有慎用人群用药经验的中医类别医师，为慢性疾病管理良好的患者开具此类药品时，可视为合理；其余情形，建议视为不合理。

说明书未明确要求的，或者仅标注"在医师指导下使用"的，建议视为合理。

例如，急支糖浆说明书标注"高血压、心脏病患者慎用"，因此诊断中含有"高血压"的患者，处方开具急支糖浆时，应视为药品遴选不适宜，可更换为同类药品蛇胆川贝液。

含有化学药物成分的中西药复方制剂，应严格遵循其中化学药物成分的禁忌证进行药品遴选。例如，马来酸氯苯那敏慎用于膀胱颈梗阻、幽门十二指肠梗阻、甲状腺功能亢进症、青光眼、消化性溃疡、高血压和前列腺肥大者，因此，合并以上诊断的患者，处方中开具含有马来酸氯苯那敏的咳特灵胶囊，应视为药品遴选不适宜，建议返回医师端修改。

四、联合用药审核要点

1. 联合用药审核要点一：重复用药

● 治疗同一证型的咳嗽，且含有 3 个以上相同成分或含有相同成分的占比超过 30% 的两个中成药足量联用时，可视为重复用药。例如，通宣理肺丸与风寒咳嗽颗粒均含有麻黄、苦杏仁、甘草、陈皮、半夏、紫苏叶，相同成分占比分别为 6/11（通宣理肺丸）和 6/10（风寒咳嗽颗粒），故二者的足量联用属于重复用药。再如，蛇胆川贝枇杷膏与枇杷止咳胶囊均含有枇杷叶、桔梗、薄荷脑，相同成分占比分别为 3/6（蛇胆川贝枇杷膏）和 3/7（枇杷止咳胶囊），且均以枇杷叶、桔梗等润肺止咳中药为主导，故二者的足量联用属于重复用药。

● 均含有麻黄、苦杏仁、石膏和甘草的咳嗽药，视为麻杏石甘汤的衍生方，足量联用时，可视为重复用药。例如，麻杏止咳糖浆与止嗽定喘丸均含有麻黄、石膏、苦杏仁、甘草，且均以止咳为主，属于同一底方的衍生方，故足量使用属于重复用药。

● 成分完全包含的两个治疗咳嗽中成药足量联用时，可视为重复用药。例如，二陈丸与橘红丸均含有陈皮、半夏、茯苓、甘草，相同成分占比分别为 4/4（二陈丸）和 4/15（橘红丸），橘红丸的组方完全包含二陈丸，故二者的足量联用属于重复用药。

2. **联合用药审核要点二：药性冲突**

● 清热、疏散风热止咳药与宣肺散寒类止咳药足量联用时，可视为药性冲突。例如，川贝枇杷膏组方为川贝母、桔梗、枇杷叶、薄荷脑，用于风热犯肺，内郁化火所致的咳嗽；桂龙咳喘宁片组方为桂枝、龙骨、白芍、生姜、大枣、炙甘草、牡蛎、黄连、法半夏、瓜蒌皮、苦杏仁（炒），用于风寒或痰湿阻肺引起的咳嗽。二者足量联用，应视为药性冲突。

● 具有解表功效的止咳药与具有滋补功效的滋补药（由熟地黄、阿胶、女贞子等滋补中药组成）、药性温热的温补药（由红参、鹿茸、淫羊藿等温补中药组成）联合使用时，可视为药性冲突。例如，通宣理肺丸与温补为主的龟鹿二仙胶联合使用，可视为药性冲突。

3. **联合用药审核要点三：配伍禁忌**

● 咳嗽治疗类中成药的联用、咳嗽治疗类中成药与其他疾病治疗中成药的联用，存在违反十八反、十九畏配伍的，可不视为配伍禁忌，但应提醒临床医师加强监测。例如，复方鲜竹沥液含生半夏，附桂骨痛片含制附子，复方鲜竹沥液与附桂骨痛片联用，可不视为配伍禁忌，但应加强随访监测。

● 咳嗽治疗类中成药的联用、咳嗽治疗类中成药与治疗其他疾病中成药的联用，存在两个及两个以上毒性饮片联用时，视毒性饮片具体品种、用法用量和患者体质病情而定。例如，克咳片与强力枇杷露中均含罂粟壳，足量联用时应视为联合用药不适宜。

4. **联合用药审核要点四：中西药不当联用**

● 含有咖啡因、马来酸氯苯那敏等化学药成分的中西药复方制剂（例如痰咳净散、咳特灵胶囊），与含有相同药理作用成分的西药联合使用时，应视为重复用药。例如，咳特灵胶囊与马来酸氯苯那敏片足量联用时，应视为重复用药，返回医师端修改。

● 由于麻黄碱具有一定的升压作用，故含有麻黄的咳嗽治疗类中成药（例如止咳祛痰糖浆、苏黄止咳胶囊）与西药抗高血压药联合使用时，中成药说明书明确为"高血压患者禁用或慎用"的，应视为配伍禁忌，避免联用；中成药说明书提示"高血压患者在医师指导下使用"，可不视为配伍禁忌，应加强监测。未经良好控制的恶性高血压患者，不宜使用含麻黄的中成药。例如，苏黄止咳胶囊说明书明确提及"高血压患者慎用"，因此苏黄止咳胶囊与西药抗高血压药的联合使用，应视为配伍禁忌。连花清咳片说明书未进行提示，故连花清咳片与西药抗高血压药的联合使用，可不视为配伍禁忌，但应加强随访监测。

● 辅料含有蜂蜜、蔗糖、麦芽糖、糖浆的中成药，含有甘草、大枣等具有潜在影响血糖作用的中成药与西药降血糖药联合使用时，应密切监测，但可不视为配伍禁忌。例如，蛇胆川贝枇杷膏辅料为蔗糖、蜂蜜，与盐酸二甲双胍片的联合使用，可不视为配伍禁忌，加强随访监测即可。

五、用法用量审核要点

1. 用法用量审核要点一：日总量控制

依据药品说明书，以每日最大量为基本审核单元，不超过每日最大量的处方，即视为合理处方。例如，为成人的痰热犯肺证咳嗽，处方开具肺力咳合剂【合剂，1ml 相当于饮片 0.187g】，一次 20ml，一日 2 次（说明书为成人一次 20ml，一日 3 次），日总量小于说明书常规量，应视为合理处方。

2. 用法用量审核要点二：超说明书剂量用药

不含有毒性饮片（例如苦杏仁、生半夏）的咳嗽治疗类中成药，为一般成人（非特殊人群）开具说明书日最大量 150% 的处方，在规定疗程内，可不视为用法用量不适宜。例如，为肺热咳喘患者开具止嗽定喘丸【浓缩丸，2.2g/10粒】，一次 15 粒，一日 3 次（说明书为成人一次 10 粒，一日 2~3 次），用药时长为 7 天，日总量是说明书日最大量的 150%，但不含有毒性饮片且疗程可控，故可不视为用法用量不适宜。

3. 用法用量审核要点三：儿童与老年人用药

根据《中成药临床应用指导原则》，老年人用药，一般为常用量。儿童用药，应根据年龄进行减量。具体方法为："一般情况 3 岁以内服 1/4 成人量，3~5 岁的可服 1/3 成人量，5~10 岁的可服 1/2 成人量，10 岁以上与成人量相差不大即可。"例如，为 10 岁风邪犯肺证咳嗽病患儿开具苏黄止咳胶囊【胶囊，0.45g/ 粒】，处方用量一次 2 粒，一日 3 次（说明书为一次 3 粒，一日 3 次），应视为合理处方。

六、用药疗程审核要点

药品说明书有明确疗程要求的，以说明书要求为标准进行疗程审核。例如，苏黄止咳胶囊说明书提示"疗程 7~14 天"，所以，开具苏黄止咳胶囊 30 天的处方，可视为用药疗程不适宜。

药品说明书没有明确疗程要求的，可参考咳嗽的病程和疗效评价时间点进行审核。一般来看，外感咳嗽起病较急，病程较短，一般用药疗程为 3~7 天；阴虚、痰湿咳嗽等慢性咳嗽，病程稍长，但连续用药也不宜超过 14 天，也可根据临床治疗实际情况进行审核。含有麻黄碱、罂粟壳、可待因的中成药，宜短期服用，中病即止。长期用药，可能出现成瘾性。例如，诊断为"风寒犯肺证咳嗽病"，开具外感咳嗽治疗药通宣理肺丸 14 天，可视为用药疗程不适宜。又如，急支糖浆说明书未提示明确疗程，根据文献报道，在治疗外感咳嗽时以 6 天为疗效评价时间点，故开具急支糖浆 30 天的处方，可视为用药疗程不适宜。

（杨连梅　李　凡　乔甲荣）

参 考 文 献

[1] 北京市卫生和计划生育委员会基层医疗机构处方点评工作组，北京中医药学会临床药学专业委员会青年委员组，北京中医药大学中药药物警戒与合理用药研究中心.北京地区基层医疗机构中成药处方点评共识报告（2018 版）[J].中国医院药学杂志，2018，38（18）：1877-1887.

[2] 中华中医药学会肺系病分会，世界中医药学会联合会肺系病专业委员会.咳嗽中医诊疗专家共识意见（2021）[J].中医杂志，2021，62（16）：1465-1472.

[3] 中华医学会呼吸病学分会哮喘学组.咳嗽的诊断与治疗指南（2015）[J].中华结核和呼吸杂志，2016，39（5）：323-345.

[4] 吴宗芳，余小萍.慢性咳嗽的中医药研究进展[J].湖南中医杂志，2018，34（11）：165-167.

[5] 朱育红，王怡.治疗咳嗽中成药的辩证使用[J].首都医药，2012，19（6）：46-47.

[6] 吴淑芳，邵建宁，李炜.咳嗽的中医辩证与中成药选用[J].内蒙古中医药，2013，32（28）：42.

[7] 王文英，李祥华.部分中药对肾脏毒副作用及其防治[J].时珍国医国药，2000，11（4）：347-348.

[8] 张宏伟，孙鹏，刘志敏.京都念慈庵蜜炼川贝枇杷膏引起药物依赖性 1 例[J].药物流行病学杂志，2015，24（3）：190.

[9] 阮凤.中成药细辨之咳嗽[J].中国药店，2015（10）：79-81.

[10] 郑依玲，梅全喜，戴卫波，等.妊娠禁忌中药研究概述[J].中国药房，2018，29（3）：

421-424.

[11] 林志健,周伟龙,张冰,等.中成药说明书中儿童用药信息的修订完善思考[J].药物流行病学杂志,2018,27(4):244-248.

[12] 金锐,王宇光,薛春苗,等.中成药处方点评的标准与尺度探索(十):儿童用药[J].中国医院药学杂志,2017,37(11):1003-1008.

[13] 孙丽华.急支糖浆治疗外感咳嗽125例临床观察[J].临床肺科杂志,1998(1):59.

[14] 周兴龙,陈鹤年.急支糖浆主治痰热壅肺证咳嗽182例[J].安徽中医学院学报,1999,18(3):19-20.

第三节　肺胀(慢性阻塞性肺疾病)

肺胀是以喘息气促,咳嗽咳痰,胸部膨满,憋闷如塞,或唇甲发绀,心悸,肢体浮肿,经久难愈,严重者可出现喘脱、昏迷等为主症的疾病。肺胀多因久病肺虚,痰瘀潴留,而致肺不敛降,气还肺间,肺气胀满,每因复感外邪诱使病情发作或加剧。治当以扶正祛邪为基本原则。

现代医学的慢性阻塞性肺疾病、肺源性心脏病等可以以肺胀论治。

一、适用范围

中医诊断为肺胀,西医诊断为慢性阻塞性肺疾病、肺源性心脏病等的治疗处方。

涉及的具体中成药品种包括但不限于(按笔画排序):小青龙胶囊、丹葶肺心颗粒、百令胶囊、芪苈强心胶囊、芪参益气滴丸、苏子降气丸、补肺活血胶囊、苓桂咳喘宁胶囊、固本咳喘片、固肾定喘丸、肺心片、河车大造胶囊、参麦注射液、参附注射液、济生肾气丸、祛痰止咳胶囊、桂龙咳喘宁胶囊、黄龙咳喘胶囊、清气化痰丸、蛤蚧定喘丸、喘可治注射液、疏风解毒胶囊、痰热清注射液,以及相同通用名、相同给药途径的其他剂型。

二、适应证审核要点

1. 适应证审核要点一:诊断书写

此类中成药处方应包括提示肺胀的中医/西医诊断及提示肺胀证型的中医诊断。缺少其中之一,即可视为临床诊断书写不全。

其中,提示肺胀的中医诊断为"肺胀"及其等价诊断,提示肺胀的西医诊断为"慢性阻塞性肺疾病""肺源性心脏病"及其等价诊断,提示肺胀证型的中医诊断分为以下4类。

● 痰浊壅肺证:"痰浊阻肺证""气逆痰壅证""痰浊郁肺证"及其等价诊断。

- 痰热阻肺证:"痰热阻肺证""痰热壅肺证""痰热郁肺证"及其等价诊断。
- 风寒袭肺证:"风寒水饮证""风寒证"及其等价诊断。
- 气虚证:"肺肾气虚证""肺脾气虚证""肾气不固证"及其等价诊断。

2. 适应证审核要点二:诊断与用药相符

即,提示肺胀证型的中医诊断应与肺胀治疗类中成药的功效相匹配,包括:

- 化痰药:说明书标注"化痰降气""下气平喘""燥湿化痰"等功效的化痰药(苏子降气丸、芪苈强心胶囊、祛痰止咳胶囊等),处方应书写痰浊壅肺相关诊断,否则应视为适应证不适宜。例如,诊断为"风寒水饮证"而开具苏子降气丸的处方,应视为适应证不适宜。

- 泻热平喘药:说明书标注"宣肺泻热""清热化痰""清气化痰"等功效的泻热平喘药(丹葶肺心颗粒、清气化痰丸、痰热清注射液等),处方应书写痰热郁肺相关诊断,否则应视为适应证不适宜。例如,诊断为"肺肾气虚证"而开具痰热清注射液的处方,应视为适应证不适宜。

- 温肺化饮药:说明书标注"解表化饮""温肺化饮"等功效的温肺化饮药(小青龙胶囊、苓桂咳喘宁胶囊、桂龙咳喘宁胶囊等),处方应书写风寒水饮相关诊断,否则应视为适应证不适宜。例如,诊断为"痰热壅肺证"而开具小青龙胶囊的处方,应视为适应证不适宜。

- 补气平喘药:说明书标注"补肺纳肾""健脾化痰""益气养阴"等功效的补气平喘药(百令胶囊、蛤蚧定喘丸、固肾定喘丸等),处方应书写肺肾气虚相关诊断,否则应视为适应证不适宜。例如,诊断为"痰浊阻肺证"而开具百令胶囊的处方,应视为适应证不适宜。

3. 适应证审核要点三:分类管理

处方既未书写肺胀相关中医诊断又未书写肺胀相关西医诊断者,应视为适应证不适宜或无适应证用药。建议审核不通过,返回医师端修改。

例如,诊断为"高脂血症"开具百令胶囊,应视为无适应证用药,返回医师端修改。

处方只书写肺胀相关中医诊断、未书写肺胀相关西医诊断者,视为合理。例如,诊断为"气虚血瘀证"开具补肺活血胶囊,应视为合理处方。

处方只书写肺胀相关西医诊断、未书写肺胀相关中医诊断者,应视为临床诊断书写不全或适应证不适宜。可视不同科室、不同医疗机构的具体要求决定是否返回医师端。不返回医师端的处方,应作为不合理处方进入处方点评流程。例如,对于中医科处方,诊断为"肺胀"开具小青龙胶囊,可视为临床诊断书写不全,返回医师端修改。对于西医呼吸科处方,诊断为"慢性阻塞性肺疾病"开具小青龙胶囊,可根据医疗机构具体情况,视为合理或不合理。

三、药品遴选审核要点

1. 药品遴选审核要点一：儿童、老年人和妊娠哺乳期妇女

儿童、老年人和妊娠哺乳期妇女的用药审核应遵循药品说明书要求，说明书明确标注"禁用""忌用"或"不宜使用"的，均应视为药品遴选不适宜。建议选择同功效亚类的其他药品。例如，黄龙咳喘胶囊说明书标注"孕妇禁用"，故为孕妇开具黄龙咳喘胶囊，应视为药品遴选不适宜，建议返回医师端，可选择同类药品，例如百令胶囊。

说明书标注"慎用"的，可根据医师执业类别、临床经验丰富程度以及患者的具体情况，分类审核。具有慎用人群用药经验的中医类别医师，为实际用药风险较低的慎用人群患者（例如，12 岁以上体格发育正常的儿童、肝肾功能正常且无恶性基础疾病的老年人）开具此类药品时，可视为合理；其余情形，建议视为不合理。

说明书未明确要求的，或者仅标注"在医师指导下使用"的，可以参考表 5-3 进行审核。其中，肺胀治疗类中成药涉及的妊娠禁忌药包括：《中国药典》标识的禁用中药（朱砂、雄黄、麝香、甘遂、芫花），慎用中药（三七、红花、虎杖、附子、桂枝、牛膝、牛黄、冰片、牡丹皮、枳壳、枳实、大黄、乳香、肉桂），具有活血行气作用的药物（赤芍、川芎、郁金）和其他重点关注中药细辛（含马兜铃酸）、香加皮（含强心苷）等。

应首选儿童专用中成药，无适用的儿童专用中成药时，也可选择非儿童专用中成药，但应注意是否含有儿童禁用或慎用的成分。肺胀治疗中成药的特殊人群选药见表 5-3。

表 5-3　肺胀治疗中成药的特殊人群选药

中成药名称	儿童 （3~18 岁）	老年人 （60 岁及以上）	孕妇	哺乳期妇女	其他
小青龙胶囊	建议可用	建议可用	建议慎用	建议慎用	过敏体质者慎用
丹葶肺心颗粒	建议禁用	建议可用	建议禁用	建议禁用	素体虚寒及寒痰停饮者慎用；运动员慎用
百令胶囊	建议可用，有 2~14 岁患儿应用案例	建议可用	建议慎用	建议慎用	个别患者咽部不适
苏子降气丸	建议可用	建议可用，有61~78 岁患者应用案例	建议慎用	建议慎用	阴虚燥咳者忌服

续表

中成药名称	儿童 （3~18岁）	老年人 （60岁及以上）	孕妇	哺乳期妇女	其他
芪苈强心胶囊	建议可用	建议可用，有63~84岁患者应用案例	建议禁用	建议禁用	临床应用时，如果正在服用其他治疗心衰的药物，不宜突然停用；打开防潮袋后，请注意防潮
芪参益气滴丸	建议可用，有0~6岁患儿应用案例	建议可用	说明书慎用	建议可用	过敏体质者慎用
补肺活血胶囊	建议慎用	建议可用	建议慎用	建议慎用	过敏体质者慎用
河车大造胶囊	建议慎用	建议可用	建议慎用	建议慎用	过敏体质者慎用
固本咳喘片	建议慎用，有3~14岁患儿应用案例	建议可用，有65岁患者应用案例	建议慎用	建议慎用	感冒发热患者不宜服用；慢性支气管炎发作期不宜服用
固肾定喘丸	建议慎用	建议可用	建议慎用	建议慎用	感冒发热忌服
参麦注射液	说明书建议新生儿、婴幼儿禁用，有2~14岁患儿应用案例	建议可用，有63~77岁患者应用案例	说明书禁用，有治疗妊娠高血压案例	说明书禁用	不宜与藜芦、五灵脂及其制剂配伍使用；不能与甘油果糖注射液、青霉素类等易导致过敏反应的药物联合使用
参附注射液	说明书建议新生儿、婴幼儿禁用，有2个月~12岁患儿应用案例	建议可用	建议慎用	建议慎用	不能用于实热证、阴虚证
苓桂咳喘宁胶囊	说明书慎用	建议可用	说明书慎用	建议慎用	咽喉肿痛、五心烦热者禁用；体质虚弱者慎用
肺心片	建议慎用	建议可用	建议慎用	建议慎用	兼有心律失常者慎服，或在医师指导下服用

中成药名称	儿童 （3~18岁）	老年人 （60岁及以上）	孕妇	哺乳期妇女	其他
济生肾气丸	建议可用	建议可用	建议慎用	建议慎用	过敏体质者慎用
祛痰止咳胶囊	建议禁用	建议慎用	说明书慎用	建议禁用	本品不宜与含有甘草的制剂合用
桂龙咳喘宁胶囊	建议慎用	建议可用	建议慎用	建议慎用	用药期间忌烟、酒、猪肉及生冷食物；不宜在服药期间同时服用滋补性中药；服药期间，若患者发热体温超过38.5℃，或出现喘促气急者，或咳嗽加重、痰量明显增多者应去医院就诊
清气化痰丸	建议可用，有6~14岁患儿应用案例	建议可用	建议慎用	建议慎用	风寒咳嗽、痰湿阻肺者不适用
黄龙咳喘胶囊	建议可用，有4~12岁患儿应用案例	建议可用，有60~80岁患者应用案例	说明书禁用	建议慎用	运动员慎用
喘可治注射液	说明书慎用，有2~14岁患儿应用案例	说明书慎用，有60~84岁患者应用案例	说明书慎用	建议慎用	阴虚火旺者、初次使用中药注射剂者慎用
蛤蚧定喘丸	建议慎用	建议可用	建议慎用	建议慎用	运动员慎用；咳嗽新发者不适用；高血压、心脏病患者慎用
痰热清注射液	建议慎用，有3~8岁患儿应用案例，有儿童不良反应案例	建议慎用，有61~83岁患者应用案例	说明书禁用	建议慎用	肝肾功能衰竭者禁用；严重肺心病伴有心衰者禁用；24个月以下婴幼儿禁用；有表寒证者忌用

注：建议可用的中成药也应在中医师指导下使用，并严格管控用法用量和疗程。

2. 药品遴选审核要点二：肝肾功能不全患者

肝肾功能不全患者的用药审核应遵循药品说明书要求，说明书标注"禁用""忌用"或"不宜使用"的，均视为药品遴选不适宜。例如，痰热清注射液说明书提示"肝肾功能衰竭者禁用"，故为诊断中含有"肝功能衰竭""肾功能衰竭""终末期肾病"等信息的患者开具处方痰热清注射液时，应当视为药品遴选不适宜，建议返回医师端，可选择同类药品，例如清气化痰丸等。

说明书标注"肝肾功能不全者慎用"或者标注"肝病、肾病严重者在医师指导下使用"，可根据医师执业类别、临床经验丰富程度以及患者的具体情况，分类管理。

说明书未明确要求的，或者仅标注"在医师指导下使用"的，可通过组方成分做初步评估。例如：

● 个别肺胀治疗类中成药含有细辛（如小青龙胶囊），如果处方诊断含有"肾病""肾功能不全"及其等价诊断，应加强药学监护，或选择同功效亚类的其他药品。

3. 药品遴选审核要点三：高血压、心脏病等特殊疾病患者

特殊疾病（例如高血压、青光眼、糖尿病、心脏病等）患者的用药审核应遵循药品说明书要求，说明书标注"禁用""忌用"的，均可视为药品遴选不适宜。

说明书标注"慎用"的，可根据医师执业类别、临床经验丰富程度以及患者慢性疾病管理的水平，分类管理。具有慎用人群用药经验的中医类别医师，为慢性疾病管理良好的患者开具此类药品时，可视为合理；其余情形，建议视为不合理。

说明书未明确要求的，或者仅标注"在医师指导下使用"的，建议视为合理。

例如，蛤蚧定喘丸说明书标注"高血压，心脏病患者慎用"，故有此类药物临床应用经验的临床医师，为诊断中含有"高血压"且血压控制平稳的患者开具蛤蚧定喘丸，可不视为药品遴选不适宜。

中药注射剂（如痰热清注射液）若不良反应包括过敏性休克，过敏体质或有家族过敏史者禁用。应用时应在有抢救条件的医疗机构使用，使用者应接受过过敏性休克抢救培训，用药后出现过敏反应或其他严重不良反应须立即停药并及时救治。

四、联合用药审核要点

1. 联合用药审核要点一：重复用药

● 治疗同一证型的肺胀，且含有 3 个以上相同成分或含有相同成分的占比超过 30% 的两个中成药足量联用时，可视为重复用药。例如，苓桂咳喘宁

胶囊与桂龙咳喘宁胶囊均含有桂枝、龙骨、牡蛎、炙甘草、法半夏、苦杏仁、生姜、大枣,相同成分占比分别为 8/12(苓桂咳喘宁胶囊)和 8/11(桂龙咳喘宁胶囊),二者的足量联用属于重复用药。又如,济生肾气丸与固肾定喘丸均能温肾化痰,均为"金匮肾气丸"衍生方,含有熟地黄、山药、茯苓、泽泻、牡丹皮、肉桂、附子、车前子和牛膝,相同成分占比分别为 9/10(济生肾气丸)和 9/13(固肾定喘丸),故二者的足量联用属于重复用药。

● 成分完全包含的两个肺胀治疗类中成药足量联用时,可视为重复用药。

2. 联合用药审核要点二:药性冲突

● 药性温燥的燥湿化痰药、温肺化饮药与药性寒凉的泻热平喘药足量联用时,可视为药性冲突。例如,小青龙胶囊用于风寒水饮,丹葶肺心颗粒用于肺心病(发作期)属痰热证,两者联用属于药性冲突。

3. 联合用药审核要点三:配伍禁忌

● 肺胀治疗类中成药与其他疾病治疗中成药的联用,存在违反十八反、十九畏配伍的,可不视为配伍禁忌,但应提醒临床医师加强监测。例如,苏子降气丸含有姜半夏,芪苈强心胶囊含有附子,苏子降气丸与芪苈强心胶囊的联用,可不视为配伍禁忌,但应加强随访监测。

● 肺胀治疗类中成药的联用、肺胀治疗类中成药与治疗其他疾病中成药的联用,存在两个及两个以上毒性饮片联用时,视毒性饮片具体品种、用法用量和患者体质病情而定。例如,芪苈强心胶囊、固肾定喘丸均含附子,足量联用可视为联合用药不适宜。又如,丹葶肺心颗粒含苦杏仁,祛痰止咳胶囊含芫花,两药含不同的毒性饮片,足量联用时,不视为联合用药不适宜。

4. 联合用药审核要点四:中西药不当联用

● 含有麻黄的肺胀治疗类中成药与含有伪麻黄碱的西药联合使用时,应视用法用量而定,足量联用视为联合用药不适宜。例如,小青龙胶囊含麻黄,与西药氨麻苯美片足量联用时,应视为重复用药,返回医师端修改。

● 由于麻黄碱具有一定的升压作用,故含有麻黄的肺胀治疗类中成药(如小青龙胶囊、丹葶肺心颗粒)与西药抗高血压药联合使用时,中成药说明书明确为"高血压患者禁用"的,应视为配伍禁忌,避免联用;中成药说明书提示"慎用"或"高血压患者在医师指导下使用",可不视为配伍禁忌,加强监测即可。未经良好控制的恶性高血压患者,不宜使用含麻黄的中成药。例如,黄龙咳喘胶囊说明书提示"高血压患者慎服",因此黄龙咳喘胶囊与西药抗高血压药的联合使用,应加强监测。

● 辅料含有蔗糖的中成药,含有甘草、大枣等具有潜在影响血糖作用的中成药与西药降血糖药联合使用时,应密切监测,但可不视为配伍禁忌。例如,苏子降气丸中含大枣汁,同时开具苏子降气丸与盐酸二甲双胍片的处方,可不视为配伍禁忌,但应加强随访监测。

● 说明书对现病史有明确要求者,如"肝肾功能不全者慎用"或"肝肾功能不全者需在医师指导下使用"的中成药,或含有较明确脏器毒性风险的中药(如川楝子、制何首乌、补骨脂等)的中成药,与可能造成脏器损伤的西药联合使用时,应密切监测,但可不视为配伍禁忌。

● 根据文献报道,肾功能不全患者使用芪苈强心胶囊联合去乙酰毛花苷注射液、螺内酯片、地高辛片时出现洋地黄中毒的表现。也有研究显示,芪苈强心胶囊也会影响地高辛的血药浓度。此类中西药物联用时,应及时提醒临床医师,密切监测。

五、用法用量审核要点

1. 用法用量审核要点一:日总量控制

依据药品说明书,以每日最大量为基本审核单元,不超过每日最大量的处方,即视为合理处方。例如,为一般成人的肾气不固证肺胀,处方开具固本咳喘片【片剂,0.4g/片】,一次4片,一日2次(说明书为一次3片,一日3次),日总量小于说明书常规量,应视为合理处方。

2. 用法用量审核要点二:超说明书剂量用药

不含有毒性饮片(如附子、苦杏仁)的肺胀治疗类中成药,为一般成人(非特殊人群)开具超过说明书日最大量但未超过150%(含)的用量,在规定疗程内,可不视为用法用量不适宜。例如,一般成人的肾气不固型肺胀,处方固本咳喘片【片剂,0.4g/片】,一次4片,一日3次(说明书为一次3片,一日3次),超过说明书日最大用量的133%,但不含有毒性饮片且疗程可控,故可不认定为用法用量不适宜。

3. 用法用量审核要点三:儿童与老年人用药

根据《中成药临床应用指导原则》,老年人用药,一般为常用量。儿童用药,应根据年龄进行减量。具体方法为:"一般情况3岁以内服1/4成人量,3~5岁的可服1/3成人量,5~10岁的可服1/2成人量,10岁以上与成人量相差不大即可。"例如,为70岁"痰热阻肺证"慢性阻塞性肺疾病患者开具清气化痰丸【水丸,6g/100粒】,处方用量为一次6g,一日2次(说明书为一次6~9g,一日2次),视为合理处方。

六、用药疗程审核要点

药品说明书有明确疗程要求的,以说明书要求为标准进行疗程审核。例如,丹葶肺心颗粒说明书提示"4周为1个疗程",所以,开具丹葶肺心颗粒90天的长处方,可视为用药疗程不适宜。固肾定喘丸说明书提示"一般服15天为 1 个疗程"，文献报道也显示，治疗慢性阻塞性肺疾病急性加重期以 2 周为疗效评价时间点，故开具固肾定喘丸 4 周的处方，可视为用药疗程不适宜。

药品说明书没有明确疗程要求的，可参考肺胀的病程和疗效评价时间点进行审核。一般来看，肺胀急性发作期以标实为急，用药疗程不宜过长，连续用药不宜超过 2 周。缓解期以本虚为主，连续用药一般不宜超过 30 天，也可根据临床治疗实际情况进行审核。单次处方用药时长超过 30 天的，可视为用药疗程不适宜。例如，小青龙胶囊说明书未提示明确疗程，根据文献报道，治疗咳嗽变异性哮喘以 4 周为疗效评价时间点，故开具小青龙胶囊 30 天的处方，可视为用药疗程适宜。

（白云飞　李　凡　卫　敏）

参考文献

[1] 北京市卫生和计划生育委员会基层医疗机构处方点评工作组，北京中医药学会临床药学专业委员会青年委员组，北京中医药大学中药药物警戒与合理用药研究中心 . 北京地区基层医疗机构中成药处方点评共识报告（2018 版）[J]. 中国医院药学杂志，2018，38（18）：1877-1887.

[2] 国家基本药物临床应用指南和处方集编委会 . 国家基本药物临床应用指南（中成药）[M].2018 年版 . 北京：人民卫生出版社，2019：94，73，132，56，98，72，74，36，79.

[3] 金焱，崔四龙，刘东亮，等 . 芪苈强心胶囊治疗围生期心肌病 30 例临床分析[J]. 中国煤炭工业医学杂志，2013，16（5）：722-724.

[4] 熊俊成，吴艳琴，陈晓敏 . 参附注射液在子痫前期患者剖宫产手术麻醉中的应用[J]. 福建中医药，2009，40（3）：12-13.

[5] 温元善，张璐，常彩莲，等 . 丹葶肺心颗粒联合法舒地尔治疗慢性肺源性心脏病的临床研究[J]. 现代药物与临床，2019，34（11）：3260-3264.

[6] 孙晓燕，马群华 . 参附注射液致肝功能异常 1 例[J]. 临床合理用药杂志，2010，3（4）：105.

[7] 孔飞飞，张松黎，谭兴起，等 . 参附注射液致肝功能异常 1 例[C]// 中国药学会 .2011 年中国药学大会暨第 11 届中国药师周论文集，2011：1136-1139.

[8] 孙吉利，张红涛，张艳 . 去乙酰毛花苷注射液单次静推联用芪苈强心胶囊、螺内酯片致洋地黄中毒一例[J]. 实用药物与临床，2021，24（2）：191-192.

[9] 张英，杨薇，姜俊杰，等 . 运用倾向性评分方法分析参附注射液对肝功能影响的队列研究[J]. 辽宁中医药大学学报，2016，18（9）：66-70.

[10] 叶小春，黄鹤归，张耕 . 芪苈强心胶囊对地高辛血药浓度的影响[J]. 医药导报，2019，38（7）：955-957.

[11] 左秀萍，付桂英，杨郡，等 . 痰热清致心肾功能异常 1 例[J]. 中国药业，2005，14（7）：73.

[12] 马方 . 穴位敷贴联合苏子降气丸治疗老年慢性支气管炎疗效观察[J]. 中国民族民间

医药，2018，27（2）：117-118.

[13] 魏志勇．苏子降气丸治疗老年慢性支气管炎 30 例分析[J]．中国当代医药，2013，20（29）：121-122.

[14] 张亚忠．中西医结合治疗老年轻、中度慢性充血性心力衰竭疗效观察[J]．山西职工医学院学报，2013，23（4）：36-39.

[15] 李松贤．固本咳喘片治疗老年慢性支气管炎 38 例体会[J]．中成药，1994（9）：56.

[16] 吴效普，赵海英．酮替芬加固本咳喘片防治小儿支气管哮喘 44 例[J]．菏泽医专学报，1992（1）：12-14.

[17] 孙秋玲，李沫民．黄龙咳喘胶囊联合盐酸氨溴索治疗儿童慢性支气管炎急性发作期痰热郁肺证疗效及对血清 NT-proBNP、PCT 浓度和血液流变学的影响[J]．实验与检验医学，2020，38（4）：645-648.

[18] 谭虎，关健，刘冬．黄龙咳喘胶囊治疗老年慢性支气管炎的疗效观察[J]．中药药理与临床，2017，33（5）：183-186.

[19] 韩静敏．51 例老年慢性支气管炎治疗体会[J]．中国医疗前沿，2009，4（8）：54-55.

[20] 罗媛珍，戴建华．喘可治注射液联合布地奈德混悬液雾化治疗小儿支气管哮喘的临床观察[J]．现代诊断与治疗，2022，33（8）：1145-1147.

[21] 徐强．清气化痰丸治疗小儿支原体肺炎 30 例[J]．中医药学报，2002，30（4）：39.

[22] 吴远梅．痰热清注射液联合头孢菌素在老年慢性支气管炎治疗中的临床效果[J]．中国社区医师，2022，38（22）：52-54.

[23] 许淑新．痰热清注射液联合利巴韦林治疗小儿病毒性肺炎的效果[J]．中国民康医学，2021，33（14）：66-68.

[24] 朱卫萍，黑明伟，张再升．痰热清注射液致儿童患者眼睑水肿及周身皮肤红斑 1 例[J]．中国临床药学杂志，2021，30（4）：305-307.

[25] 陶翠云，孙娜，唐娜娜．百令胶囊治疗小儿糖尿病肾损伤的效果[J]．中国城乡企业卫生，2021，36（11）：37-39.

[26] 刘国桥，涂艳．芪参益气滴丸联合左甲状腺素钠片治疗小儿甲状腺功能减退症的效果及安全性观察[J]．中国处方药，2021，19（9）：163-165.

[27] 彭楚喻，肖雪庆，余瑾．参麦注射液联合拉贝洛尔治疗妊娠期高血压临床研究[J]．河北中医，2020，42（8）：1204-1207.

[28] 储开东，季凤华．参附注射液辅助治疗静脉注射丙种球蛋白不敏感川崎病患儿的疗效[J]．广西医学，2019，41（7）：843-847.

[29] 杨树升，林丽，向艳丽．小青龙汤治疗咳嗽变异性哮喘的临床疗效分析[J]．现代医药卫生，2012，28（6）：901-903.

[30] 韩泽璐，王建新，韩静，等．固肾定喘丸治疗慢性阻塞性肺疾病的有效性和安全性的系统评价[J]．中国中医急症，2021，30（1）：32-36.

63

第六章 心脑病证治疗用药处方审核

第一节 胸痹心痛(冠心病、心绞痛、心肌梗死等)

胸痹心痛是以胸部闷痛,甚则胸痛彻背,短气,喘息,不得安卧为主要临床表现的疾病,轻者可以治愈,或带病延年;若失治或误治,病情发展可成为真心痛,危及生命。急性期的真心痛治疗以行气开窍、活血止痛为主,慢性期的胸闷胸痛治疗以活血化瘀为主,兼以益气养阴、温阳通脉等治疗。

现代医学的冠心病、心绞痛、心肌梗死等病,属于中医胸痹心痛范畴,按照中医胸痹心痛范畴辨证论治。

一、适用范围

中医诊断为胸痹心痛,西医诊断为冠状动脉粥样硬化性心脏病之心绞痛、急性心肌梗死等的治疗处方。

涉及的具体中成药品种包括但不限于(按笔画排序):丹蒌片、心元胶囊、心通口服液、生脉饮口服液、地奥心血康胶囊、血府逐瘀片、血栓心脉宁片、血栓通胶囊、血塞通片、灯盏生脉胶囊、参桂胶囊、复方丹参滴丸、复方龙血竭胶囊、复方血栓通胶囊、养心氏片、冠心丹参滴丸、冠心苏合丸、神香苏合丸、速效救心丸、益心舒胶囊、宽胸气雾剂、通心络胶囊、通脉养心口服液、银杏叶片、稳心颗粒、麝香保心丸、麝香通心滴丸,以及相同通用名、相同给药途径的其他剂型。

二、适应证审核要点

1. 适应证审核要点一:诊断书写

此类中成药处方应包括提示胸痹的中医/西医诊断以及提示胸痹证型的中医诊断。<u>缺少其中之一,即可视为临床诊断书写不全。</u>

其中,提示胸痹心痛的中医诊断为"胸痹心痛""胸痹"及其等价诊断,提示胸痛的西医诊断为"冠心病心绞痛""急性心肌梗死"及其等价诊断,提示胸痹心痛证型的中医诊断分为以下5类:

- 气滞血瘀证:"气血瘀阻证""气滞血郁证""气血凝滞证"及其等价诊断。
- 痰瘀互结证:"痰阻心脉证""痰浊阻滞证""痰浊瘀阻证"及其等价诊断。

- 寒凝心脉证:"寒滞心脉证""心寒证"及其等价诊断。
- 气虚血瘀证:"气虚血滞证""气虚血涩证""气虚血凝证"及其等价诊断。
- 气阴两虚证:"气阴两亏证""气阴不足证""气阴亏虚证"及其等价诊断。

2. 适应证审核要点二:诊断与用药相符

即,提示胸痹证型的中医诊断应与胸痹治疗类中成药的功效相匹配,包括:

- 行气化瘀药:说明书标注"活血行气""活血理气"等功效的治疗胸痹药品(地奥心血康胶囊、血府逐瘀口服液、复方丹参滴丸、冠心丹参滴丸等),处方应书写气滞血瘀相关诊断,否则应视为适应证不适宜。例如,诊断为"气阴两虚证"而开具复方丹参滴丸的处方,应视为适应证不适宜。

- 化痰散结药:说明书标注"化痰通脉""化痰通络"等功效的治疗胸痹药品(丹蒌片、心通口服液等),处方应书写痰瘀互结相关诊断,否则应视为适应证不适宜。例如,诊断为"寒滞心脉证"而开具丹蒌片,应视为适应证不适宜。

- 温通心脉药:说明书标注"理气宽胸""温阳通脉"等功效的治疗胸痹药品(冠心苏合丸、参桂胶囊等),处方应书写寒凝心脉相关诊断,否则应视为适应证不适宜。例如,诊断为"气阴两虚证"而开具冠心苏合丸,应视为适应证不适宜。

- 补气活血药:说明书标注"益气活血""益气化瘀"等功效的治疗胸痹药品(血栓心脉宁片、养心氏片、通心络胶囊等),处方应书写气虚血瘀相关诊断,否则应视为适应证不适宜。例如,诊断为"寒凝心脉证"而开具养心氏片,应视为适应证不适宜。

- 补气养阴药:说明书标注"益气养阴""益气复脉"等功效的治疗胸痹药品(灯盏生脉胶囊、复方血栓通胶囊、益心舒胶囊等),处方应书写气阴两虚相关诊断,否则应视为适应证不适宜。例如,诊断为"气滞血瘀证"而开具益心舒胶囊,应视为适应证不适宜。

3. 适应证审核要点三:分类管理

处方既未书写胸痹相关中医诊断又未书写胸痹相关西医诊断者,应视为适应证不适宜或无适应证用药。建议审核不通过,返回医师端修改。例如,诊断为"2 型糖尿病"开具复方丹参滴丸,应视为无适应证用药,返回医师端修改。

处方只书写胸痹相关中医诊断、未书写胸痹相关西医诊断者,视为合理。例如,诊断为"寒凝心脉证"开具冠心苏合丸,应视为合理处方。

处方只书写胸痹相关西医诊断、未书写胸痹相关中医诊断者,应视为临床诊断书写不全或适应证不适宜。可视不同科室、不同医疗机构的具体要求决定是否返回医师端。不返回医师端的处方，应作为不合理处方进入处方点评流程。例如，对于中医科处方，诊断为"冠心病"开具复方丹参滴丸，可视为临床诊断书写不全，返回医师端修改。对于西医全科处方，诊断为"冠心病"开具心通口服液，亦为临床诊断书写不全，但可根据医疗机构具体情况，视为合理或不合理。同时，加强"西学中"培训，鼓励书写中医病证诊断。

三、药品遴选审核要点

1. 药品遴选审核要点一：儿童、老年人和妊娠哺乳期妇女

儿童、老年人和妊娠哺乳期妇女的用药审核应遵循药品说明书要求，说明书明确标注"禁用""忌用"，均应视为药品遴选不适宜。建议选择同功效亚类的其他药品。例如，冠心苏合丸说明书标注"孕妇禁用"，故为孕妇开具冠心苏合丸，应视为药品遴选不适宜，建议返回医师端，可选择同类药品。

说明书标注"慎用"的，可根据医师执业类别、临床经验丰富程度以及患者的具体情况，分类审核。具有慎用人群用药经验的中医类别医师，为实际用药风险较低的慎用人群患者（例如，12岁以上体格发育正常的儿童、肝肾功能正常且无恶性基础疾病的老年人、非孕早期且各项健康指征良好的孕妇）开具此类药品时，可视为合理；其余情形，建议视为不合理。

说明书未明确要求的，或者仅标注"在医师指导下使用"的，可以参考表6-1进行审核。其中，胸痹心痛治疗类中成药涉及的妊娠禁忌药包括：《中国药典》标识的禁用中药（麝香），慎用中药（三七、红花、枳壳、冰片），传统活血行气药（赤芍、川芎、丹参），毒性中药（蟾酥、水蛭）和其他重点关注中药细辛（含马兜铃酸）、何首乌等。

儿童应首选儿童专用中成药，无适用的儿童专用中成药时，也可选择非儿童专用中成药，但应注意是否含有儿童禁用或慎用的成分。胸痹心痛治疗中成药的特殊人群选药见表6-1。

表6-1 胸痹心痛治疗中成药的特殊人群选药

中成药名称	儿童（3~18岁）	老年人（60岁及以上）	孕妇	哺乳期妇女	其他
丹蒌片	建议可用	建议可用，有60~85岁患者用药经验	说明书禁用	说明书慎用	便溏泻者慎用
心元胶囊	说明书慎用	说明书慎用，有60~81岁患者用药经验	说明书禁用	说明书慎用	肝功能不全者禁用

续表

中成药名称	儿童 （3~18岁）	老年人 （60岁及以上）	孕妇	哺乳期妇女	其他
心宁片	建议慎用	建议可用，有60~70岁患者用药经验	说明书忌服	建议慎用	建议未经良好控制的严重慢性疾病患者在医师指导下服用
心悦胶囊	建议可用，6岁以内患儿慎用	建议可用，有60~80岁患者用药经验	建议可用	建议慎用	建议未经良好控制的严重慢性疾病患者在医师指导下服用
心通口服液	建议可用，6岁以内患儿慎用	建议可用，有60~82岁患者用药经验	说明书禁用	建议慎用	建议未经良好控制的严重慢性疾病患者在医师指导下服用
地奥心血康胶囊	建议可用，6岁以内患儿慎用	建议可用，有60~81岁患者用药经验	说明书禁用	建议可用	肝生化指标异常者、月经过多等异常子宫出血者慎用；肝功能失代偿患者禁用
血府逐瘀片	建议可用，有6岁以上患儿用药经验	建议可用，有60~85岁患者用药经验	说明书禁用	建议可用	对本品及所含成分过敏者禁用；脾胃虚弱者、过敏体质者慎用；建议未经良好控制的严重慢性疾病患者在医师指导下服用
血栓心脉宁片	建议慎用	建议可用，有65~90岁患者用药经验	说明书忌服	建议忌服	运动员慎用；建议未经良好控制的严重慢性疾病患者在医师指导下服用
血栓通胶囊	建议可用，6岁以内患儿慎用	建议可用，有61~89岁患者用药经验	建议慎用	建议可用	建议未经良好控制的严重慢性疾病患者在医师指导下服用
血塞通片	建议可用，6岁以内患儿慎用	建议可用，有61~89岁患者用药经验	建议慎用	建议可用	建议未经良好控制的严重慢性疾病患者在医师指导下服用

中成药名称	儿童 （3~18岁）	老年人 （60岁及以上）	孕妇	哺乳期妇女	其他
灯盏生脉胶囊	建议可用，6岁以内患儿慎用	建议可用，有61~86岁患者用药经验	建议可用	建议可用	脑出血急性期禁用
复方丹参滴丸	建议可用，6岁以内患儿慎用	建议可用，有60~76岁患者用药经验	说明书慎用	建议慎用	过敏体质者、脾胃虚寒患者慎用
复方龙血竭胶囊	建议可用，6岁以内患儿慎用	建议可用	建议慎用	建议慎用	上消化道疾病患者慎用
复方血栓通胶囊	建议可用，小儿酌减	建议可用，有62~81岁患者用药经验	说明书禁用	建议可用	对本品过敏者禁用；过敏体质者慎用；建议未经良好控制的严重慢性疾病患者在医师指导下服用
养心氏片	建议可用，6岁以内患儿慎用	建议可用，有65~95岁患者用药经验	说明书禁用	建议可用	建议未经良好控制的严重慢性疾病患者在医师指导下服用
参桂胶囊	建议可用，6岁以内患儿慎用	建议可用，有60~88岁患者用药经验	建议慎用	建议慎用	阴虚内热者禁用
冠心丹参滴丸	建议可用，6岁以内患儿慎用	建议可用，有66~92岁患者用药经验	说明书慎用	建议可用	建议未经良好控制的严重慢性疾病患者在医师指导下服用
冠心苏合丸	建议可用，6岁以内患儿慎用	建议可用，有66~78岁患者用药经验	说明书禁用	说明书慎用	阴虚火旺患者忌服；有出血倾向、行经期妇女，或使用抗凝血药、抗血小板药的患者，脾胃虚弱者，胃炎、食管炎、消化道溃疡患者慎用

续表

中成药名称	儿童（3~18岁）	老年人（60岁及以上）	孕妇	哺乳期妇女	其他
神香苏合丸	建议可用，6岁以内患儿慎用	建议可用，有67~86岁患者用药经验	说明书忌服	建议忌服	建议未经良好控制的严重慢性疾病患者在医师指导下服用
速效救心丸	建议可用，6岁以内患儿慎用	建议可用，有60~88岁患者用药经验	说明书禁用	建议可用	伴有中重度心力衰竭的心肌缺血者慎用
益心舒胶囊	建议可用，6岁以内患儿慎用	建议可用，有63~83岁患者用药经验	建议可用	建议可用	建议未经良好控制的严重慢性疾病患者在医师指导下服用
宽胸气雾剂	说明书慎用	建议可用	说明书慎用	建议慎用	乙醇过敏者禁用；建议未经良好控制的严重慢性疾病患者在医师指导下服用
通心络胶囊	建议慎用，6岁以内患儿禁用	建议可用，有60~84岁患者用药经验	说明书禁用	建议禁用	出血性疾病，妇女经期及阴虚火旺型中风禁用
银杏叶片	建议可用，6岁以内患儿慎用，有6~14岁患儿用药经验	建议可用，有60~88岁患者用药经验	说明书慎用	建议可用	心力衰竭者及过敏体质者慎用
稳心颗粒	建议可用，有1~15岁患儿用药经验	建议可用，有60~88岁患者用药经验	说明书慎用	建议可用	缓慢型心律失常禁用
麝香保心丸	建议慎用，6岁以内患儿禁用	建议可用，有60~89岁患者用药经验	说明书禁用	说明书慎用	脾胃虚弱者慎用
麝香通心滴丸	建议慎用，6岁以内患儿禁用	建议可用，有60~85岁患者用药经验	说明书禁用	建议禁用	肝肾功能不全者慎用
生脉饮	建议可用	建议可用	建议可用	建议可用	感冒患者不宜服用

注：建议可用的中成药也应在中医师指导下使用，并严格管控用法用量和疗程。

2. 药品遴选审核要点二：肝肾功能不全患者

肝肾功能不全患者的用药审核应遵循药品说明书要求，说明书标注"禁用""忌用"的，均视为药品遴选不适宜。

说明书标注"肝肾功能不全者慎用"，可根据医师执业类别、临床经验丰富程度以及患者的具体情况，分类管理。例如，具有慎用人群用药经验的中医类别医师，为轻、中度肝肾功能异常的患者开具此类药品时，可视为合理；其余情形，建议视为不合理。

说明书未明确要求的，或者仅标注"在医师指导下使用"的，可通过组方成分做初步评估。即：

● 对于胸痹心痛治疗类中成药中含有"蟾酥"或"何首乌"的（如麝香通心滴丸、保心片、通脉养心口服液），可根据医师执业类别、临床经验丰富程度以及患者的具体情况分类管理，用药4~6周复查肝、肾功能，不宜长期使用；若患者存在肝功能不全的情况（如诊断中有肝药酶升高、肝功能不全、肾功能不全等描述）仍开具此类中成药，应加强使用时的药学监护，亦可选择同功效亚类的其他药品。

● 个别胸痹心痛治疗类中成药含有细辛（如银丹心脑通软胶囊）的，如果处方诊断含有"肾病""肾功能不全"及其等价诊断，建议选择同功效亚类的其他药品。

3. 药品遴选审核要点三：胃黏膜损伤性疾病、心律失常、心力衰竭、脑出血急性期等特殊疾病患者

特殊疾病（例如胃黏膜损伤性疾病、心律失常、脑出血急性期等）患者的用药审核应遵循药品说明书要求，说明书标注"禁用""忌用"的，均可视为药品遴选不适宜。

说明书标注"慎用"的，可根据医师执业类别、临床经验丰富程度以及患者慢性疾病管理的水平分类管理。具有慎用人群用药经验的中医类别医师，为慢性疾病管理良好的患者开具此类药品时，可视为合理；其余情形，建议视为不合理。

例如，西医全科医师为胃溃疡患者开具含冰片的胸痹心痛治疗类中成药（如冠心苏合丸），应视为药品遴选不适宜，可更换为同功效亚类的其他药品。又如，银杏叶片说明书标注"心力衰竭者慎用"，故中医师为诊断中含有"心力衰竭"的患者开具银杏叶片，可不视为不合理，但应加强使用时的药学监护。

说明书未明确要求的，或者仅标注"在医师指导下使用"的，建议视为合理。

四、联合用药审核要点

1. 联合用药审核要点一：重复用药

● 治疗同一证型的胸痹，且含有 3 个以上相同成分或含有相同成分的占比超过 30% 的两个中成药足量联用时，可视为重复用药。例如，复方丹参片和复方血栓通胶囊，相同成分占比分别为 2/3（复方丹参片）和 2/4（复方血栓通胶囊），故二者的足量联用属于重复用药。

● 成分完全包含的两个胸痹治疗类中成药足量联用时，可视为重复用药。例如，生脉饮含有人参、麦冬、五味子，而益心舒胶囊的组方为人参、麦冬、五味子、黄芪、丹参、川芎、山楂，故二者的足量联用属于重复用药。

● 具有相同功效，含有相同毒性饮片的两个胸痹治疗类中成药足量联用时，可视为重复用药。例如，麝香保心丸与麝香通心滴丸均含有毒性饮片蟾酥，且相同成分占比大于 30%，故二者足量联用属于重复用药。

● 两个及两个以上含冰片的胸痹心痛治疗类中成药足量联合使用，可视为联合用药不适宜。7 天以内的短期联用方案除外，外用配合内服的联用方案除外。

2. 联合用药审核要点二：药性冲突

● 药性纯粹的热性中成药与药性纯粹的寒性中成药足量联用时，可视为药性冲突。例如，参桂胶囊，全方由温热性中药组成，故其为药性纯粹的热性胸痹药；安宫牛黄丸以清热解毒为主，全方药性寒凉。二者的足量联用属于药性冲突。

● 治疗胸痹的滋补类药物（由熟地黄、阿胶、女贞子等滋补中药组成）与解表药联合使用时，可视为药性冲突。

3. 联合用药审核要点三：配伍禁忌

● 胸痹治疗类中成药与其他疾病治疗中成药的联用，存在违反十八反、十九畏配伍的，可不视为配伍禁忌，但应提醒临床医师加强监测。例如，心通口服液含有海藻，九味羌活丸含有甘草，心通口服液与九味羌活丸的联用，可不视为配伍禁忌，加强随访监测即可。

● 胸痹治疗类中成药的联用、胸痹治疗类中成药与其他疾病治疗中成药的联用，存在两个及两个以上毒性饮片联用时，视毒性饮片具体品种、用法用量和患者体质病情而定。例如，长期服用麝香保心丸（含蟾酥）的患者联合使用足量六神丸（含雄黄、朱砂、蟾酥）建议视为联合用药不适宜；长期服用麝香保心丸（含蟾酥）的患者在骨关节炎疼痛期（不超过 7 天）联用活血风湿膏（含川乌、草乌、木鳖子），可不视为配伍禁忌，但应加强监测，并做用法用量调整。

71

4. 联合用药审核要点四：中西药不当联用

● 以水蛭、丹参、川芎为主药的胸痹心痛类中成药与抗凝血药、抗血小板药等联用时，可不视为联合用药不适宜，但应注意加强药学监护。

● 由于蟾酥中含有蟾毒配基类等亲脂性成分，为强心、升高血压作用的主要物质，有类似洋地黄样强心作用，但作用机制与强度有待深入研究。因此，含蟾酥的此类中成药与洋地黄类药物的联用，可不视为联合用药不适宜，但应注意加强药学监护。

五、用法用量审核要点

1. 用法用量审核要点一：日总量控制

依据药品说明书，以每日最大量为基本审核单元，不超过每日最大量的处方，即视为合理处方。例如，为一般成人的气阴两虚型胸痹心痛，处方开具益心舒胶囊【胶囊剂，0.4g/ 粒】，一次 4 粒，一日 2 次（说明书为一次 3 粒，一日 3 次），日总量小于说明书常规量，应视为合理处方。

同时，不应采用缓解心绞痛急性发作时的临时用量作为长期用药的常规量。例如，速效救心丸【滴丸，40mg/ 丸】说明书规定"一次 4~6 丸，一日 3 次；急性发作时，一次 10~15 丸"，所以，为老年胸痹患者开具速效救心丸"一次 10丸，一日 3 次"的连续 30 天用药处方，应视为用法用量不适宜。

2. 用法用量审核要点二：用法选择

遵循药品说明书要求的用法，即视为合理用法。内服药品一般为口服，但部分心绞痛急性发作时的缓解用药可采取舌下含服或喷服的用法。例如，复方丹参滴丸【滴丸，27mg/ 丸】，说明书要求"口服或舌下含服"；速效救心丸【滴丸，40mg/ 丸】，说明书要求"含服"。因此，为一般成人开具复方丹参滴丸或速效救心丸"舌下含服"的处方，应视为合理处方；为一般成人开具复方丹参滴丸"口服"的处方，应视为合理处方；而为一般成人开具速效救心丸"口服"的处方，应视为用法不适宜。又如，为一般成人开具宽胸气雾剂"外用"的处方，应视为用法不适宜。

3. 用法用量审核要点三：超说明书剂量用药

在规定的疗程范围内，对于不含有毒性饮片（例如附子、蟾酥等）的胸痹治疗类中成药，为一般成人（非特殊人群）开具说明书日最大量 150% 的用量，可不视为用法用量不适宜。例如，为一般成人气阴两虚型胸痹心痛，处方开具生脉饮（人参方）【口服液，10ml/ 支】，一次 2 支，一日 2 次（说明书为一次 1支，一日 3 次），应视为合理处方。

对于含有毒性饮片（例如附子、蟾酥等）的胸痹治疗类中成药，对于特殊人群用药，可根据药品特点和患者病情特点，分类界定和管理，加强药学监护。对于疗程不明确或超长时间用药的处方，建议严格遵循说明书用法用量给药。例如，为一般成人气滞血瘀的胸痹心痛，处方开具麝香保心丸【水丸，22.5mg/丸】，一次 4 丸，一日 3 次（说明书为一次 1~2 丸，一日 3 次），用药时长为 8 周的长处方。由于麝香保心丸含毒性饮片，且用药疗程较长，故单次剂量超量时，应认定为用法用量不适宜。

4. 用法用量审核要点四：儿童与老年人用药

根据《中成药临床应用指导原则》，老年人用药，一般为常用量。儿童用药，应根据年龄进行减量。具体方法为："一般情况 3 岁以内服 1/4 成人量，3~5 岁的可服 1/3 成人量，5~10 岁的可服 1/2 成人量，10 岁以上与成人量相差不大即可。"

六、用药疗程审核要点

药品说明书有明确疗程要求的，以说明书要求为标准进行疗程审核。例如，灯盏生脉胶囊说明书提示"2 个月为 1 个疗程"，所以，开具灯盏生脉胶囊 30 天的处方，可视为用药疗程适宜。又如，复方丹参滴丸说明书提示"28 天为 1 个疗程"，所以，开具复方丹参滴丸 60 天的处方，可视为用药疗程不适宜。

药品说明书没有明确疗程要求的，可参考胸痹病程和疗效评价时间点进行审核。一般来看，真心痛发作期的用药应中病即止，胸痹心痛慢性期服药时间相对较长，应加强药学监护，虚证类胸痹可以 4 周为 1 个疗程，也可根据临床治疗实际情况进行审核。例如，丹蒌片说明书未提示明确疗程，根据文献报道，在治疗痰热互结型稳定型心绞痛时通常以 14~90 天为疗效评价时间点，故开具丹蒌片 30 天的处方，可视为用药疗程适宜。又如，麝香保心丸说明书未提示明确疗程，根据文献报道，在治疗冠心病心绞痛时通常以 14~168 天为疗效评价时间点，故开具麝香保心丸 30 天的处方，也可视为用药疗程适宜。

（孙建宇 杨寿圆 乔甲荣）

参 考 文 献

[1] 国家药典委员会.中华人民共和国药典:2020 年版.一部[M].北京:中国医药科技出版社,2020.

[2] 金锐,张冰.中成药处方点评的理论与实践[M].北京:人民卫生出版社,2019.

[3] 张冰.中药药物警戒[M].北京:人民卫生出版社,2015.

[4] 曹俊岭,甄汉深.中成药与西药的相互作用[M].北京:人民卫生出版社,2016.

[5] 中华中医药学会心血管病分会.冠心病稳定型心绞痛中医诊疗指南[J].中医杂志,2019,60（21）:1881-1880.

[6] 尹文浩,张淼,蔡芮桐,等,中医药治疗老年冠心病心绞痛研究进展[J].辽宁中医药大

学学报, 2020, 22 (10): 79-82.

[7] 北京市卫生和计划生育委员会基层医疗机构处方点评工作组, 北京中医药学会临床药学专业委员会青年委员组, 北京中医药大学中药药物警戒与合理用药研究中心. 北京地区基层医疗机构中成药处方点评共识报告 (2018 版) [J]. 中国医院药学杂志, 2018, 38 (18): 1877-1887.

[8] 李旻, 李华, 汪溪洁, 等. 蟾酥心脏毒性研究进展 [J]. 中国药理学与毒理学杂志, 2016, 30 (5): 605-610.

[9] 林飞, 王阶, 郭丽丽, 等.《中华人民共和国药典》收载治疗冠心病心绞痛中成药配伍规律分析 [J]. 中医杂志, 2013, 54 (18): 1596-1599.

[10] 朱慧, 罗心平, 王丽洁, 等. 冠心病患者长期服用麝香保心丸药物不良反应和安全性观察 [J]. 中成药, 2010, 32 (11): 2027-2028.

[11] 李越. 妊娠禁忌中药的文献研究 [D]. 南京: 南京中医药大学, 2017.

[12] 潘丽, 卫若楠, 于同月, 等. 冰片的临床应用及其用量探究 [J]. 长春中医药大学学报, 2021, 37 (5): 980-982.

[13] 路艳丽, 耿兴超, 汪巨峰, 等, 冰片安全性评价研究现状 [J]. 中国新药杂志, 2016, 25 (6): 646.

[14] 路晶晶, 雷翔, 商洪才. 丹蒌片治疗痰瘀互阻型稳定型心绞痛的系统评价 [J]. 中西医结合心脑血管病杂志, 2017, 15 (10): 1198-1202.

[15] 郑盈盈, 刘洋, 王梅, 等. 麝香保心丸治疗冠心病心绞痛有效性和安全性的系统评价 [J]. 中国医院用药评价与分析, 2021, 21 (2): 199-203.

第二节 中风急性期（急性缺血性卒中、急性出血性卒中）

中风病又名卒中, 是在气血内虚的基础上, 遇有劳倦内伤, 忧思恼怒, 嗜食厚味、烟酒等诱因, 进而引起脏腑阴阳失调, 气血逆乱, 直冲犯脑, 形成脑脉痹阻或血溢脑脉之外, 好发于中老年患者, 并起病急、变化快, 按病理分为出血性中风和缺血性中风, 临床表现包括: 突然昏仆, 半身不遂, 口舌喎斜, 语言謇涩或失语, 偏身麻木等。

中风病急性期多以风、火、痰、瘀证候要素为主, 血瘀证候要素贯穿该病全程, 病程为发病 2 周以内, 神志不清者可延长至发病 4 周。急性期标实更为突出, 应以急则治其标为原则, 分别投以平肝息风、清热涤痰、化痰通腑、活血通络、醒神开窍等法。脱证则应治本为先, 急需益气回阳、扶正固脱; 对于内闭外脱的患者, 又当醒神开窍、扶正固本兼用。根据证候要素、人体体质及所表现出中风证型等不同, 选择不同的治疗药物。

现代医学的急性缺血性卒中、急性出血性卒中等病，属于中医中风急性期范畴，按照中医中风急性期辨证论治。

一、适用范围

中医诊断为中风，西医诊断为急性缺血性卒中、急性出血性卒中等的治疗处方。

涉及的具体中成药品种包括但不限于（按笔画排序）：丹红注射液、生脉注射液、血塞通注射液、灯盏细辛注射液、安宫牛黄丸、安脑丸、苏合香丸、谷红注射液、注射用血栓通、参麦注射液、参附注射液、脉络宁注射液、清开灵注射液、舒血宁注射液、疏血通注射液、醒脑静注射液，以及相同通用名、相同给药途径的其他剂型。

二、适应证审核要点

1. 适应证审核要点一：诊断书写

此类中成药处方应包括提示中风的中医／西医诊断及提示中风证型的中医诊断。缺少其中之一，即可视为临床诊断书写不全。

其中，提示中风的中医诊断为"中风病""缺血性中风""出血性中风""急风病""口僻""风痱"及其等价诊断，提示中风的西医诊断为"急性缺血性卒中""急性出血性卒中"及其等价诊断，提示中风证型的中医诊断分为以下5类。

- 痰热内闭证："痰热上壅证""痰热上蒙证""痰热内闭清窍证"及其等价诊断。
- 痰蒙神窍证："痰蒙心窍证""痰蒙心神证""痰壅神窍证"及其等价诊断。
- 元气败脱证："元阳衰败证""元气衰败证"及其等价诊断。
- 痰瘀阻络证："痰瘀滞络证""痰瘀搏结证"及其等价诊断。
- 肝火上扰证："肝火上炎证""肝阳上亢证"及其等价诊断。

2. 适应证审核要点二：诊断与用药相符

即，提示中风证型的中医诊断应与中风治疗类中成药的功效相匹配，包括：

- 清热醒神药：说明书标注"清热化痰、醒神开窍""清热化痰开窍"等功效的清热醒神药（安宫牛黄丸、醒脑静注射液、清开灵注射液、安脑丸等），处方应书写"痰热内闭证"中风相关诊断，否则应视为适应证不适宜。例如，诊断为"元气败脱证"而开具安宫牛黄丸，应视为适应证不适宜。
- 开窍醒神药：说明书标注"醒神开窍""涤痰开窍"等功效的开窍醒神药（苏合香丸等），处方应书写"痰蒙神窍证"中风相关诊断，否则应视为适应证不适宜。例如，诊断为"痰热内闭证"而开具苏合香丸，应视为适应证不适宜。

● 扶正固脱药：说明书标注"扶助正气、回阳固脱""益气固脱"等功效的扶正固脱药（生脉注射液、参麦注射液、参附注射液等），处方应书写"元气败脱证中风"中风相关诊断，否则应视为适应证不适宜。例如，诊断为"痰蒙神窍证"而开具参麦注射液，应视为适应证不适宜。

● 活血通络药：说明书标注"活血祛瘀""通络祛瘀"等功效的活血通络药（谷红注射液、血塞通注射液、注射用血栓通、丹红注射液、舒血宁注射液、灯盏细辛注射液、疏血通注射液等），处方应书写"痰瘀阻络证"中风相关诊断，否则应视为适应证不适宜。例如，诊断为"风火上炎证"而开具灯盏细辛注射液，应视为适应证不适宜。

● 平肝清热药：说明书标注"清肝息风""平肝泻热"等功效的平肝清热药（脉络宁注射液等），处方应书写"风火上扰证"中风相关诊断，或符合药品说明书的诊断，否则应视为适应证不适宜。例如，诊断为"痰瘀阻络证"而开具脉络宁注射液，应视为适应证不适宜。

3. 适应证审核要点三：分类管理

处方既未书写中风急性期相关中医诊断又未书写中风急性期相关西医诊断者，应视为适应证不适宜或无适应证用药。建议审核不通过，返回医师端修改。例如，诊断为"慢性胃炎"开具苏合香丸，应视为无适应证用药，返回医师端修改。

处方只书写中风急性期相关中医诊断、未书写中风急性期相关西医诊断者，视为合理。例如，诊断为"元气败脱证"开具生脉注射液，应视为合理处方。

处方只书写中风急性期相关西医诊断、未书写中风急性期相关中医诊断者，应视为临床诊断书写不全或适应证不适宜，可视不同科室、不同医疗机构的具体要求决定是否返回医师端。不返回医师端的处方，应作为不合理处方进入处方点评流程。

例如，对于中医科处方，诊断为"卒中"开具安宫牛黄丸，可视为临床诊断书写不全，返回医师端修改。对于西医神经内科处方，诊断为"卒中"开具苏合香丸，亦为临床诊断书写不全，但可根据医疗机构实际情况，视为合理或不合理。对于西医呼吸科处方，诊断为"卒中"开具清开灵注射液，应视为临床诊断书写不全和开具非本专业中成药，建议视为不合理。同时，加强"西学中"培训，鼓励书写中医病证诊断。

三、药品遴选审核要点

1. 药品遴选审核要点一：儿童、老年人和妊娠哺乳期妇女

儿童、老年人和妊娠哺乳期妇女的用药审核应遵循药品说明书要求，说

明书明确标注"禁用""忌用"的,均应视为药品遴选不适宜。建议选择同功效亚类的其他药品。例如,脉络宁注射液说明书标注"孕妇禁用",故为孕妇开具脉络宁注射液,应视为药品遴选不适宜,建议返回医师端,可选择同类其他药品。

说明书标注"慎用"的,可根据医师执业类别、临床经验丰富程度以及患者的具体情况,分类审核。具有慎用人群用药经验的中医类别医师,为实际用药风险较低的慎用人群患者(例如,12 岁以上体格发育正常的儿童、肝肾功能正常且无恶性基础疾病的老年人、非孕早期且各项健康指征良好的孕妇)开具此类药品时,可视为合理;其余情形,建议视为不合理。

说明书未明确要求的,或者仅标注"在医师指导下使用"的,可以参考表 6-2 进行审核。其中,中风治疗类中成药涉及的妊娠禁忌药包括:《中国药典》标识的禁用中药(朱砂、雄黄、麝香、水蛭)、慎用中药(红花、牛黄、冰片、三七、牛膝、乳香、附子、赭石)、传统活血行气中药(丹参、香附)等。

儿童应首选儿童专用中成药,无适用的儿童专用中成药时,也可选择非儿童专用中成药,但应注意是否含有儿童禁用或慎用的成分。中风急性期治疗中成药的特殊人群选药见表6-2。

表 6-2　中风急性期治疗中成药的特殊人群选药

中成药名称	儿童 (3~18 岁)	老年人 (60 岁及以上)	孕妇	哺乳期妇女	其他
丹红注射液	建议慎用,有 4~13 岁患儿用药经验	建议可用,有 63~88 岁患者用药经验	说明书禁用	说明书禁用	有出血倾向者、月经期妇女禁用
生脉注射液	建议慎用,新生儿、婴幼儿禁用	建议慎用,有 65~85 岁患者用药经验	说明书禁用	建议慎用	年老体弱者、高血压患者、心肺严重疾患者、肝肾功能异常者等特殊人群和初次使用本品者慎用
安宫牛黄丸	建议可用,小儿酌减	建议可用,有 60~90 岁患者用药经验	说明书慎用	建议可用	肝肾功能不全者慎用
安脑丸	建议可用,小儿酌减	建议可用,有 60~81 岁患者用药经验	说明书禁用	建议可用	肝肾功能不全者慎用

续表

中成药名称	儿童 （3~18 岁）	老年人 （60 岁及以上）	孕妇	哺乳期妇女	其他
灯盏细辛 注射液	建议慎用， 新生儿、婴 幼儿禁用	建议慎用，有 61~78 岁患 者用药经验	说明书禁用	建议慎用	脑出血急性期患 者、活动性出血 患者（消化道、脑 出血）、月经期妇 女禁用；肝肾功 能异常者、凝血 机制或血小板功 能障碍者慎用
血塞通 注射液	说明书禁用	说明书慎用， 有 62~77 岁患 者用药经验	说明书慎用	建议慎用	对人参和三七 过敏者、出血性 疾病急性期者禁 用；有出血倾向 者、月经期妇女、 过敏体质者、肝 肾功能异常者、 初次使用中药注 射剂者慎用
谷红注射液	建议慎用	建议可用，有 60~86 岁患 者用药经验	专家共识提 出禁用	专家共识 提出禁用	有出血倾向患者 慎用
苏合香丸	建议可用， 新生儿慎 用，小儿酌 减	建议可用，有 60~80 岁患 者用药经验	说明书禁用	建议可用	建议未经良好控 制的严重慢性疾 病患者在医师指 导下服用
脉络宁 注射液	建议慎用， 有 11 个月~ 13 岁患儿 用药经验	建议慎用，有 60~81 岁患 者用药经验	说明书禁用	建议慎用	有过敏史者或过 敏体质者禁用； 建议未经良好控 制的严重慢性疾 病患者在医师指 导下服用
参附注射液	建议慎用， 说明书新 生儿、婴幼 儿禁用	建议可用	说明书慎 用，文献有 在剖宫产手 术中应用的 经验	建议慎用	年老体弱者、心肺 严重疾患者用药 要加强临床监护

续表

中成药名称	儿童 （3~18岁）	老年人 （60岁及以上）	孕妇	哺乳期妇女	其他
参麦注射液	说明书慎用，新生儿、婴幼儿禁用	说明书慎用	说明书禁用	建议禁用	心脏严重疾患者、肝肾功能异常患者等特殊人群以及初次使用本品的患者慎用
注射用血栓通	说明书禁用	建议可用，有60~75岁患者用药经验	说明书慎用	建议可用	出血性疾病急性期禁用；有出血倾向者、月经期妇女、过敏体质者、肝肾功能异常者、初次使用者慎用
清开灵注射液	建议慎用，说明书新生儿、婴幼儿禁用	建议可用，80岁以上慎用	说明书禁用	建议慎用	虚寒体质者、使用洋地黄治疗者、严重心脏疾患者、肝肾功能异常者等特殊人群以及初次使用中药注射剂的患者应慎用并加强监测
疏血通注射液	建议可用，有文献使用案例报道	说明书慎用，有60~83岁患者用药经验	说明书禁用	建议慎用	无瘀血证者、有出血倾向者禁用；肝肾功能异常者和初次使用者慎用
舒血宁注射液	说明书不建议使用，新生儿、婴幼儿禁用	说明书慎用，有64~85岁患者用药经验	说明书不建议使用	说明书慎用	过敏体质者、心力衰竭者、严重心脏疾患者、肝肾功能异常患者、凝血功能障碍者或血小板功能障碍者、有出血倾向者、初次使用中药注射剂的患者、乙醇过敏者慎用

续表

中成药名称	儿童 （3~18岁）	老年人 （60岁及以上）	孕妇	哺乳期妇女	其他
醒脑静注射液	说明书不建议使用	说明书慎用	说明书禁用	说明书慎用	过敏体质者、运动员、肝肾功能异常患者、初次使用中药注射剂的患者慎用

注：建议可用的中成药也应在中医师指导下使用，并严格管控用法用量及疗程。

2. 药品遴选审核要点二：肝肾功能不全患者

肝肾功能不全患者的用药审核应遵循药品说明书要求，说明书标注"禁用""忌用"的，均视为药品遴选不适宜。

说明书标注"肝肾功能不全者慎用"，可根据医师执业类别、临床经验丰富程度以及患者的具体情况，分类管理。例如，具有慎用人群用药经验的中医类别医师，为轻、中度肝肾功能异常的患者开具此类药品时，可视为合理；其余情形，建议视为不合理。

说明书未明确要求的，或者仅标注"在医师指导下使用"的，可通过组方成分做初步评估。即：

● 对于组方成分中含有潜在肝肾损害风险的朱砂、雄黄等中风治疗中成药（安宫牛黄丸、安脑丸、苏合香丸等），如果处方诊断含有"肝功能不全""肾功能不全"及其等价诊断，应加强使用时的药学监护，亦可选择同功效亚类的其他药品。

● 根据文献报道，脉络宁注射液有2例发展为急性肾衰竭的个案报道，其中1例过敏性休克致急性肾衰竭致死；舒血宁注射液有引起肝肾损害的个案报道，考虑与患者个体差异及注射液溶媒选择有关，一般关注并加强药学监护即可。

3. 药品遴选审核要点三：出血性疾病、心脏病等特殊疾病患者

特殊疾病（例如出血性疾病、心脏病等）患者的用药审核应遵循药品说明书要求，说明书标注"禁用""忌用"的，均可视为药品遴选不适宜。

说明书标注"慎用"的，可根据医师执业类别、临床经验丰富程度以及患者慢性疾病管理的水平，分类管理。具有慎用人群用药经验的中医类别医师，为慢性疾病管理良好的患者开具此类药品时，可视为合理；其余情形，建议视为不合理。

说明书未明确要求的，或者仅标注"在医师指导下使用"的，建议视为合理。

四、联合用药审核要点

1. 联合用药审核要点一：重复用药

● 治疗同一证型的中风急性期，且含有 3 个以上相同成分或含有相同成分的占比超过 30% 的两个中成药足量联用时，可视为重复用药。例如，安宫牛黄丸与安脑丸均含有牛黄、水牛角浓缩粉、珍珠、朱砂、雄黄、黄连、黄芩、栀子、郁金和冰片，相同成分占比分别为 10/11（安宫牛黄丸）和 10/15（安脑丸），且均含有朱砂、雄黄等毒性成分，故二者的足量联用属于重复用药。又如，丹红注射液与谷红注射液成分均含有红花，相同成分占比分别为 1/2（丹红注射液）和 1/2（谷红注射液），且均以活血化瘀为主导，故二者的足量联用属于重复用药。

● 含有完全相同成分，足量联用时，可视为重复用药。例如，血塞通注射液与注射用血栓通成分均为三七总皂苷，且均以活血祛瘀，通脉活络为主，故足量使用属于重复用药。

● 一种中成药完全包含另一种中成药成分足量联用时，可视为重复用药。例如，参麦注射液含有红参和麦冬，而生脉注射液的组方为红参、麦冬和五味子，生脉注射液的组方完全包含参麦注射液，故二者的足量联用属于重复用药。

● 含相同毒性成分中成药联用时，可视为重复用药。例如：安宫牛黄丸与安脑丸（均含有朱砂、雄黄），安宫牛黄丸、安脑丸与苏合香丸（均含有朱砂）。

2. 联合用药审核要点二：药性冲突

● 药性纯粹的清热醒神药与药性纯粹的芳香开窍药足量联用时，可视为药性冲突。例如，安宫牛黄丸以清热解毒，镇惊开窍为主，全方由寒凉性药物组成，仅含有一味麝香温性中药，故其为药性纯粹的清热醒神药；苏合香丸以芳香开窍，行气止痛为主，全方由温热性中药组成，仅含有朱砂、冰片、水牛角浓缩粉三味寒凉性中药，故其为药性纯粹的芳香开窍药。二者的足量联用属于药性冲突。

● 治疗中风的药物（除扶正固脱药外）与具有滋补功效的滋补药（由熟地黄、阿胶、女贞子等滋补中药组成）和药性温热的温补药（由红参、鹿茸、淫羊藿等温补中药组成）联合使用时，可视为药性冲突。

3. 联合用药审核要点三：配伍禁忌

● 中风治疗类中成药与其他疾病治疗中成药的联用，存在违反十八反、十九畏配伍的，可不视为配伍禁忌，但应提醒临床医师加强监测。例如：含有附子的中风治疗类中成药（参附注射液）与含有半夏、瓜蒌（天花粉）、贝母、白蔹、白及等中药联用时，含有人参的中风治疗类中成药（生脉注射液、参附注射液、参麦注射液）与含有藜芦、五灵脂、莱菔子等中药联用时，可不视为配伍禁忌，加强随访监测即可。

● 中风治疗类中成药的联用、中风治疗类中成药与其他疾病治疗中成药的联用，存在两个及两个以上毒性饮片联用时，视毒性饮片具体品种、用法用量和患者体质病情而定。例如：安宫牛黄丸含有朱砂，疏血通注射液含有水蛭，两药短期联用（不超过 7 天），可不视为配伍禁忌，但应加强监测。

4. 联合用药审核要点四：中西药不当联用

● 应减少中药注射剂与西药注射剂的联合用药品种数，严禁混合输注，连续使用必须冲管，存在混合输注的处方，应视为不合理。例如，参麦注射液说明书明确标识，该药应单独使用，禁忌与其他药品混合配伍使用。如确需要联合使用其他药品时，应谨慎考虑与本品的间隔时间以及药物相互作用等问题，保持一定的给药间隔时间。应以适量稀释液对输液管道进行冲洗，避免参麦注射液与其他药液在管道内混合的风险。

● 中药注射剂与西药的联合使用，应严格遵循药品说明书的要求。例如，灯盏细辛注射液说明书明确标识禁止与喹诺酮类、西汀类（氟西汀、帕罗西汀等）、替丁类（西咪替丁、法莫替丁等）、脑蛋白水解物、维生素 C 等药物，含镁、锌、铝等的药物混合使用。

● 水蛭、丹参、红花等的活血化瘀类中药注射剂与西药抗血小板药和抗凝血药等影响凝血功能的药物联合使用时，应加强监测。例如，血栓通注射液与华法林联用时，应加强药学监测。

● 辅料含有乙醇的中风治疗类中成药（例如舒血宁注射液）与头孢类抗生素应视为配伍禁忌，与中枢抑制药、具有扩张血管作用的药物、降血糖药等易与乙醇发生相互作用的西药联合使用时，应加强药学监护。

● 生脉注射液有升压反应，故与西药抗高血压药联合使用时，应密切监测，但可不视为配伍禁忌。

五、用法用量审核要点

1. 用法用量审核要点一：中药注射剂

中药注射剂的用法用量审核，应该严格遵循说明书用法用量要求，无论是单次剂量、给药频次还是每日总量，均不应该超过说明书要求。例如，为瘀血阻滞的中风患者开具灯盏细辛注射液【注射液，10ml/ 支】，一次 40ml，一日 2 次，用 0.9% 氯化钠注射液稀释后静脉滴注（说明书为一次 20~40ml，一日 1~2 次，用 0.9% 氯化钠注射液 250~500ml 稀释后缓慢滴注），用法用量在说明书范围内，可视为合理处方。

对于中药注射液应按照药品说明书规定选择适宜的溶媒，未按要求使用溶媒，可视为用法不适宜。但对于特殊人群使用时，可根据实际情况认定。

例如：舒血宁注射液【注射液，10ml/支】说明书推荐应用 5% 的葡萄糖注射液 250ml 或 500ml 稀释后使用，处方使用氯化钠注射液稀释使用，应判定为用法用量不适宜。

中药注射液应按照说明书规定的给药途径和给药方式给药，未按要求使用，可视为用法不适宜。例如：参麦注射液、舒血宁注射液禁止使用静脉推注的方法给药，用法开具"静脉推注"应判定为用法用量不适宜。

2. **用法用量审核要点二：儿童与老年人用药**

根据《中成药临床应用指导原则》，老年人用药，一般为常用量。儿童用药，应根据年龄进行减量。具体方法为："一般情况 3 岁以内服 1/4 成人量，3~5 岁的可服 1/3 成人量，5~10 岁的可服 1/2 成人量，10 岁以上与成人量相差不大即可。"根据《中药注射剂临床合理使用技术规范》对老年人、儿童、肝肾功能异常患者等特殊人群和初次使用中药注射剂的患者，应慎重使用，调整用法用量并加强药学监护。

六、用药疗程审核要点

药品说明书有明确疗程要求的，以说明书要求为标准进行疗程审核。例如：注射用血栓通说明书要求"连续给药不得超过 15 天，停药 1~3 天后可进行第二疗程"，所以，开具注射用血栓通 20 天的处方，可视为用药疗程不适宜。又如，血塞通注射液说明书提示"15 天为 1 个疗程"，所以，开具血塞通注射液 7 天的处方，可视为用药疗程适宜。

药品说明书没有明确疗程要求的，可参考中风急性期病程和疗效评价时间点进行审核。中风急性期一般指发病 2 周以内，神志不清者可延长至发病 4 周，超出上述时长即可视为用药疗程不适宜。例如，安宫牛黄丸说明书未提示明确疗程，根据文献报道，治疗缺血性中风急性期以 14 天为疗效评价时间点，故开具安宫牛黄丸 30 天的处方，可视为用药疗程不适宜。又如，清开灵注射液说明书未提示明确疗程，根据文献报道，治疗急性缺血性中风以 4 周为疗效评价时间点，故开具清开灵注射液 7 天的处方，可视为用药疗程适宜。

（庄　伟　杨寿圆　卫　敏）

参 考 文 献

[1] 北京市卫生和计划生育委员会基层医疗机构处方点评工作组，北京中医药学会临床药学专业委员会青年委员组，北京中医药大学中药药物警戒与合理用药研究中心 . 北京地区基层医疗机构中成药处方点评共识报告（2018 版）[J]. 中国医院药学杂志，2018，38（18）：1877-1887.

[2] 罗玉敏,闵连秋,林晓兰.合理使用治疗神经系统病的中药注射液[M].北京:中国医药科技出版社,2017.

[3] 国家药典委员会.中华人民共和国药典临床用药须知:2010年版.中药成方制剂卷[M].北京:中国医药科技出版社,2011.

[4] 中国医师协会中西医结合医师分会《谷红注射液临床应用中国专家共识》编写组.谷红注射液临床应用中国专家共识[J].中西医结合心脑血管病杂志,2020,18(11):1665-1670.

[5] 刘宏斌,陈丽莉,孙兴元,等.脉络宁注射液治疗不同中医证型急性缺血性脑血管病[J].中国实验方剂学杂志,2013,19(14):298-300.

[6] 欧亚娟,刘雪琴,李霞.新生儿苏合香丸中毒6例[J].儿科药学杂志,2005,11(5):60.

[7] 侯晓君,谢文煌.复方麝香联合疏血通注射液治疗儿童重症病毒性脑炎临床分析[J].中国现代药物应用,2008,2(15):29-31.

[8] 乔丽潘,岳华.脉络宁过敏致急性肾衰2例[J].新疆中医药,1997(3):40.

[9] 邢桂英,李昌煜,杨元宵.脉络宁注射液致162例不良反应分析[J].中国中药杂志,2008,33(11):1322-1326.

[10] 朱建新,马丽萍,赵继红,等.舒血宁注射液致过敏性休克和肝肾功能损伤[J].药物不良反应杂志,2016,18(1):74-75.

[11] 姜莉鸣.洋地黄类药物与中药不合理联用分析[J].时珍国医国药,2006,17(1):129.

[12] 孙保忠.含乙醇的中成药与西药不合理联用浅析[J].陕西中医,1991(1):40-41.

[13] 游龙,王耕.影响血糖升降的65种中药[J].中国中医药信息杂志,2000,7(5):32-33.

[14] 于芝颖,李玉珍.舒血宁注射液与临床常用输液的配伍稳定性[J].中国药学杂志,2012,47(6):467-470.

[15] 侯敏,王显凤,陈剑鸿.安宫牛黄丸辅助治疗缺血性中风急性期疗效的Meta分析[J].中国药房,2016,27(36):5104-5107.

[16] 张晓朦,吴嘉瑞,张冰.清开灵注射液治疗急性缺血性中风的系统评价[J].中国实验方剂学杂志,2014,20(8):226-231.

第三节 中风恢复期(脑血管病恢复期)

中风,西医名为卒中,是常见的脑血管病,目前已成为世界上第二大致死疾病,其中以缺血性脑中风发病占主导地位。中风恢复期一般为脑梗死(又称"缺血性卒中")发病2周后或脑出血发病1个月后,后遗症期为发病半年后,遗留意识、语言、肢体运动功能、感觉功能等诸项神经功能缺损症状。恢复期及后遗症期多为虚实夹杂,邪实未清,而正气已虚,治疗上应扶正祛邪,常用育阴息风、益气活血等法。

现代医学脑血管病、卒中等病的恢复期，属于中医中风恢复期范畴，按照中医中风恢复期辨证论治。

一、适用范围

中医诊断为中风，西医诊断为脑血管病、卒中的治疗处方。

涉及的具体中成药品种包括但不限于（按笔画排序）：人参再造丸、牛黄清心丸（局方）、丹膝颗粒、心脑清软胶囊、心脑舒通胶囊、华佗再造丸、血栓心脉宁胶囊、血塞通片、安脑丸、软脉灵口服液、珍龙醒脑胶囊、复方地龙胶囊、脉血康胶囊、脑心通胶囊、脑血康胶囊、脑脉泰胶囊、消栓颗粒、通塞脉片、培元通脑胶囊、银杏叶片，以及相同通用名、相同给药途径的其他剂型。

二、适应证审核要点

1. 适应证审核要点一：诊断书写

此类中成药处方应包括提示中风的中医／西医诊断以及提示中风证型的中医诊断。缺少其中之一，即可视为临床诊断书写不全。

其中，提示中风的中医诊断为"中风病""缺血性中风""出血性中风""口僻""风痱"及其等价诊断，提示中风的西医诊断为"脑血管病""卒中""脑梗死"及其等价诊断，提示中风证型的中医诊断分为以下3类：

- 气虚血瘀证："气虚血滞证""气虚血涩证""气虚血凝证"及其等价诊断。
- 肝肾亏虚证："肝肾两亏证""肝肾亏损证""肝肾两虚证"及其等价诊断。
- 痰瘀阻络证："痰瘀滞络证""痰瘀互结证"及其等价诊断。

2. 适应证审核要点二：诊断与用药相符

即，提示中风证型的中医诊断应与中风治疗类中成药的功效相匹配，包括：

- 以益气活血为主的药：说明书标注"益气活血""化瘀通络""补气活血通络"等功效的益气活血药（血栓心脉宁胶囊、复方地龙胶囊、脑心通胶囊、脑脉泰胶囊、消栓颗粒、通塞脉片等），处方应书写气虚血瘀证相关诊断，否则应视为适应证不适宜。例如，诊断为"痰瘀阻络证"而开具血栓心脉宁胶囊的处方，应视为适应证不适宜。
- 以补益肝肾为主的药：说明书标注"益肾填精""养阴平肝"等功效的补益肝肾药（丹膝颗粒、软脉灵口服液、培元通脑胶囊等），处方应书写肝肾亏虚相关诊断，否则应视为适应证不适宜。例如，诊断为"气血亏虚"而开具丹膝颗粒的处方，应视为适应证不适宜。
- 以化痰通络为主的药：说明书标注"祛湿通络""祛痰通脉"等功效的化痰通络药（华佗再造丸、大活络丸等），处方应书写痰瘀阻络证相关诊断，否则应视为适应证不适宜。例如,诊断为"肝肾不足"而开具大活络丸的处方,应视为适应证不适宜。

3. 适应证审核要点三:分类管理

处方既未书写中风恢复期相关中医诊断又未书写中风恢复期相关西医诊断者,应视为适应证不适宜或无适应证用药。建议审核不通过,返回医师端修改。例如,诊断为"骨折"开具培元通脑胶囊,应视为无适应证用药,返回医师端修改。

处方只书写中风恢复期相关中医诊断、未书写中风恢复期相关西医诊断者,视为合理。例如,诊断为"痰瘀互结证"开具华佗再造丸,应视为合理处方。

处方只书写中风恢复期相关西医诊断、未书写中风恢复期相关中医诊断者,应视为临床诊断书写不全或适应证不适宜。可视不同科室、不同医疗机构的具体要求决定是否返回医师端。不返回医师端的处方,应作为不合理处方进入处方点评流程。例如,对于中医科处方,诊断为"中风"开具丹溪颗粒,可视为临床诊断书写不全,返回医师端修改。对于西医师处方,诊断为"脑梗死"开具培元通脑胶囊,亦为临床诊断书写不全,但可根据医疗机构具体情况,视为合理或不合理。但是,个别中成药说明书明确标注某些证型慎用的,单独书写西医病名诊断应视为不合理。例如,通塞脉片说明书标注"血栓性脉管炎属于阴寒证者慎用",故西医全科医师为诊断为"血栓性脉管炎"的患者开具通塞脉片,应视为适应证不适宜。同时,加强"西学中"培训,鼓励书写中医病证诊断。

三、药品遴选审核要点

1. 药品遴选审核要点一:儿童、老年人和妊娠哺乳期妇女

儿童、老年人和妊娠哺乳期妇女的用药审核应遵循药品说明书要求,说明书明确标注"禁用""忌用",均应视为药品遴选不适宜,建议选择同功效亚类的其他药品。例如,大活络丸说明书标注"孕妇禁用",故为孕妇开具大活络丸,应视为药品遴选不适宜,建议返回医师端,可选择同类药品。

说明书标注"慎用"的,可根据医师执业类别、临床经验丰富程度以及患者的具体情况,分类审核。具有慎用人群用药经验的中医类别医师,为实际用药风险较低的慎用人群患者(例如,12 岁以上体格发育正常的儿童、肝肾功能正常且无恶性基础疾病的老年人)开具此类药品时,可视为合理;其余情形,建议视为不合理。

说明书未明确要求的,或者仅标注"在医师指导下使用"的,可以参考表 6-3 进行审核。其中,中风治疗类中成药涉及的妊娠禁忌药包括:《中国药典》标识的禁用中药(马钱子粉、麝香、水蛭、全蝎、两头尖),慎用中药(三七、牛

黄、蟾酥、牛膝、桃仁、冰片、红花、肉桂、牡丹皮、制天南星、制草乌)、传统活血化瘀行气中药(当归、赤芍、川芎、丹参等)和其他重点关注的毒性中药(蒺藜、吴茱萸、绵马贯众、蕲蛇)等。中风恢复期治疗中成药的特殊人群选药见表6-3。

表6-3　中风恢复期治疗中成药的特殊人群选药

中成药名称	儿童 (3~18岁)	老年人 (60岁及以上)	孕妇	哺乳期妇女	其他
大活络丸	建议慎用,6岁以内患儿禁用	建议可用	说明书禁用	建议慎用	对本品及所含成分过敏者禁用;运动员慎用;建议未经良好控制的严重慢性疾病患者在医师指导下服用
丹膝颗粒	建议可用	建议可用	建议慎用	建议可用	建议未经良好控制的严重慢性疾病患者在医师指导下服用
心脑舒通胶囊	建议可用,6岁以内患儿慎用	建议可用,有65~84岁患者用药经验	说明书慎用	建议慎用	颅内出血后尚未完全止血者忌用,有出血史或血液低黏症患者慎用
华佗再造丸	建议可用,6岁以内患儿慎用	建议可用	说明书禁用	建议慎用	运动员慎用;建议未经良好控制的严重慢性疾病患者在医师指导下服用
血塞通片	建议可用,6岁以内患儿慎用	建议可用,有60~80岁患者用药经验	说明书慎用	建议可用	过敏体质者慎用;建议未经良好控制的严重慢性疾病患者在医师指导下服用
血栓心脉宁胶囊	建议慎用,6岁以内患儿慎用	建议可用	说明书忌服	建议慎用	运动员慎用;建议未经良好控制的严重慢性疾病患者在医师指导下服用

续表

中成药名称	儿童 （3~18岁）	老年人 （60岁及以上）	孕妇	哺乳期妇女	其他
软脉灵 口服液	建议可用	建议可用	建议慎用	建议可用	建议未经良好控制的严重慢性疾病患者在医师指导下服用
脉血康胶囊	建议可用，6岁以内患儿慎用	建议可用，有62~82岁患者用药经验	说明书禁用	建议慎用	建议未经良好控制的严重慢性疾病患者在医师指导下服用
复方地龙 胶囊	建议可用	建议可用	建议慎用	建议可用	不宜用于痰热证、火郁证、瘀热证等有热象者
脑血康胶囊	建议可用	建议可用	说明书禁用	建议慎用	出血者禁用；建议未经良好控制的严重慢性疾病患者在医师指导下服用
脑心通胶囊	建议可用，6岁以内患儿慎用	建议可用，有60~80岁患者用药经验	说明书禁用	建议慎用	有出血倾向者，行经期妇女，使用抗凝血药、抗血小板药者，脾胃虚弱者及过敏体质者慎用
脑脉泰胶囊	建议可用，6岁以内患儿慎用	建议可用，有61~80岁患者用药经验	说明书慎用	建议可用	夹有感冒发热、目赤、咽痛等火热症者慎用
消栓颗粒	建议可用，有新生儿用药的经验	建议可用，有60~75岁患者用药经验	说明书禁用	建议可用	凡阴虚阳亢，风火上扰，痰浊蒙蔽者禁用
通塞脉片	建议可用	建议可用，有60~83岁患者用药经验	建议慎用	建议可用	血栓性脉管炎属于阴寒证者慎用
培元通脑 胶囊	建议可用，6岁以内患儿慎用	建议可用，有60~80岁患者用药经验	说明书禁用	说明书慎用	建议未经良好控制的严重慢性疾病患者在医师指导下服用

中成药名称	儿童 （3~18岁）	老年人 （60岁及以上）	孕妇	哺乳期妇女	其他
银杏叶片	建议可用，有6~14岁患儿用药经验	建议可用，有61~82岁患者用药经验	说明书慎用	建议可用	心力衰竭者慎用
珍龙醒脑胶囊	建议慎用	建议可用	孕妇禁用	建议慎用	运动员慎用
心脑清软胶囊	建议可用	建议可用	孕妇忌服	建议可用	个别患者饭前服药可出现恶心、口干等症
牛黄清心丸（局方）	建议慎用	建议可用	说明书慎用	建议慎用	运动员慎用；本品含雄黄

注：建议可用的中成药也应在中医师指导下使用，并严格管控用法用量和疗程。

2. 药品遴选审核要点二：肝肾功能不全患者

肝肾功能不全患者的用药审核应遵循药品说明书要求，说明书标注"禁用""忌用"的，均视为药品遴选不适宜。

说明书标注"肝肾功能不全者慎用"，可根据医师执业类别、临床经验丰富程度以及患者的具体情况，分类管理。具有慎用人群用药经验的中医类别医师，为轻、中度肝肾功能异常的患者开具此类药品时，可视为合理；其余情形，建议视为不合理。

说明书未明确要求的，或者仅标注"在医师指导下使用"的，可通过组方成分或说明书注意事项做初步评估。即：

● 中风治疗类中成药含有何首乌、朱砂、雄黄等潜在的肝肾损害成分，对此应加强使用时的药学监护。例如，脑脉泰胶囊、培元通脑胶囊、软脉灵口服液、大活络丸等均含有制何首乌，如果处方诊断含有"肾病""肾功能不全""肝功能不全"及其等价诊断，应加强药学监护，亦可选择同功效亚类的其他药品。再如，牛黄清心丸（局方），含有雄黄、朱砂，如果处方诊断含有"肾病""肾功能不全""肝功能不全"及其等价诊断，应加强药学监护，亦可选择同功效亚类的其他药品。

● 根据丹膝颗粒说明书，注意事项标注"个别患者服药后出现肝功能指标谷丙转氨酶升高，但临床判断与药物无关和可能无关"，对此一般关注并加强药学监护即可。

3. 药品遴选审核要点三：出血性疾病、心脏病、风火上扰等特殊疾病患者

特殊疾病（例如出血性疾病、心脏病等）患者的用药审核应遵循药品说明书要求,说明书标注"禁用""忌用"的,均可视为药品遴选不适宜。

例如,消栓颗粒说明书明确标识"凡阴虚阳亢,风火上扰,痰浊蒙蔽者"禁用,故为诊断中包含以上禁忌证的诊断者开具消栓颗粒的处方,视为药品遴选不适宜。

说明书标注"慎用"的,可根据医师执业类别、临床经验丰富程度以及患者慢性疾病管理的水平,分类管理。具有慎用人群用药经验的中医类别医师,为慢性疾病管理良好的患者开具此类药品时,可视为合理;其余情形,建议视为不合理。

例如,脑脉泰胶囊说明书明确标识"感冒发热、目赤、咽痛等火热证"慎用,故中医神经内科医师为诊断中同时含"咽痛热毒蕴结证"的中风患者,开具脑脉泰胶囊,可不视为药品遴选不适宜。

说明书未明确要求的,或者仅标注"在医师指导下使用"的,建议视为合理。

4. 药品遴选审核要点四: 中西药复方制剂

含有化学药物成分的中西药复方制剂,应严格遵循其中化学药物成分的禁忌证进行药品遴选。

例如,心脑清软胶囊含维生素 E,维生素 E 与美托洛尔、索他洛尔等肾上腺素受体拮抗剂联用可能导致直立性低血压,故使用此类药物的患者也慎用心脑清软胶囊。

四、联合用药审核要点

1. 联合用药审核要点一: 重复用药

● 治疗同一证型的中风,且含有 3 个以上相同成分或含有相同成分的占比超过 30% 的两个中成药足量联用时,可视为重复用药。例如,复方地龙胶囊与消栓颗粒均含有地龙、川芎及黄芪,相同成分占比分别为 3/4(复方地龙胶囊)和 3/7(消栓颗粒),且黄芪为二药的君药,故二者的足量联用属于重复用药。又如,血栓心脉宁胶囊与脑心通胶囊均含有川芎、丹参及水蛭,相同成分占比分别为 3/10(血栓心脉宁胶囊)和 3/16(脑心通胶囊),且均含有水蛭毒性成分,故二者的足量联用属于重复用药。

● 含有完全相同成分,足量联用时,可视为重复用药。例如,脉血康胶囊与脑血康胶囊成分均为水蛭,且均以破血散瘀为主,故足量联用属于重复用药。

● 一个中成药完全包含另一种中成药成分足量联用时,可视为重复用药。例如,脑心通胶囊与消栓颗粒均含有黄芪、当归、赤芍、地龙、红花、川芎、桃仁,相同成分占比分别为 7/16(脑心通胶囊)和 7/7(消栓颗粒),故二者的足量联用属于重复用药。

● 具有相同功效，含有相同毒性饮片的两个中风治疗类中成药足量联用时，可视为重复用药。例如，血栓心脉宁胶囊、脉血康胶囊均含有水蛭，故二者的足量联用属于重复用药。

2. 联合用药审核要点二：药性冲突

● 治疗中风的补益药（由熟地黄、阿胶、女贞子等滋补中药组成）与治疗感冒的解表药联合使用时，可视为药性冲突。例如，培元通脑胶囊与连花清瘟胶囊足量联用，应视为药性冲突。

3. 联合用药审核要点三：配伍禁忌

● 中风治疗类中成药与其他疾病治疗中成药的联用，存在违反十八反、十九畏配伍的，可不视为配伍禁忌，但应提醒临床医师加强监测。例如：含有人参的中风治疗类中成药（血栓心脉宁胶囊、脑脉泰胶囊、软脉灵口服液等）与含有藜芦、五灵脂、莱菔子等中成药联用时，含有党参（通塞脉片）、丹参（脑心通胶囊、脑脉泰胶囊、丹膝颗粒）的中成药与含有藜芦的中成药联用时，含有乌头（大活络丸）中成药与含有半夏、瓜蒌（天花粉）、贝母、白蔹、白及等中成药联用时，可不视为配伍禁忌，加强随访监测即可。

● 中风治疗类中成药的联用、中风治疗类中成药与其他疾病治疗中成药的联用，存在两个及两个以上毒性饮片联用时，视毒性饮片具体品种、用法用量和患者体质病情而定。例如：培元通脑胶囊、脑心通胶囊及大活络丸中均含有全蝎，足量联用应判定为联合用药不适宜。含有不同毒性饮片的两个中风治疗类中成药联用时，可根据药物组成进行判断。例如：华佗再造丸含有马钱子粉，血栓心脉宁胶囊中含有毒性成分水蛭、蟾酥，两药短期（不超过7天）联用，可不视为配伍禁忌，但应加强监测。

4. 联合用药审核要点四：中西药不当联用

● 含有维生素 E、维生素 B_6 等化学药成分的中西药复方制剂，与含有相同药理作用成分的西药联合使用时，应视为重复用药。例如，心脑清软胶囊含有维生素 E 和维生素 B_6，故心脑清软胶囊与维生素 E 或维生素 B_6 足量联用时，应视为重复用药，返回医师端修改。

● 含有蟾酥的中成药与地高辛联合使用时，应加强药学监测。例如，血栓心脉宁胶囊中含有蟾酥，蟾酥药理活性成分为蟾蜍甾烯类物质，具有强心苷样作用，即在小剂量时具有强心作用，大剂量时却有明显的心脏毒性，在和地高辛合用时对地高辛的代谢水平有一定的影响，应加强监测。

● 含有麻黄的中风治疗类中成药与影响血压的西药联合使用时，可不视为配伍禁忌，但应加强药学监测，未经良好控制的恶性高血压患者，不宜使用含麻黄的中成药。例如，大活络丸与氨氯地平片足量联用时，应加强监测。

● 含有银杏叶提取物、水蛭、红花、丹参等的中成药与影响凝血功能的西药联用时,应加强药学监测。例如,银杏叶片与硫酸氢氯吡格雷足量联用时,应加强监测。

● 辅料含有蔗糖的中成药,含有甘草、大枣等具有潜在影响血糖作用的中成药与西药降血糖药联合使用时,应密切监测,但可不视为配伍禁忌。例如,通塞脉片含有甘草,虽然说明书明确标识"糖尿病患者应用时应注意监测血糖的变化情况",但同时开具通塞脉片与格列美脲的处方,可不视为配伍禁忌,应加强随访监测。

五、用法用量审核要点

1. 用法用量审核要点一:日总量控制

依据药品说明书,以每日最大量为基本审核单元,不超过每日最大量的处方,即视为合理处方。例如,为脑梗死患者开具脑心通胶囊【胶囊剂,0.4g/粒】,一次3粒,一日2次(说明书为一次2~4粒,一日3次),不超过说明书每日最大量,应视为合理处方。

2. 用法用量审核要点二:超说明书剂量用药

在规定的疗程范围内,对于不含有毒性饮片(例如附子、蟾酥、水蛭)的中风治疗类中成药,为一般成人(非特殊人群)开具说明书日最大量150%的用量,可不视为用法用量不适宜。例如,为脑梗死后遗症患者开具血塞通胶囊【胶囊剂,50mg/粒】,一次3粒,一日3次(说明书为一次2粒,一日3次),用药时长为1个月,日总用量为说明书日最大量的150%,但由于血塞通胶囊的成分为三七总皂苷,且疗程可控,故可不认定为用法用量不适宜。

含有毒性饮片(例如附子、蟾酥、水蛭)的中风治疗类中成药,或者特殊人群用药,或者疗程不确定或超长时间用药,如果存在超说明书剂量用药的情形时,则可根据药品特点和患者病情特点,分类界定和管理。对于超长时间连续用药的处方,建议视为不合理。例如,为75岁脑血管病患者开具牛黄清心丸(局方)【大蜜丸,3g/丸】,用药时长为1个月,一次1丸,一日2次(说明书为一次1丸,一日1次),由于牛黄清心丸(局方)含有毒性饮片雄黄和朱砂,且患者为老年人,故可认定为用法用量不适宜。

3. 用法用量审核要点三:儿童与老年人用药

根据《中成药临床应用指导原则》,老年人用药,一般为常用量。儿童用药,应根据年龄进行减量。具体方法为:"一般情况3岁以内服1/4成人量,3~5岁的可服1/3成人量,5~10岁的可服1/2成人量,10岁以上与成人量相差不大即可。"例如，为 70 岁以上的脑梗死后遗症老年患者开具培元通脑胶囊【胶囊剂，0.6g/ 粒】，一次 2 粒，一日 3 次（说明书为一次 3 粒，一日 3 次），应视为合理处方。

六、用药疗程审核要点

<u>药品说明书有明确疗程要求的，以说明书要求为标准进行疗程审核。</u>例如，华佗再造丸说明书提示"连服 10 天，停药 1 天，30 天为 1 个疗程，可连服 3 个疗程"，所以，开具华佗再造丸 28 天的处方，可视为用药疗程适宜。又如：脑安片说明书明确标识"4 周为 1 个疗程"，且该药成分含有冰片，长期服用易耗气伤阴，故开具脑安片 8 周的长处方，可视为用药疗程不适宜。

<u>药品说明书没有明确疗程要求的，可参考中风恢复期病程和疗效评价时间点进行审核。</u>中风恢复期，药物一般用药时间较长，用药期间应加强药学监护。例如，脑心通胶囊说明书未提示明确疗程，根据文献报道，治疗中风（脑梗死恢复期）以 28 天为疗效评价时间点，故开具脑心通胶囊 28 天的处方，可视为用药疗程适宜。又如，培元通脑胶囊说明书未提示明确疗程，根据文献报道，治疗缺血性中风恢复期以 2 周为疗效评价时间点，故开具培元通脑胶囊 6 周的长处方，可视为用药疗程不适宜。

（庄　伟　杨寿圆　乔甲荣）

参 考 文 献

[1] 陈孝男，杨爱琳，赵亚楠，等 . 缺血性脑中风的发病机制及其常用治疗中药研究进展 [J]. 中国中药杂志，2019，44（3）：422-432.

[2] 张伯礼 . 中成药临床合理使用读本 [M]. 北京：中医古籍出版社，2011.

[3] 国家药典委员会 . 中华人民共和国药典临床用药须知：2010 年版 . 中药成方制剂卷 [M]. 北京：中国医药科技出版社，2011.

[4] 刘慧晶 . 儿童用蟾酥及含蟾酥中成药不良反应与对策 [J]. 大家健康（中旬版），2010，26（4）：39-40.

[5] 涂灿，蒋冰倩，赵艳玲，等 . 何首乌炮制前后对大鼠肝脏的损伤比较及敏感指标筛选 [J]. 中国中药杂志，2015，40（4）：654-660.

[6] 李晓丽，宋振华 . 有毒止痛中药配伍浅探 [J]. 中草药，1998，29（6）：424-425.

[7] 党晓芳，林晓兰，齐昕，等 . 有毒中药制马钱子临床使用药学监护 [J]. 北京中医药，2017，36（10）：937-939.

[8] 张冰 . 临床中药学 [M]. 北京：中国中医药出版社，2012.

[9] 李旻，李华，汪溪洁，等 . 蟾酥心脏毒性研究进展 [J]. 中国药理学与毒理学杂志，2016，

30（5）：605-610.

[10] 毕颖斐，毛静远，刘昌孝 . 中草药及其制剂对地高辛药动学影响的研究近况 [J]. 中国
中西医结合杂志，2008，28（7）：662-665.

[11] 王玉慧，罗朝莉，白杨 . 银杏叶提取物的不良反应 [J]. 药物不良反应杂志，2001，3
（3）：184-186.

[12] 曹影，吉海旺，王婷，等 . 脑心通胶囊治疗中风（脑梗死恢复期）气虚血瘀证的临床疗
效观察 [J]. 中西医结合心脑血管病杂志，2014，12（11）：1312-1315.

[13] 胡卫武，黄晓松 . 培元通脑胶囊治疗缺血性中风恢复期的临床观察 [J]. 新疆中医药，
2017，35（3）：17-20.

第四节　不寐（失眠、睡眠障碍、神经官能症）

不寐是以经常不能获得正常睡眠为主症的疾病。其病因包括饮食不节，
情志失常，劳倦，思虑过度及病后、年迈体虚等因素导致心神不安、神不守舍、
不能由动转静，因此不寐。基本病机为阳盛阴衰，阴阳失交。治疗以补虚泻
实，调整阴阳脏腑为基础，加以安神定志。

现代医学的失眠、睡眠障碍、神经官能症等病，属于中医不寐范畴，按照
中医不寐辨证论治。

一、适用范围

中医诊断为不寐，西医诊断为神经官能症、更年期综合征结合不寐、失眠
的治疗处方。

涉及的具体中成药品种包括但不限于（按笔画排序）：人参归脾丸、天王
补心丸、乌灵胶囊、心神宁片、百乐眠胶囊、朱砂安神丸、安神补心丸、安神补
脑液、安神定志丸、补肾益脑胶囊、坤宝丸、刺五加脑灵液、枣仁安神胶囊、参
芪五味子片、柏子养心丸、养血安神丸、活力苏口服液、甜梦口服液、清脑复
神液、舒肝解郁胶囊、解郁安神胶囊，以及相同通用名、相同给药途径的其他
剂型。

二、适应证审核要点

1. 适应证审核要点一：诊断书写

此类中成药处方应包括提示不寐的中医 / 西医诊断及提示不寐证型的中
医诊断。缺少其中之一，即可视为临床诊断书写不全。

其中，提示不寐的中医诊断为"不寐""不寐病""少寐""失眠"及其等价诊
断，提示不寐的西医诊断为"失眠""神经官能症""更年期综合征"及其等价诊

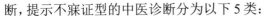

断,提示不寐证型的中医诊断分为以下5类:

● 心肝火旺证:"肝火上扰证""肝热上扰证""痰火扰神证""痰火内扰证"及其等价诊断。

● 气血两虚证:"心脾两虚证""气血不足证""心肝血虚证"及其等价诊断。

● 肾虚证:"肾气亏虚证""肾精不足证""肝肾亏虚证"及其等价诊断。

● 肝气郁结证:"气滞瘀滞证""肝郁阴虚证""肝郁气滞证""肝郁脾虚证"及其等价诊断。

● 心胆气虚证:"心虚胆怯证""胆虚证"及其等价诊断。

2. 适应证审核要点二:诊断与用药相符

即,提示不寐证型的中医诊断应与不寐治疗类中成药的功效相匹配,包括:

● 清心安神药:说明书标注"化痰""清心安神""清肝胆""清心火"等功效的中成药(清脑复神液、朱砂安神丸等),处方应书写心火上炎不寐相关诊断,否则应视为适应证不适宜。例如,诊断为"肝郁气滞证"而开具朱砂安神丸的处方,应视为适应证不适宜。

● 补益气血药:说明书标注"健脾养心""健脾宁心""养血安神""补心安神"等功效的中成药(人参归脾丸、参芪五味子片、柏子养心丸、刺五加脑灵液、心神宁片、枣仁安神胶囊、安神补心丸、养血安神颗粒等),处方应书写气血两虚不寐相关诊断,否则应视为适应证不适宜。例如,诊断为"痰火扰心"而开具人参归脾丸的处方,应视为适应证不适宜。

● 补肾安神药:说明书标注"补肾安神""养血生精""滋养肝肾"等功效的中成药(坤宝丸、甜梦口服液、天王补心丹、活力苏口服液、乌灵胶囊、补肾益脑胶囊、安神补脑液等),处方应书写肾阳虚不寐相关诊断,否则应视为适应证不适宜。例如,诊断为"肝火上扰证"而开具活力苏口服液的处方,应视为适应证不适宜。

● 疏肝理气药:说明书标注"疏肝解郁""安神定志"等功效的中成药(百乐眠胶囊、舒肝解郁胶囊、解郁安神胶囊等),处方应书写肝气郁结不寐相关诊断,否则应视为适应证不适宜。例如,诊断为"肾精不足证"而开具解郁安神胶囊的处方,应视为适应证不适宜。

● 益气镇惊药:说明书标注"温胆安神"等功效的中成药(安神定志丸等),处方应书写心胆气虚不寐相关诊断,否则应视为适应证不适宜。例如,诊断为"心脾亏虚证"而开具安神定志丸的处方,应视为适应证不适宜。

3. 适应证审核要点三:分类管理

处方既未书写不寐相关中医诊断又未书写不寐相关西医诊断者,应视为适应证不适宜或无适应证用药。建议审核不通过,返回医师端修改。例如:诊断为"高脂血症"开具百乐眠胶囊,应视为无适应证用药,返回医师端修改。

处方只书写提示不寐相关中医诊断、未书写不寐相关西医诊断者,视为合理。例如:诊断为"心脾亏虚证"开具人参归脾丸,应视为合理处方。

处方只书写不寐相关西医诊断、未书写不寐相关中医诊断者,应视为临床诊断书写不全或适应证不适宜。可视不同科室、不同医疗机构的具体要求决定是否返回医师端。不返回医师端的处方,应作为不合理处方进入处方点评流程。例如,对于中医科处方,诊断为"不寐"开具百乐眠胶囊,可视为临床诊断书写不全,返回医师端修改。对于西医全科处方,诊断为"失眠"开具心神宁片,亦为临床诊断书写不全,但可根据医疗机构具体情况,视为合理或不合理。同时,加强"西学中"培训,鼓励书写中医病证诊断。

三、药品遴选审核要点

1. 药品遴选审核要点一:儿童、老年人和妊娠哺乳期妇女

儿童、老年人和妊娠哺乳期妇女的用药审核应遵循药品说明书要求,说明书明确标注"禁用""忌用"或"慎用"的,均应视为药品遴选不适宜。建议选择同功效亚类的其他药品。例如:补肾益脑胶囊说明书标注"孕妇禁用",故为孕妇开具补肾益脑胶囊,应视为药品遴选不适宜,建议返回医师端,可选择同类药品。

说明书标注"慎用"的,可根据医师执业类别、临床经验丰富程度以及患者的具体情况,分类审核。具有慎用人群用药经验的中医类别医师,为实际用药风险较低的慎用人群患者(例如,12岁以上体格发育正常的儿童、肝肾功能正常且无恶性基础疾病的老年人、非孕早期且各项健康指征良好的孕妇)开具此类药品时,可视为合理;其余情形,建议视为不合理。例如:乌灵胶囊说明书要求"孕妇慎用",可根据开具处方的医师或视科室、医疗机构的具体要求来决定处方是否合理。

说明书未明确要求的,或者仅标注"在医师指导下使用"的,可以参考表6-4进行审核。其中,不寐治疗类中成药涉及的妊娠禁忌药包括:《中国药典》标识的禁用中药(朱砂、马钱子),慎用中药(牛膝、大黄、桃仁、红花、枳实),传统活血行气药(川芎)等。

儿童应首选儿童专用中成药,无适用的儿童专用中成药时,也可选择非儿童专用中成药,但应注意是否含有儿童禁用或慎用的成分。不寐治疗中成药的特殊人群选药见表6-4。

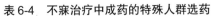

表 6-4 不寐治疗中成药的特殊人群选药

中成药名称	儿童（3~18 岁）	老年人（60 岁及以上）	孕妇	哺乳期妇女	其他
人参归脾丸	建议可用	建议可用	建议可用	建议可用	身体壮实不虚者、对本品过敏者禁用；过敏体质者慎用；高血压患者或正在接受其他药物治疗者应在医师指导下服用
参芪五味子片	建议可用，有 3~12 岁患儿用药经验	建议可用，有 60~78 岁患者用药经验	建议慎用	建议可用	感冒发热患者、对本品过敏者禁用；过敏体质者慎用；高血压、心脏病、肝病、糖尿病、肾病等慢性疾病严重者应在医师指导下服用
坤宝丸	建议慎用	建议可用	建议慎用	建议可用	肾阳虚症状明显者不宜服用
柏子养心丸	建议可用，6 岁以内患儿慎用	建议慎用，有 60~75 岁患者用药经验	建议禁用	建议慎用	建议未经良好控制的严重慢性疾病患者在医师指导下服用
刺五加脑灵液	建议可用	建议可用	建议可用	建议可用	对本品过敏者禁用；过敏体质者慎用；建议未经良好控制的严重慢性疾病患者在医师指导下服用
甜梦口服液	建议可用，6 岁以内患儿慎用	建议可用，有 60~88 岁患者用药经验	建议可用	建议可用	运动员慎用；建议未经良好控制的严重慢性疾病患者在医师指导下服用
天王补心丸	建议可用，6 岁以内患儿慎用	建议慎用，有 66~72 岁患者用药经验	建议慎用	建议慎用	建议未经良好控制的严重慢性疾病患者在医师指导下服用

续表

中成药名称	儿童 （3~18岁）	老年人 （60岁及以上）	孕妇	哺乳期妇女	其他
百乐眠胶囊	说明书慎用	说明书慎用，有60~84岁患者用药经验	说明书禁用	说明书慎用	肝功能不全者、已知有本品或组方药物肝损害个人史的患者不宜使用；有肝病史或肝生化指标异常者慎用；高血压、心脏病、糖尿病、肝病、肾病等慢性疾病严重者在医师指导下服用
心神宁片	建议可用	建议可用	建议可用	建议可用	高血压、心脏病、糖尿病、肝病、肾病等慢性疾病严重者、年老体弱者应在医师指导下服用
枣仁安神胶囊	建议可用	建议可用，有60~90岁患者用药经验	说明书慎用	建议可用	消化不良所导致的睡眠差者、对本品过敏者禁用；过敏体质者慎用；糖尿病患者在医师指导下服用
安神补心丸	建议可用	建议可用	建议可用	建议可用	高血压、心脏病、肝病、糖尿病、肾病等慢性疾病严重者、年老体弱者应在医师指导下服用
活力苏口服液	建议可用	建议可用，有60~81岁患者用药经验	建议可用	建议可用	高血压、糖尿病患者应在医师指导下服用
养血安神丸	建议可用	建议可用，有60~93岁患者用药经验	建议可用	建议可用	脾胃虚寒者、大便溏者、对本品过敏者禁用；过敏体质者慎用
乌灵胶囊	建议可用	建议可用，有60~80岁患者用药经验	说明书慎用	建议可用	高血压、心脏病、糖尿病、肝病、肾病等慢性疾病严重者应在医师指导下服用

续表

中成药名称	儿童 (3~18岁)	老年人 (60岁及以上)	孕妇	哺乳期妇女	其他
补肾益脑胶囊	说明书禁用	建议慎用	说明书禁用	说明书禁用	肝肾功能不全者禁用
安神补脑液	建议可用,小儿酌减	建议可用,有76~94岁患者用药经验	建议可用,文献有妊娠31~36周的用药经验	建议可用	有肝病史或肝生化指标异常者、感冒发热者禁用;脾胃虚弱者慎用;高血压、心脏病、肝病、糖尿病、肾病等慢性疾病严重者应在医师指导下服用
清脑复神液	建议可用	建议可用	说明书慎用	建议可用	酒精过敏者慎用;建议未经良好控制的严重慢性疾病患者在医师指导下服用
安神定志丸	建议慎用	建议慎用,有60~76岁患者用药经验	建议慎用	建议慎用	建议未经良好控制的严重慢性疾病患者在医师指导下服用
朱砂安神丸	建议慎用	建议慎用	建议慎用	建议慎用	建议未经良好控制的严重慢性疾病患者在医师指导下服用
舒肝解郁胶囊	建议可用,6岁以内患儿慎用,有12~18岁患儿用药经验	建议可用,有65~85岁患者用药经验	建议慎用	建议慎用	肝功能不全的患者慎用
解郁安神胶囊	建议可用	建议可用	建议可用	建议可用	过敏体质者慎用

注:建议可用的中成药也应在中医师指导下使用,并严格管控用法用量和疗程。

2. 药品遴选审核要点二:肝肾功能不全患者

肝肾功能不全患者的用药审核应遵循药品说明书要求,说明书标注"禁用"或"忌用",均视为药品遴选不适宜。例如,补肾益脑胶囊说明书要求"严重肝肾功能不全者禁用",故为诊断中含有"慢性肝炎""肝功能异常""肾功能不全"等提示肝肾功能损害(无论是否明确为严重损害)的患者开具补肾益脑胶囊时,应当视为药品遴选不适宜,建议返回医师端,可选择同类药品,例如乌灵胶囊、活力苏口服液等。

说明书标注"肝肾功能不全者慎用"或者标注"肝病、肾病严重者在医师指导下使用",可根据医师执业类别、临床经验丰富程度以及患者的具体情况,分类管理。具有慎用人群用药经验的中医类别医师,为轻、中度肝肾功能异常的患者开具此类药品时,可视为合理;其余情形,建议视为不合理。如舒肝解郁胶囊说明书要求"肝肾功能不全者慎用",若具有慎用人群用药经验的中医类别医师,为轻、中度肝肾功能异常的患者开具此类药品时,可视为合理;其余情形,建议视为不合理。

说明书未明确要求的,或者仅标注"在医师指导下使用"的,可通过组方成分做初步评估。即:

● 部分失眠治疗类中成药含有潜在肝损害成分,用药疗程也未有限制,故肝损害风险整体较高;主要包括百乐眠胶囊、朱砂安神丸、安神定志丸、补肾益脑胶囊、天王补心丹、柏子养心丸以及相同通用名、相同给药途径的其他剂型,如果处方诊断含有"肝病""肝功能不全"及其等价诊断,建议选择同功效亚类的其他药品。根据文献报道,活力苏口服液有引起5例肝损害的报道,可能与其中含有的制何首乌有关,应加强药学监护。

3. 药品遴选审核要点三:高血压、心脏病等特殊疾病患者

特殊疾病(例如高血压、糖尿病、心脏病、前列腺肥大等)患者的用药审核应遵循药品说明书要求,说明书标注"禁用""忌用"的,均可视为药品遴选不适宜。

说明书标注"慎用"的,可根据医师执业类别、临床经验丰富程度以及患者慢性疾病管理的水平,分类管理。具有慎用人群用药经验的中医类别医师,为慢性疾病管理良好的患者开具此类药品时,可视为合理;其余情形,建议视为不合理。

说明书未明确要求的,或者仅标注"在医师指导下使用"的,建议视为合理。

四、联合用药审核要点

1. 联合用药审核要点一:重复用药

● 治疗同一证型的失眠,且含有3个以上相同成分或含有相同成分的占比超过30%的两个中成药足量联用时,可视为重复用药。例如,枣仁安神胶囊与参芪五味子片,两药均能养心安神,均含有酸枣仁、五味子,相同成分占比分别为2/3(枣仁安神胶囊)和2/4(参芪五味子片),二者的足量联用属于重复用药。又如，人参归脾丸与柏子养心丸均含有茯苓、当归、黄芪、远志和酸枣仁，相同成分占比分别为 5/10（人参归脾丸）和 5/13（柏子养心丸），且均以黄芪、茯苓、当归等益气补血健脾中药为主导，故二者的足量联用属于重复用药。再如，人参归脾丸与清脑复神液含有人参、黄芪、当归、茯苓、远志、酸枣仁、甘草，相同成分占比分别为 7/10（人参归脾丸）和 7/48（清脑复神液），但二者君药不同，人参归脾丸君药为大补元气的人参、黄芪，清脑复神液君药为清心安神的酸枣仁、远志、莲子心、柏子仁、钩藤，故可不认定为重复用药。

● 成分完全包含的两个失眠类中成药足量联用时，可视为重复用药。例如，枣仁安神胶囊含有丹参、炒酸枣仁和醋五味子，而天王补心丸的组方为丹参、炒酸枣仁、五味子、当归、石菖蒲、茯苓、麦冬、地黄、制远志、柏子仁、朱砂等，天王补心丸的组方完全包含枣仁安神胶囊，故二者的足量联用属于重复用药。

● 含有有毒中药饮片的两个中成药足量联用时，可视为重复用药。朱砂安神丸、安神定志丸、补肾益脑胶囊、天王补心丸、柏子养心丸的成分中都含有毒性成分朱砂，任意两种的足量联用均会有较高的中毒风险，属于重复用药。

2. **联合用药审核要点二：药性冲突**

● 滋补性的失眠类中成药与寒凉类的中成药足量联用时，可视为药性冲突。例如，活力苏口服液全方大部分为温热性中药，仅含有丹参一味微寒性中药，故其为滋补类的失眠类中成药；牛黄解毒丸为清热解毒的中成药，全方由寒凉性中药组成，仅含有甘草一味平性中药；两药同用，一补一泻药性相反，二者的足量联用属于药性冲突。

● 含有熟地黄、红参、鹿茸、淫羊藿等滋补性的中成药与治疗感冒的解表药联合使用时，不利于感冒的恢复，可视为药性冲突。

3. **联合用药审核要点三：配伍禁忌**

● 不寐治疗类中成药与其他疾病治疗中成药联用，存在违反十八反、十九畏配伍的，可不视为配伍禁忌，但应提醒临床医师加强监测。例如：人参归脾丸含有人参，槟榔四消丸含有五灵脂，人参归脾丸与槟榔四消丸联用，可不视为配伍禁忌，加强随访监测即可。

● 不寐治疗类中成药的联用、不寐治疗类中成药与其他疾病治疗中成药的联用，存在两个及两个以上毒性饮片联用的，视毒性饮片具体品种、用法用量和患者体质病情而定。例如，朱砂安神丸、安神定志丸、补肾益脑胶囊、天王补心丸、柏子养心丸的成分中都含有毒性饮片朱砂，甜梦口服液含有马钱子，若老年患者长期足量联用，建议视为联合用药不适宜。

4. 联合用药审核要点四：中西药不当联用

- 含有维生素 B_1 化学药成分的中西药复方制剂（例如安神补脑液），与含有相同药理作用成分的西药联合使用时，应视为重复用药。例如：含有维生素 B_1 成分的安神补脑液，与西药维生素 B_1 片足量联用时，应视为重复用药，建议减量用药并加强监测。

- 含有朱砂的失眠类中成药与溴或碘化物、硫酸亚铁、亚硝酸盐、四环素类抗生素、异烟肼等西药联合使用时，应视为配伍禁忌。例如：含朱砂中成药朱砂安神丸与硫酸亚铁片联用时，应视为配伍禁忌，返回医师端修改。

- 含有温热滋补药偏多的失眠类中成药（例如活力苏口服液、安神补脑液）与解表感冒类的西药联合使用时，应视为配伍禁忌。例如：活力苏口服液与感冒清热颗粒联用时，应视为配伍禁忌，返回医师端修改。

- 辅料含有蔗糖的中成药，含有甘草、大枣等具有潜在影响血糖作用的中成药与西药降血糖药联合使用时，应密切监测，但可不视为配伍禁忌。例如：参芪五味子片含有蔗糖，安神补脑液含有甘草、大枣，在与盐酸二甲双胍片、胰岛素等联合使用时，应密切监测血糖情况。

五、用法用量审核要点

1. 用法用量审核要点一：日总量控制

依据药品说明书，以每日最大量为基本审核单元，不超过每日最大量的处方，即视为合理处方。例如：为一般成人"心肾不交"开具乌灵胶囊【胶囊剂，0.33g/粒】，一次 3 粒，一日 2 次或一次 2 粒，一日 3 次（说明书为一次 3 粒，一日 3 次），日总量小于说明书常规量，应视为合理处方。

2. 用法用量审核要点二：超说明书剂量用药

对于不含有毒性饮片（例如朱砂、马钱子）的不寐治疗类中成药，为一般成人（非特殊人群）开具说明书日最大量 150% 的用量，可不视为用法用量不适宜。例如，为抑郁发作的 12~18 岁青少年开具舒肝解郁胶囊【胶囊剂，0.36g/粒】，一次 2 粒，一日 3 次（说明书为一次 2 粒，一日 2 次），日总量为说明书日最大量的 150%，建议视为不合理处方。又如，为肝肾亏虚型失眠的一般成人开具活力苏口服液【口服液，10ml/支】，一次 20ml，一日 1 次（说明书为一次 10ml，一日 1 次），日总量为说明书日最大量的 200%，建议视为不合理。

对于含有毒性饮片（例如朱砂、马钱子）的不寐治疗类中成药，为一般成人（非特殊人群）开具超过说明书日最大量的处方，可根据药品特点和患者病情特点，分类界定和管理，但应提示临床医师加强监测。

文献资料显示，不寐治疗类中成药存在超说明书剂量使用的文献报道。甜梦口服液在预防卒后抑郁症时，一次 20ml，一日 3 次的治疗经验，超过说明书日最大量（一次10~20ml，一日2次）1.5倍，有效性和安全性良好。

3. 用法用量审核要点三：儿童与老年人用药

根据《中成药临床应用指导原则》，老年人用药，一般为常用量。儿童用药，应根据年龄进行减量。具体方法为："一般情况3岁以内服1/4成人量，3~5岁的可服1/3成人量，5~10岁的可服1/2成人量，10岁以上与成人量相差不大即可。"例如，为9岁心肾不交不寐的患儿开具乌灵胶囊，处方用量为一次2粒，一日2次（说明书为一次3粒，一日3次），应视为合理处方。

六、用药疗程审核要点

药品说明书有明确疗程要求的，以说明书要求为标准进行疗程审核。例如，百乐眠胶囊说明书提示"14天为1个疗程"，所以，开具百乐眠胶囊28天的处方，可视为用药疗程不适宜。

药品说明书没有明确疗程要求的，可参考失眠病程和疗效评价时间点进行审核，虚证类失眠的疗程一般为4周，也可根据临床治疗实际情况进行审核。例如，安神补脑液说明书未提示明确疗程，根据文献报道，治疗失眠以30天为疗效评价时间点，故开具安神补脑液28天的处方，可视为用药疗程适宜。又如，甜梦口服液说明书未提示明确疗程，根据文献报道，治疗单纯性失眠以4周为疗效评价时间点，故开具甜梦口服液28天的处方，可视为用药疗程适宜。

（孙博喻 王 彬 卫 敏）

参 考 文 献

[1] 国家药典委员会.中华人民共和国药典:2020年版.一部[M].北京:中国医药科技出版社,2020.

[2] 北京市卫生和计划生育委员会基层医疗机构处方点评工作组,北京中医药学会临床药学专业委员会青年委员组,北京中医药大学中药药物警戒与合理用药研究中心.北京地区基层医疗机构中成药处方点评共识报告（2018版）[J].中国医院药学杂志,2018,38（18）:1877-1887.

[3] 李照福,任卫东.合理使用含朱砂成分的中成药[J].北京中医药,2011,30（5）:388-390.

[4] 朱晓芹,王博龙.枣仁安神胶囊治疗失眠症有效性及安全性的Meta分析[J].中药新药与临床药理,2020,31（2）:229-234.

[5] 程娟,马旖旎,吴毓婷,等.活力苏口服液致急性肝损伤2例[J].药物流行病学杂志,2020,29（5）:368-370.

[6] 李莉.安神补脑液对改善初产妇睡眠与分娩质量的作用[J].世界睡眠医学杂志,2021,8（2）:278-279.

[7] 武西方,刘德胜.安神补脑液治疗失眠46例[J].吉林中医药,1997（4）:11.

［8］白扬，杨力强．朱砂安神丸的临床研究进展及安全性分析概况［J］.湖南中医杂志，
　　2020，36（1）：157-158.

［9］黄振东．朱砂安神丸等与碘、溴化物不宜并用［J］.中成药研究，1982（4）：45.

［10］李斌，葛玉霞，伍文彬，等．清脑复神液治疗轻度认知障碍（肾虚痰瘀证）的疗效观察
　　［J］.时珍国医国药，2013，24（12）：2950-2952.

［11］李中，雷清锋，刘红英，等．乌灵胶囊在焦虑症治疗中的临床应用评价：附60例分析
　　［J］.新医学，2010，41（1）：10-13.

［12］张东，于逢春，罗斌，等．百乐眠胶囊治疗失眠症85例［J］.南京中医药大学学报，
　　2015，31（5）：488-490.

［13］司静文，石子璇，赵娇，等．百乐眠胶囊治疗女性更年期失眠症的疗效观察［J］.陕西
　　中医，2014，35（1）：46-47.

［14］甜梦口服液（胶囊）临床应用建议专家组．甜梦口服液（胶囊）临床应用专家建议［J］.
　　精神医学杂志，2019，32（4）：294-298.

［15］车晓程．安神补脑液联合太极拳训练治疗失眠临床研究［J］.亚太传统医药，2016，12
　　（10）：129-130.

［16］周炼．盐酸舍曲林片联合舒肝解郁胶囊治疗青少年抑郁发作的临床疗效［J］.黑龙江
　　医药，2022，35（3）：625-628.

［17］邱金花，孟令丹，马良，等．乌灵胶囊联合阿立哌唑治疗儿童慢性抽动障碍的效果分
　　析［J］.中国妇幼保健，2016，31（24）：5398-5400.

［18］金锐，王宇光，薛春苗，等．中成药处方点评的标准与尺度探索（一）：超说明书剂量用
　　药［J］.中国医院药学杂志，2015，35（6）：473-477.

［19］李理．安神补脑液治疗老年人失眠症的有效性及安全性［J］.世界睡眠医学杂志，
　　2021，8（9）：1560-1562.

［20］陈迪锋．安神补脑液辅助西药治疗双相情感障碍维持期失眠临床研究［J］.新中医，
　　2022，54（3）：61-64.

［21］姚苗苗，张玉荣．甜梦口服液治疗失眠的有效性和安全性的Meta分析［J］.海南医学，
　　2021，32（21）：2824-2830.

第五节　眩晕（眩晕、梅尼埃病）

　　眩晕是以头晕目眩为主症的疾病。发生主要与外邪、内生两种因素有关，外邪包括饮食不节、跌仆坠损以及感受外邪，内生是指由于情志不遂、年老体弱、久病劳倦等因素，内生风、痰、瘀、虚而发眩晕。基本病机包括本虚和标实两部分，本虚是指肝肾亏虚，气血亏虚，髓海不足等，标实是指风、火、痰、瘀扰乱清窍。治疗为补虚泻实、调整阴阳。

现代医学的眩晕、梅尼埃病等，属于中医眩晕范畴，按照中医眩晕辨证论治。

一、适用范围

中医诊断为眩晕，西医诊断为眩晕、梅尼埃病等的治疗处方。

涉及的具体中成药品种包括但不限于（按笔画排序）：二至丸、天麻钩藤颗粒、牛黄清心丸、六味地黄丸、归脾丸、半夏天麻丸、血府逐瘀片、全天麻胶囊、安神补脑液、杞菊地黄丸、松龄血脉康胶囊、眩晕宁片、脑立清胶囊、益气维血胶囊、通天口服液、愈风宁心片，以及相同通用名、相同给药途径的其他剂型。

二、适应证审核要点

1. 适应证审核要点一：诊断书写

此类中成药处方应包括提示眩晕的中医 / 西医诊断及提示眩晕证型的中医诊断。缺少其中之一，即可视为临床诊断书写不全。

其中，提示眩晕的中医诊断为"眩晕""损伤眩晕""耳眩晕"及其等价诊断，提示眩晕的西医诊断为"良性位置性眩晕""脑缺血""梅尼埃病"及其等价诊断，提示眩晕证型的中医诊断分为以下 5 类：

- 肝阳上亢证："肝阳上扰证""肝阳亢盛证"及其等价诊断。
- 痰饮内停证："痰饮内盛证""痰饮内阻证"及其等价诊断。
- 瘀血内阻证："瘀血内结证""血瘀阻络证"及其等价诊断。
- 肝肾阴虚证："肝肾阴亏证""肾阴虚证""阴虚火旺证"及其等价诊断。
- 气血亏虚证："气血不足证""气血虚弱证""气虚血亏证"及其等价诊断。

2. 适应证审核要点二：诊断与用药相符

即，提示眩晕证型的中医诊断应与眩晕治疗类中成药的功效相匹配，包括：

- 平肝潜阳药：说明书标注"平肝息风""镇肝潜阳"等功效的平肝息风潜阳药（天麻钩藤颗粒、全天麻胶囊、松龄血脉康胶囊、脑立清胶囊等），处方应书写肝阳上亢证型的眩晕相关诊断，否则应视为适应证不适宜。例如，诊断为"气血亏虚"而开具脑立清胶囊的处方，应视为适应证不适宜。
- 燥湿化痰药：说明书标注"利湿化痰""祛湿化痰"等功效的燥湿化痰药（眩晕宁片、半夏天麻丸、牛黄清心丸等），处方应书写痰饮内停证型的眩晕相关诊断，否则应视为适应证不适宜。例如，诊断为"肝肾阴虚证"而开具半夏天麻丸的处方，应视为适应证不适宜。
- 活血化瘀药：说明书标注"活血化瘀""活血通络""活血通脉"等功效的

活血化瘀药（愈风宁心片、血府逐瘀片、通天口服液等）。处方应书写瘀血内阻证型的眩晕相关诊断，否则应视为适应证不适宜。例如，诊断为"肝肾阴虚证"而开具血府逐瘀片的处方，应视为适应证不适宜。

● 补益肝肾药：说明书标注"补益肝肾""滋肾养肝"等功效的补益肝肾药（六味地黄丸、杞菊地黄丸、二至丸等），处方应书写肝肾阴虚证的眩晕相关诊断，否则应视为适应证不适宜。例如，诊断为"肝阳上亢证"而开具六味地黄丸的处方，应视为适应证不适宜。

● 补益气血药：说明书标注"补血益气""益气养血"等功效的补益气血药（归脾丸、益气维血胶囊等），处方应书写气血亏虚证型的眩晕相关诊断，否则应视为适应证不适宜。例如，诊断为"痰饮内停证"而开具归脾丸的处方，应视为适应证不适宜。

3. 适应证审核要点三：分类管理

处方既未书写眩晕相关中医诊断又未书写眩晕相关西医诊断者，应视为适应证不适宜或无适应证用药。建议审核不通过，返回医师端修改。例如，诊断为"风寒感冒"开具眩晕宁片，应视为无适应证用药，建议返回医师端修改。

处方只书写眩晕相关中医诊断、未书写眩晕相关西医诊断者，视为合理。例如，诊断为"肝阳上亢证"开具天麻钩藤颗粒，应视为合理处方。

处方只书写眩晕相关西医诊断、未书写眩晕相关中医诊断者，应视为临床诊断书写不全或适应证不适宜。可视不同科室、不同医疗机构的具体要求决定是否返回医师端。不返回医师端的处方，应作为不合理处方进入处方点评流程。例如，对于中医科处方，诊断为"眩晕"开具愈风宁心片，可视为临床诊断书写不全，建议返回医师端修改。对于西医神经内科处方，诊断为"眩晕"开具愈风宁心片，亦为临床诊断书写不全，但可根据医疗机构具体情况，视为合理或不合理。同时，加强"西学中"培训，鼓励书写中医病证诊断。

三、药品遴选审核要点

1. 药品遴选审核要点一：儿童、老年人和妊娠哺乳期妇女

儿童、老年人和妊娠哺乳期妇女的用药审核应遵循药品说明书要求，说明书明确标注"禁用""忌用"或"慎用"的，均应视为药品遴选不适宜。建议选择同功效亚类的其他药品。例如，脑立清胶囊说明书标注"孕妇忌服"，故为孕妇开具脑立清胶囊，应视为药品遴选不适宜，建议返回医师端，可选择同类药品，例如全天麻片。

说明书标注"慎用"的，可根据医师执业类别、临床经验丰富程度以及患者的具体情况，分类审核。具有慎用人群用药经验的中医类别医师，为实际用药风险较低的慎用人群患者（例如，12 岁以上体格发育正常的儿童、肝肾功能正常且无恶性基础疾病的老年人、非孕早期且各项健康指征良好的孕妇）开具此类药品时，可视为合理；其余情形，建议视为不合理。

　　说明书未明确要求的，或者仅标注"在医师指导下使用"的，可以参考表6-5进行审核。其中，眩晕治疗类中成药涉及的妊娠禁忌药包括：《中国药典》标识的禁用中药（莪术、三棱、麝香），慎用中药（牛黄、冰片、牛膝、益母草、红花、桃仁、牡丹皮、蒲黄、肉桂、枳壳），传统活血行气药（赤芍、川芎、当归），毒性中药（朱砂、雄黄）和其他重点关注中药细辛（含马兜铃酸）等。

　　儿童应首选儿童专用中成药，无适用的儿童专用中成药时，也可选择非儿童专用中成药，但应注意是否含有儿童禁用或慎用的成分。眩晕治疗中成药的特殊人群选药见表6-5。

表6-5　眩晕治疗中成药的特殊人群选药

中成药名称	儿童 （3~18岁）	老年人 （60岁及以上）	孕妇	哺乳期妇女	其他
天麻钩藤颗粒	建议可用	建议可用，有60~78岁患者用药经验	建议可用	建议可用	建议未经良好控制的严重慢性疾病患者在医师指导下服用
全天麻胶囊	建议可用，有5~14岁患儿用药经验	建议可用，有60~79岁患者用药经验	建议可用	建议可用	高血压、心脏病、肝病、糖尿病、肾病等慢性疾病严重者应在医师指导下服用
松龄血脉康胶囊	建议可用	建议可用，有63~86岁患者用药经验	建议可用	建议可用	建议未经良好控制的严重慢性疾病患者在医师指导下服用
脑立清胶囊	建议可用	建议可用，有60~81岁患者用药经验	说明书禁用	建议可用	高血压、心脏病、肝病、糖尿病、肾病等慢性疾病严重者应在医师指导下服用
眩晕宁片	建议可用	建议可用	说明书禁用	建议可用	高血压、心脏病、糖尿病、肝病、肾病等慢性疾病严重者应在医师的指导下服用；外感者禁用
半夏天麻丸	建议可用，6岁以内患儿慎用	建议可用	建议可用	建议可用	肝肾阴虚，肝阳上亢所致的头痛、眩晕忌用；平素大便干燥者慎服

续表

中成药名称	儿童 （3~18 岁）	老年人 （60 岁及以上）	孕妇	哺乳期妇女	其他
牛黄清心丸	建议可用，有 6 个月~5 岁患儿用药经验	建议可用	说明书慎用	建议可用	肝肾功能不全者慎用
愈风宁心片	建议可用	建议可用，有 62~77 岁患者用药经验	说明书慎用	建议可用	建议未经良好控制的严重慢性疾病患者在医师指导下服用
血府逐瘀片	建议可用，有 2.9~11.4 岁患儿用药经验	建议可用，有 60~85 岁患者用药经验	说明书禁用	建议可用	对本品及所含成分过敏者禁用；脾胃虚弱者、过敏体质者慎用；建议未经良好控制的严重慢性疾病患者在医师指导下服用
通天口服液	建议可用	建议可用	说明书禁用	建议慎用	出血性脑血管病患者、阴虚阳亢患者禁服；合并高血压者慎用
六味地黄丸	建议可用，有 2~8 岁患儿用药经验	建议可用，有 60~90 岁患者用药经验	建议可用，文献有妊娠 16 周的用药经验	建议可用	感冒发热患者不宜服用；高血压、心脏病、肝病、糖尿病、肾病等严重者应在医师指导下服用
杞菊地黄丸	建议可用，有 4~12 岁患儿用药经验	建议可用，有 60~89 岁患者用药经验	建议可用，文献有治疗妊娠高血压的用药经验	建议可用	感冒发热患者不宜服用；建议未经良好控制的严重慢性疾病患者在医师指导下服用
二至丸	建议可用	建议可用，有 60~80 岁患者用药经验	建议可用	建议可用	感冒发热患者不宜服用，高血压、心脏病、肝病、糖尿病、肾病等慢性疾病严重者应在医师指导下服用

中成药名称	儿童 （3~18岁）	老年人 （60岁及以上）	孕妇	哺乳期妇女	其他
归脾丸	建议可用，有6个月~8岁患儿用药经验	建议可用，有60~82岁患者用药经验	建议可用	建议可用	感冒发热患者不宜服用；高血压、心脏病、肝病、糖尿病、肾病等慢性疾病患者应在医师指导下服用
益气维血胶囊	建议可用，小儿酌减，有4个月~10岁患儿用药经验	建议可用	建议可用，文献有治疗妊娠20~34周缺铁性贫血的用药经验	建议可用	脾胃虚弱，呕吐泄泻，腹胀便清，咳嗽痰多者慎用；感冒患者不宜服用
安神补脑液	建议可用	建议可用	建议可用	建议可用	感冒发热患者不宜服用

注：建议可用的中成药也应在中医师指导下使用，并严格管控用法用量和疗程。

2. 药品遴选审核要点二：肝肾功能不全患者

肝肾功能不全患者的用药审核应遵循药品说明书要求，说明书标注"禁用""忌用"的，均视为药品遴选不适宜。

说明书标注"肝肾功能不全者慎用""肝病、肾病严重者在医师指导下使用"或者标注"用药后出现肝功异常"，可根据医师执业类别、临床经验丰富程度以及患者的具体情况，分类管理。例如，通天口服液服用后有肝功能异常的不良反应，说明书提示应定期检查肝功能，不宜超疗程使用，具有慎用人群用药经验的中医类别医师，为轻、中度肝肾功能异常的患者开具此类药品时，可视为合理；其余情形，建议视为不合理。

说明书未明确要求的，或者仅标注"在医师指导下使用"的，可通过组方成分做初步评估。即：

● 如牛黄清心丸（局方）含有潜在肝肾损害成分（朱砂、雄黄），未有关于该药物引起肝肾损害的文献报道，应加强使用时的药学监护。

● 个别眩晕治疗类中成药含有细辛（如通天口服液），如果处方诊断含有"肾病""肾功能不全"及其等价诊断，应加强使用时的药学监护，亦可选择同功效亚类的其他药品。

3. 药品遴选审核要点三：高血压、心脏病等特殊疾病患者

特殊疾病（例如高血压、糖尿病、心脏病、脑出血、阴虚阳亢等）患者的用药审核应遵循药品说明书要求，说明书标注"禁用""忌用"，均可视为药品遴

选不适宜。

例如，通天口服液说明书标注"阴虚阳亢患者"禁用，故为诊断"阴虚阳亢"的患者开具通天口服液，应视为药品遴选不适宜。

说明书标注"慎用"的，可根据医师执业类别、临床经验丰富程度以及患者慢性疾病管理的水平，分类管理。具有慎用人群用药经验的中医类别医师，为慢性疾病管理良好的患者开具此类药品时，可视为合理；其余情形，建议视为不合理。

说明书未明确要求的，或者仅标注"在医师指导下使用"的，建议视为合理。

4. 药品遴选审核要点四：中西药复方制剂

含有化学药物成分的中西药复方制剂，应严格遵循其中化学药物成分的禁忌证进行药品遴选审核。

四、联合用药审核要点

1. 联合用药审核要点一：重复用药

• 治疗同一证型的眩晕，且含有 3 个以上相同成分或含有相同成分的占比超过 30% 的两个中成药足量联用时，可视为重复用药。例如，川芎茶调散与通天口服液均含川芎、防风、薄荷、甘草、白芷、羌活、细辛，相同成分占比分别为 7/8（川芎茶调散）和 7/11（通天口服液），故二者的足量联用属于重复用药。

• 当两个足量联用的中成药组方属于完全包含关系，并且具有衍生方关系时，也可认定为重复用药。例如，六味地黄丸与杞菊地黄丸均含有熟地黄、酒萸肉、牡丹皮、山药、茯苓、泽泻，且均以滋补肝肾为主，杞菊地黄丸属于六味地黄丸底方的衍生方，故以上存在成分完全包含的衍生方关系足量联用属于重复用药。

• 成分完全包含的两个眩晕治疗类中成药足量联用时，可视为重复用药。例如，全天麻胶囊含一味中药天麻，天麻钩藤颗粒以天麻、钩藤为君药，功效也包括平肝息风，故二者的足量联用属于重复用药。

• 具有相同功效，含有相同毒性饮片的两个眩晕治疗类中成药足量联用时，可视为重复用药。例如，眩晕宁片和半夏天麻丸均具有燥湿化痰的功效，均含有毒中药半夏，故二者的足量联用属于重复用药。

2. 联合用药审核要点二：药性冲突

• 治疗感冒的解表药与治疗眩晕具有滋补功效的滋补药（由熟地黄、阿胶、女贞子等滋补中药组成）、治疗眩晕药性温热的温补药（由红参、鹿茸、淫羊藿等温补中药组成）联合使用时，可视为药性冲突。例如，风寒感冒颗粒与以生精养血为主的安神补脑液联合使用，可视为药性冲突。九味羌活丸与以滋补肾阴为主的六味地黄丸联合使用，可视为药性冲突。

3. **联合用药审核要点三：配伍禁忌**

● 眩晕治疗类中成药与其他疾病治疗中成药的联用，存在违反十八反、十九畏配伍的，可不视为配伍禁忌，但应提醒临床医师加强监测。例如，脑立清胶囊含有清半夏，复方夏天无片含有制草乌，脑立清胶囊与复方夏天无片的联用，可不视为配伍禁忌，加强随访监测即可。

● 眩晕治疗类中成药的联用、眩晕治疗类中成药与其他疾病治疗中成药的联用，存在两个及两个以上毒性饮片联用时，视毒性饮片具体品种、用法用量和患者体质病情而定。例如，通天口服液含有毒性饮片细辛，养血清脑颗粒含有毒性饮片细辛，祛风止痛胶囊含有毒性饮片制草乌，无论是通天口服液与养血清脑颗粒的联用，还是通天口服液与祛风止痛胶囊的联用，均应加强随访监测。

4. **联合用药审核要点四：中西药不当联用**

● 含有相同化学药成分的中西药复方制剂，与含有相同药理作用成分的西药联合使用时，应视为重复用药。例如，安神补脑液含维生素 B_1，当与维生素 B_1 足量联用时，应视为重复用药，建议返回医师端修改。

● 维生素 B_1 遇碱性药品碳酸氢钠、枸橼酸钠等容易发生变质，不宜与含鞣质的中药和食物合用，含维生素 B_1 的药品与上述药品联用时，可视为联合用药不适宜。

● 辅料含有蜂蜜的中成药，含有甘草、大枣等具有潜在影响血糖作用的中成药与西药降血糖药联合使用时，应密切监测血糖，但可不视为配伍禁忌。例如，牛黄清心丸（局方）含有大枣、甘草，辅料为蜂蜜，同时开具牛黄清心丸（局方）与瑞格列奈片的处方，可不视为配伍禁忌，加强随访监测即可。

● 天麻钩藤颗粒、松龄血脉康胶囊、愈风宁心片有降血压的功效，与西药抗高血压药联合使用时，应视用法用量而定，密切监测血压，但可不视为配伍禁忌。

五、用法用量审核要点

1. **用法用量审核要点一：日总量控制**

依据药品说明书，以每日最大量为基本审核单元，不超过每日最大量的处方，即视为合理处方。例如，为"高血压，眩晕"患者开具松龄血脉康胶囊【胶囊剂，0.5g/粒】，一次 3 粒，一日 2 次（说明书为一次 3 粒，一日 3 次），未超过说明书每日最大量，应视为合理处方。

2. 用法用量审核要点二：超说明书剂量用药

对于不含有毒性饮片（例如朱砂、马钱子）的眩晕治疗类中成药，为一般成人（非特殊人群）开具说明书日最大量 150% 的用量，可不视为用法用量不适宜。例如，为"眩晕，肝阳上亢证"的高血压患者开具天麻钩藤颗粒【颗粒剂，10g/ 袋】，一次 2 袋，一日 2 次（说明书为一次 1 袋，一日 3 次），用药时长为 2 周，可不视为用法用量不适宜。

对于含有毒性饮片（例如朱砂、马钱子）的眩晕治疗类中成药，或者对于特殊人群用药，或者存在疗程不确定或超长时间用药的情形时，如果开具超过说明书日最大量的处方，则应根据药品特点和患者病情特点，分类管理，并加强药学监护。例如，为患有慢性肝病的眩晕合并头痛患者开具通天口服液【口服液，每 1ml 相当于饮片 0.53g】，一次 20ml，一日 3 次（说明书治疗偏头痛的用法用量为一次 10ml，一日 3 次），由于此为特殊人群，且通天口服液说明书提示"少数患者用药后出现肝功能异常"，故可视为用法用量不适宜。

3. 用法用量审核要点三：儿童与老年人用药

根据《中成药临床应用指导原则》，老年人用药，一般为常用量。儿童用药，应根据年龄进行减量。具体方法为："一般情况 3 岁以内服 1/4 成人量，3~5 岁的可服 1/3 成人量，5~10 岁的可服 1/2 成人量，10 岁以上与成人量相差不大即可"。例如，为 8 岁"瘀血内停"型眩晕患儿开具血府逐瘀片【片剂，0.4g/ 片】，处方用量为一次 3 片，一日 2 次（说明书为一次 6 片，一日 2 次），应视为合理处方。

六、用药疗程审核要点

药品说明书有明确疗程要求的，以说明书要求为标准进行疗程审核。例如，通天口服液说明书提示"用于瘀血阻滞、风邪上扰所致的偏头痛，3 天为 1 个疗程；用于轻中度中风病（轻中度脑梗死）恢复期瘀血阻络挟风证，疗程为 4 周"，所以，为风邪上扰的头痛患者开具通天口服液 2 周的处方，可视为用药疗程不适宜；为轻中度脑梗死患者开具通天口服液 2 周的处方，可视为用药疗程适宜。

药品说明书没有明确疗程要求的，可参考眩晕病程和疗效评价时间点进行审核。虚证眩晕的疗程一般为 4 周，也可根据临床治疗实际情况进行审核。例如，眩晕宁片说明书未提示明确疗程，根据文献报道，治疗后循环缺血性眩晕以 60 天为疗效评价时间点，故缺血性眩晕开具眩晕宁片 28 天的处方，可视为用药疗程适宜。又如，松龄血脉康胶囊说明书未提示明确疗程，根据文献报道，治疗高血压以 1~6 个月为疗效评价时间点，故开具松龄血脉康胶囊 60 天的处方，可视为用药疗程适宜。

（刘少丽　杨寿圆　乔甲荣）

参考文献

[1] 北京市卫生和计划生育委员会基层医疗机构处方点评工作组,北京中医药学会临床药学专业委员会青年委员组,北京中医药大学中药药物警戒与合理用药研究中心.北京地区基层医疗机构中成药处方点评共识报告(2018版)[J].中国医院药学杂志,2018,38(18):1877-1887.

[2] 中华中医药学会心血管病分会.高血压中医诊疗专家共识[J].中国实验方剂学杂志,2019,25(15):217-221.

[3] 中国医药教育协会眩晕专业委员会.血管源性头晕/眩晕诊疗中国专家共识[J].中国神经免疫学和神经病学杂志,2020,27(4):253-260.

[4] 中华中医药学会内科分会.中医内科常见病诊疗指南[M].北京:中国中医药出版社,2008.

[5] 张双勇.中西医对眩晕的认识[J].中医临床研究,2016,8(4):52-54.

[6] 贾建平.神经病学[M].6版.北京:人民卫生出版社,2011:80-81.

[7] 粟秀初,孔繁元,黄如训.有关眩晕诊断中几个问题的再认识[J].中国神经精神疾病杂志,2010,36(12):705-707.

[8] 关秀萍.国人眩晕症的病因及治疗综合分析[J].中国实用内科杂志,2005,25(8):755-757.

[9] 国家药典委员会.中华人民共和国药典临床用药须知:2010年版.中药成方制剂卷[M].北京:中国医药科技出版社,2011.

[10] 中华中医药学会心血管病分会,高血压中医诊疗专家共识[J],中国实验方剂学杂志.2019.25(15):217-221.

[11] 国家中医药管理局.关于印发中成药临床应用指导原则的通知:国中医药医政发〔2010〕30号[EB/OL].(2010-06-11)[2023-08-28].http://www.natcm.gov.cn/yizhengsi/gongzuodongtai/2018-03-24/3071.html.

[12] 张洪妹,龚瑾.六味地黄汤加减治疗妊高征验案1则[J].光明中医,2014(9):1970.

[13] 肖美玲,张汉青.杞菊地黄丸联合硝苯地平治疗妊娠高血压的效果观察[J].世界最新医学信息文摘,2018,18(32):84.

[14] 赵书利.加味杞菊地黄丸联合辅助西医治疗重度子痫前期与子痫型妊娠期高血压[J].临床研究,2019,27(3):9-10.

[15] 任秀聪,游小红.益气维血胶囊治疗妊娠期缺铁性贫血对患者Hb、SF、RBC及妊娠结局的影响[J].现代医学与健康研究(电子版),2020,4(21):85-87.

[16] 时锐,巫志姗,王郝嘉,等.基于Meta分析的眩晕宁片治疗后循环缺血性眩晕临床评价研究[J].药物流行病学杂志,2022,31(8):522-529.

[17] 陈勇,任毅,罗玲,等.松龄血脉康胶囊对高血压患者血压影响的Meta分析[J].中医药临床杂志,2020,32(10):1872-1878.

第六节　郁病（神经官能症、抑郁症、癔症）

郁病是以心情抑郁，情绪不宁，胸部满闷，胁肋胀痛或易怒易哭，或咽中如有异物梗阻为主症的疾病。其病因包括情志所伤和体质因素两方面，情志刺激导致肝失疏泄、脾失健运、心失所养，脏腑阴阳气血失调，而成郁证。基本病机为气机郁滞，脏腑功能失调。治疗原则为理气开郁、调畅气机、怡情养性，实证首当理气开郁，虚证应根据损伤部位进行补益。除药物治疗外，精神治疗对本病具有重要意义。

现代医学的神经官能症、抑郁症、癔症、反应性精神病等病，属于中医郁病范畴，按照中医郁病辨证论治。

一、适用范围

中医诊断为郁病，西医诊断为神经官能症、抑郁症、癔症、反应性精神病等的治疗处方。

涉及的具体中成药品种包括但不限于（按笔画排序）：丹栀逍遥丸、归脾丸、加味逍遥丸、百乐眠胶囊、安乐片、沉香舒气丸、参柴肝康片、活力源口服液、柴胡舒肝丸、逍遥丸、脑力静糖浆、益脑胶囊、舒肝止痛丸、舒眠胶囊、滋肾宁神丸、解郁安神颗粒，以及相同通用名、相同给药途径的其他剂型。

二、适应证审核要点

1. 适应证审核要点一：诊断书写

此类中成药处方应包括提示郁病的中医／西医诊断以及提示郁病证型的中医诊断。缺少其中之一，即可视为临床诊断书写不全。

其中，提示郁病的中医诊断为"郁病""郁证"及其等价诊断，提示郁病的西医诊断为"神经官能症""抑郁症""癔症""反应性精神病"及其等价诊断，提示郁病证型的中医诊断分为以下3类。

- 肝郁化火证："肝气化火证""气火郁结证"及其等价诊断。
- 心脾两虚证："心脾亏虚证""心脾气虚证"及其等价诊断。
- 阴虚火旺证："阴虚火动证""阴虚火浮证"及其等价诊断。

例如，诊断为"抑郁症"开具舒肝止痛丸的处方，可视为临床诊断书写不全。

2. 适应证审核要点二：诊断与用药相符

即，提示郁病证型的中医诊断应与郁病治疗类中成药的功效相匹配，包括：

● 疏肝泻火药：说明书标注"疏肝解郁""疏肝理气""疏肝安神""疏肝泻火解郁"等功效的疏肝解郁、泻火安神药（舒肝止痛丸、逍遥丸、丹栀逍遥丸等），处方应书写肝郁气滞型、心火上炎型相关诊断，否则应视为适应证不适宜。例如，诊断为"阴虚火动证"而开具逍遥丸的处方，应视为适应证不适宜。

● 健脾养心药：说明书标注"健脾养心""补益心脾""益气补（养）血安神"等功效的健脾养心、益气补血药（解郁安神颗粒、归脾丸、参柴肝康片等），处方应书写心脾两虚型、气血两虚型相关诊断，否则应视为适应证不适宜。例如，诊断为"肝气化火证"而开具归脾丸的处方，应视为适应证不适宜。

● 滋阴降火药：说明书标注"滋养心肾""滋阴降火""养阴安神"等功效的滋养心肾药（百乐眠胶囊、滋肾宁神丸、活力源口服液、益脑胶囊等），处方应书写肾虚型、阴虚火旺型相关诊断，否则应视为适应证不适宜。例如，诊断为"气火郁结证"而开具滋肾宁神丸的处方，应视为适应证不适宜。

3. 适应证审核要点三：分类管理

处方既未书写郁病相关中医诊断又未书写郁病相关西医诊断者，应视为适应证不适宜或无适应证用药。建议审核不通过，返回医师端修改。

例如，诊断为"高血压"开具解郁安神颗粒，应视为无适应证用药，返回医师端修改。

处方只书写郁病相关中医诊断、未书写郁病相关西医诊断者，视为合理。例如，诊断为"肝郁阴虚证"开具百乐眠胶囊，应视为合理处方。

处方只书写郁病相关西医诊断、未书写郁病相关中医诊断者，应视为临床诊断书写不全或适应证不适宜。可视不同科室、不同医疗机构的具体要求决定是否返回医师端。不返回医师端的处方，应作为不合理处方进入处方点评流程。例如，对于中医科处方，诊断为"郁病"开具加味逍遥丸，可视为临床诊断书写不全，返回医师端修改。对于西医精神科处方，诊断为"抑郁症"开具丹栀逍遥丸，可根据医疗机构具体情况，视为合理或不合理。

三、药品遴选审核要点

1. 药品遴选审核要点一：儿童、老年人和妊娠哺乳期妇女

儿童、老年人和妊娠哺乳期妇女的用药审核应遵循药品说明书要求，说明书明确标注"禁用""忌用""不宜使用"的，均应视为药品遴选不适宜。建议选择同功效亚类的其他药品。例如，百乐眠胶囊说明书标注"孕妇禁用"，故为孕妇开具百乐眠胶囊，应视为药品遴选不适宜，建议返回医师端。

说明书标注"慎用"的，可根据医师执业类别、临床经验丰富程度以及患

者的具体情况，分类审核。具有慎用人群用药经验的中医类别医师，为实际用药风险较低的慎用人群患者（例如，12岁以上体格发育正常的儿童、肝肾功能正常且无恶性基础疾病的老年人）开具此类药品时，可视为合理；其余情形，建议视为不合理。

说明书未明确要求的，或者仅标注"在医师指导下使用"的，可以参考表6-6进行审核。其中，郁病治疗类中成药涉及的妊娠禁忌药包括：《中国药典》标识的慎用中药（枳壳），具有行气活血作用的药物（山楂、川芎、香附）、具有杀虫消积行气作用的药物（槟榔）、毒性中药（川楝子、附子）。

儿童应首选儿童专用中成药，无适用的儿童专用中成药时，也可选择非儿童专用中成药，但应注意是否含有儿童禁用或慎用的成分。郁病治疗中成药的特殊人群选药见表6-6。

表6-6 郁病治疗中成药的特殊人群选药

中成药名称	儿童（3~18岁）	老年人（60岁及以上）	孕妇	哺乳期妇女	其他
丹栀逍遥丸	建议可用	建议可用，有60~80岁患者用药经验	说明书慎用	建议可用	对本品过敏者禁用；过敏体质者慎用；建议未经良好控制的严重慢性疾病患者在医师指导下服用
归脾丸	建议可用，有1~12岁患儿用药经验	建议可用，有62~82岁患者用药经验	建议可用	建议可用	有口渴、尿黄、便秘等内热表现者不宜服用；高血压、心脏病、肝病、糖尿病、肾病等慢性疾病患者应在医师指导下服用
安乐片	建议可用	建议可用，有60~76岁患者用药经验	说明书慎用	建议可用	高血压、心脏病、肝病、糖尿病、肾病等慢性疾病严重者应在医师指导下服用
百乐眠胶囊	建议慎用	建议慎用，有60~85岁患者用药经验	说明书忌用	说明书慎用	肝功能不全者不宜使用，有肝病史或肝生化指标异常者慎用

续表

中成药名称	儿童 （3~18岁）	老年人 （60岁及以上）	孕妇	哺乳期妇女	其他
沉香舒气丸	建议可用	建议可用	说明书慎用	建议可用	脾胃阴虚者（主要表现为口干、舌红少津、大便干）、对本品过敏者禁用；过敏体质者慎用
参柴肝康片	建议可用	建议可用	建议可用	建议可用	建议未经良好控制的严重慢性疾病患者在医师指导下服用
活力源口服液	建议可用，6岁以内患儿慎用	建议可用	建议慎用	建议可用	建议未经良好控制的严重慢性疾病患者在医师指导下服用
柴胡舒肝丸	建议可用	建议可用，有60~73岁患者用药经验	建议禁用	建议可用	高血压、心脏病、肝病、糖尿病、肾病等慢性疾病严重者应在医师指导下服用
脑力静糖浆	建议可用	建议可用	建议可用	建议可用	外感发热患者忌服；建议未经良好控制的严重慢性疾病患者在医师指导下服用
益脑胶囊	建议可用	建议可用，有61~83岁患者用药经验	建议可用	建议可用	外感发热患者忌服；建议未经良好控制的严重慢性疾病患者在医师指导下服用
逍遥丸	建议可用	建议可用，有62~79岁患者用药经验	建议可用，有文献治疗孕妇抑郁症状经验	建议可用，有文献治疗产妇产后抑郁症状经验	感冒时、月经过多者不宜服用本药
滋肾宁神丸	建议可用	建议可用	建议可用	建议可用	外感发热患者忌服；痰火实热者忌服

续表

中成药名称	儿童 （3~18岁）	老年人 （60岁及以上）	孕妇	哺乳期妇女	其他
舒肝止痛丸	建议可用	建议可用	说明书慎用	建议可用	建议未经良好控制的严重慢性疾病患者在医师指导下服用
舒眠胶囊	建议可用，有12~18岁患儿用药经验	建议可用，有60~87岁患者用药经验	建议可用	建议可用	阴虚阳亢及痰瘀蕴阻的失眠者忌用
解郁安神颗粒	建议可用，6岁以内患儿慎用	建议可用，有60~70岁患者用药经验	说明书禁用	说明书禁用	火郁证者（表现为口苦咽干、面色红赤、心中烦热、胁胀不眠、大便秘结等）不适用；高血压、心脏病、糖尿病、肝病、肾病等慢性疾病严重者应在医师指导下服用

注：建议可用的中成药也应在中医师指导下使用，并严格管控用法用量和疗程。

2. 药品遴选审核要点二：肝肾功能不全患者

肝肾功能不全患者的用药审核应遵循药品说明书要求，说明书标注"禁用""忌用""不宜使用"的，均视为药品遴选不适宜。例如，百乐眠胶囊说明书要求"肝功能不全者，有本品或组方药物肝损害个人史者不宜使用"，故为诊断中含有"肝功能不全"等提示肝功能损害（无论是否明确为严重损害）的患者开具处方百乐眠胶囊时，应当视为药品遴选不适宜，建议返回医师端，可选择同类药品，例如益脑胶囊、活力源口服液等。

说明书标注"肝肾功能不全者慎用"或者标注"肝病、肾病严重者在医师指导下使用"，可根据医师执业类别、临床经验丰富程度以及患者的具体情况，分类管理。

说明书未明确要求的，或者仅标注"在医师指导下使用"的，可通过组方成分做初步评估。即：

● 郁病病位主要在肝，成方组成药味以入肝经为主，因此会含有一些潜在肝损害成分，上述中成药中近年有肝损害文献报道的药物包括：柴胡、石菖蒲、炒酸枣仁、香附、川楝子、木香、制何首乌等。郁病为慢性疾病，用药疗程一般较长，故长期使用存在肝损害风险。药品说明书指出，百乐眠胶囊有引起肝生化指标异常的个案报道。如果诊断为"肝病""肝功能损伤"等，足量使用百乐眠胶囊，应当判定为药品遴选不适宜。

● 近年有关于中药引起肾损害的个案报道，虽然此类中药不属于毒性药范畴，但仍应合理规避风险。个别郁病治疗类中成药含有槟榔（如柴胡舒肝丸），如果处方诊断含有"肾病""肾功能不全"及其等价诊断，应当加强监护，建议选择同功效亚类的其他药品，暂不视为药品遴选不适宜。

3. **药品遴选审核要点三：高血压、心脏病等特殊疾病患者**

特殊疾病（例如高血压、糖尿病、心脏病、前列腺肥大等）患者的用药审核应遵循药品说明书要求，说明书标注"禁用""忌用"的，均可视为药品遴选不适宜。

说明书标注"慎用"的，可根据医师执业类别、临床经验丰富程度以及患者慢性疾病管理的水平，分类管理。具有慎用人群用药经验的中医类别医师，为慢性疾病管理良好的患者开具此类药品时，可视为合理；其余情形，建议视为不合理。

说明书未明确要求的，或者仅标注"在医师指导下使用"的，建议视为合理。

例如，柴胡舒肝丸说明书标注"有高血压、心脏病、糖尿病等慢性疾病严重者在医师指导下使用"，故西医全科医师为诊断中含有"高血压"的患者开具柴胡舒肝丸，视为合理。

四、联合用药审核要点

1. 联合用药审核要点一：重复用药

● 治疗同一证型的郁病，且还有 3 个以上相同成分或含有相同成分的占比超过 30% 的两个中成药足量联用时，可视为重复用药。例如，参柴肝康片与活力源口服液均有人参茎叶总皂苷，相同成分分别占比 1/2（参柴肝康片）和 1/5（活力源口服液），故这两种中成药的足量联用属于重复用药。又如，百乐眠胶囊与归脾丸均含有茯苓、远志、酸枣仁，相同成分占比分别为 3/15（百乐眠胶囊）和 3/11（归脾丸），但二者君药不同，百乐眠胶囊为滋阴清热的百合，归脾丸为益气健脾的党参，故可不认定为重复用药。

● 成分完全包含的两个郁病治疗的中成药足量联用时，可视为重复用药。逍遥丸含有柴胡、当归、白芍、白术、茯苓、薄荷、甘草，而舒肝止痛丸的组方为柴胡、当归、白芍、赤芍、白术（炒）、薄荷、甘草、生姜、香附（醋制）、郁金、延胡索（醋制）、川楝子、木香、陈皮、半夏（制）、黄芩、川芎、莱菔子（炒）。舒肝止痛丸组方完全包含逍遥丸。故二者的足量联用属于重复用药。

2. 联合用药审核要点二：药性冲突

● 药性滋腻的郁病治疗类中成药与感冒治疗类中成药联合使用时，可视为药性冲突。例如，滋肾宁神丸与金花清感颗粒联合使用时，应视为药性冲突。

● 郁病往往属于寒热夹杂型，组方中寒热并用，可不视为药性冲突。例如，常用药当归、木香、白芍、香附、柴胡等。因此，在处方审核时，一般不做药性冲突考虑。

3. 联合用药审核要点三：配伍禁忌

● 郁病治疗类中成药与其他疾病治疗中成药的联用，存在违反十八反、十九畏配伍的，可不视为配伍禁忌，但应提醒临床医师加强监测。例如，活力源口服液含有附片，复方贝母片含有贝母，活力源口服液和复方贝母片联用时，可不视为配伍禁忌，但应加强随访监测。

● 郁病治疗类中成药的联用、郁病治疗类中成药与治疗其他疾病中成药的联用，存在两个及两个以上毒性饮片联用时，视毒性饮片具体品种、用法用量和患者体质病情而定。例如，活力元口服液含有毒性饮片附片，牛黄解毒片含有毒性饮片雄黄，若给一位老年人开具上述两种药物且足量联用时，可视为联合用药不适宜。

4. 联合用药审核要点四：中西药不当联用

● 辅料含有蔗糖、蜂蜜的中成药，含有甘草、大枣等具有潜在影响血糖作用的中成药与西药降血糖药联合使用时，应密切监测，但可不视为配伍禁忌。例如，归脾丸辅料为蜂蜜，与盐酸二甲双胍片联合使用时，要加强血糖监测。

● 说明书明确要求"肝肾功能不全者慎用"或"肝肾功能不全者需在医师指导下使用"的中成药，或含有较明确肝毒性风险中药（如川楝子、制何首乌、补骨脂等）的中成药，与可能造成肝损伤的西药联合使用时，应密切监测，但可不视为配伍禁忌。例如，舒肝止痛丸与阿托伐他汀钙片联合使用时，可不视为配伍禁忌，但应加强监测。

五、用法用量审核要点

1. 用法用量审核要点一：日总量控制

依据药品说明书，以每日最大量为基本审核单元，不超过每日最大量的处方，即视为合理处方。例如，为一般成人的肝郁阴虚型失眠，处方开具百乐眠胶囊【胶囊剂，0.27g/粒】，一次3粒，一日2次（说明书为一次4粒，一日2次），日总量小于说明书常规量，应视为合理处方。

2. 用法用量审核要点二：超说明书剂量用药

不含有毒性饮片（如川楝子、附片）的郁病治疗类中成药，为一般成人（非特殊人群）开具超过说明书日最大量但未超过150%（含）的用量，可不视为用法用量不适宜。例如，为一般成人开具柴胡舒肝丸【小蜜丸，10g/丸】，一次1丸，一日3次（说明书为一次1丸，一日2次），用药时长为2周，日总量为说明书日最大量的150%，但由于不含有毒性饮片，故可不认定为用法用量不适宜。

3. **用法用量审核要点三：儿童与老年人用药**

根据《中成药临床应用指导原则》，老年人用药，一般为常用量。儿童用药，应根据年龄进行减量。具体方法为："一般情况3岁以内服1/4成人量，3~5岁的可服1/3成人量，5~10岁的可服1/2成人量，10岁以上与成人量相差不大即可。"例如，为8岁"心脾两虚"型食欲不振患儿开具归脾丸【大蜜丸，9g/丸】，处方用量为一次半丸，一日2次（说明书为一次1丸，一日2次），应视为合理处方。

六、用药疗程审核要点

药品说明书有明确疗程要求的，以说明书要求为标准进行疗程审核。例如，沉香舒气丸说明书提示"不宜久服"，服药三天后，如症状无改善或加重者，应立即停药并到医院就诊，所以，开具沉香舒气丸14天的处方，可视为用药疗程不适宜。

药品说明书没有明确疗程要求的，可参考郁病的病程和疗效评价时间点进行审核，虚证郁病的疗程一般为4周，也可根据临床治疗实际情况进行审核。例如，舒眠胶囊说明书未提示明确疗程，根据文献报道，治疗抑郁症睡眠障碍以4周为疗效评价时间点，故开具舒眠胶囊2周的处方，可视为用药疗程适宜。

（张艳菊　李丹丹　卫　敏）

参 考 文 献

[1] 北京市卫生和计划生育委员会基层医疗机构处方点评工作组，北京中医药学会临床药学专业委员会青年委员组，北京中医药大学中药药物警戒与合理用药研究中心.北京地区基层医疗机构中成药处方点评共识报告（2018版）[J].中国医院药学杂志，2018，38（18）：1877-1887.

[2] 宋海波，韩玲.中药肝损伤的流行特点、风险因素及评价[J].中国药理学与毒理学杂志，2016，30（4）：291-305.

[3] 郭兆娟，张晶璇，涂灿，等.关于中药潜在肝毒性若干问题的思考[J].中华中医药杂志，2020，35（11）：5399-5402.

[4] 孙震晓，张力.何首乌及其制剂相关肝损害国内文献回顾与分析[J].药物不良反应杂志，2010，12（1）：26-30.

[5] 侯磊,王亮,刘闻平,等.基于谱图关系和肝毒网络整合模式的柴胡水煎液肝毒性物质基础研究[J].中草药,2020,51(10):2798-2806.

[6] 周国俅,胡婷,陆礼柏,等.人参茯神远志石菖蒲配伍提取物的急性毒性预实验[J].微量元素与健康研究,2018,35(4):4-5.

[7] 徐吉敏,张世安,黄艳,等.MTT法研究酸枣仁皂苷A对肝细胞、肝星状细胞和肝癌细胞增殖的影响[J].西北药学杂志,2013,28(3):281-284.

[8] 李海波,马森菊,石丹枫,等.川楝子的化学成分、药理作用及其毒性研究进展[J].中草药,2020,51(15):4059-4074.

[9] 赵筱萍,陆琳,胡斌,等.木香肝毒性组分筛查与GC-MS分析研究[J].浙江大学学报(医学版),2012,41(1):43-46.

[10] 周思安,刘斯薇,金力行,等.槟榔碱对生殖与泌尿系统的影响[J].国际生殖健康/计划生育杂志,20119,38(5):413-417.

[11] 曾薇,古桂花,李建新,等.槟榔碱的肾毒性实验研究[J].湖南中医药大学学报,2015,35(6):6-8.

[12] 焦歆益,杨小龙,张亚丽,等.舒眠胶囊辅助治疗抑郁症睡眠障碍的临床研究[J].世界睡眠医学杂志,2014,1(6):347-350.

第七章 脾胃肠肝胆病证治疗用药处方审核

第一节 胃痛（急性胃炎、慢性胃炎、功能性消化不良）

胃痛，又称胃脘痛，是以胃脘部近心窝处疼痛为主症的疾病，主要由外邪侵袭、饮食不节、情志失调、体虚久病及药物损害等因素，致使脾胃虚弱，不荣则痛，或胃气郁滞，失于和降，不通则痛。其治疗以理气和胃止痛为法，疏通气机，通则不痛。

现代医学急性胃炎、慢性胃炎、功能性消化不良、胃及十二指肠溃疡等以上腹痛为主要症状者，归属中医学"胃痛"的范畴，按照中医胃痛辨证论治。

一、适用范围

中医诊断为胃痛，西医诊断为急性胃炎、慢性胃炎、功能性消化不良、胃及十二指肠溃疡等的治疗处方。

涉及的具体中成药品种包括但不限于（按笔画排序）：三九胃泰颗粒、小建中颗粒、开胸顺气丸、元胡止痛胶囊、木香槟榔丸、气滞胃痛颗粒、六味安消胶囊、左金胶囊、加味左金丸、加味保和丸、阴虚胃痛颗粒、良附丸、胃苏颗粒、胃康灵胶囊、胃康胶囊、香砂平胃颗粒、香砂养胃丸、复方陈香胃片、养胃舒胶囊、理中丸、越鞠保和丸、舒肝丸、温胃舒胶囊、摩罗丹，以及相同通用名、相同给药途径的其他剂型。

二、适应证审核要点

1. 适应证审核要点一：诊断书写

此类中成药处方应包括提示胃痛的中医/西医诊断及提示胃痛证型的中医诊断。缺少其中之一，即可视为临床诊断书写不全。

其中，提示胃痛的中医诊断为"胃脘痛""脘痛"及其等价诊断，提示胃痛的西医诊断为"急性胃炎""慢性胃炎""胃溃疡""功能性消化不良""胃及十二指肠溃疡"及其等价诊断，提示胃痛证型的中医诊断分为以下6类。

- 胃寒证："胃阳亏虚证""脾胃虚寒证""胃实寒证"及其等价诊断。
- 饮食积滞证："饮食停滞证""食滞胃肠证""食积胃肠证"及其等价诊断。

- 肝气犯胃证:"肝木犯胃证""肝胃气滞证"及其等价诊断。
- 湿热中阻证:"湿热蕴阻证""湿热伤胃证""湿热蕴胃证"及其等价诊断。
- 瘀阻胃络证:"瘀滞胃脘证""胃虚血瘀证"及其等价诊断。
- 胃阴不足证:"胃阴亏虚证""胃阴虚证"及其等价诊断。

2. 适应证审核要点二:诊断与用药相符

即,提示胃痛证型的中医诊断应与胃痛治疗类中成药的功效相匹配,包括:

- 温胃散寒药:说明书标注"温中散寒""温中和胃"等功效的温胃散寒药(温胃舒胶囊、良附丸、理中丸、香砂养胃丸,小建中颗粒等),处方应书写胃寒相关诊断,否则应视为适应证不适宜。例如,诊断为"脾胃湿热"而开具理中丸的处方,应视为适应证不适宜。

- 消食导滞药:说明书标注"行气导滞""开胃消食""消食导滞"等功效的消食导滞药(越鞠保和丸、加味保和丸、木香槟榔丸、六味安消胶囊、开胸顺气丸等),处方应书写饮食伤胃相关诊断,否则应视为适应证不适宜。例如,诊断为"胃阴不足"而开具越鞠保和丸的处方,应视为适应证不适宜。

- 疏肝和胃药:说明书标注"疏肝理气""柔肝和胃""疏肝和胃""平肝降逆"等功效的疏肝和胃药(胃苏颗粒、气滞胃痛颗粒、胃康灵胶囊、舒肝丸、加味左金丸、左金胶囊等),处方应书写肝气犯胃相关诊断。例如,诊断为"脾胃虚寒"而开具舒肝丸的处方,应视为适应证不适宜。

- 燥湿和胃药:说明书标注"清热燥湿""化湿和胃"等功效的燥湿和胃药(三九胃泰颗粒、香砂平胃颗粒等),处方应书写湿热中阻相关诊断。例如,诊断为"肝气犯胃"而开具三九胃泰颗粒的处方,应视为适应证不适宜。

- 活血和胃药:说明书标注"行气化瘀""理气活血""活血通络"等功效的活血和胃药(胃康胶囊、元胡止痛胶囊、摩罗丹等),处方应书写胃络瘀阻证相关诊断。例如,为诊断"饮食积滞"而开具元胡止痛胶囊,应视为适应证不适宜。

- 滋阴养胃药:说明书标注"养阴益胃""滋阴养胃"等功效的滋阴养胃药(阴虚胃痛颗粒、养胃舒胶囊等),处方应书写胃阴不足相关诊断。例如,为诊断"胃络瘀阻"而开具阴虚胃痛颗粒,应视为适应证不适宜。

3. 适应证审核要点三:分类管理

处方既未书写胃痛相关中医诊断又未书写胃痛相关西医诊断者,应视为适应证不适宜或无适应证用药。建议审核不通过,返回医师端修改。例如,诊断为"糖尿病"开具摩罗丹,应视为无适应证用药,返回医师端修改。

处方只书写胃痛相关中医诊断、未书写胃痛相关西医诊断者,视为合理。例如,诊断为"脾胃虚寒证"而开具温胃舒胶囊,应视为合理处方。

处方只书写胃痛相关西医诊断、未书写胃痛相关中医诊断者,应视为临床诊断书写不全或适应证不适宜。可视不同科室、不同医疗机构的具体要求决定是否返回医师端。不返回医师端的处方，应作为不合理处方进入处方点评流程。例如，对于中医科处方，诊断为"慢性胃炎"开具香砂养胃丸，可视为临床诊断书写不全，返回医师端修改。对于西医消化内科处方，诊断为"慢性胃炎"开具元胡止痛胶囊，亦为临床诊断书写不全，但可根据医疗机构具体情况，视为合理或不合理。同时，加强"西学中"培训，鼓励书写中医病证诊断。

三、药品遴选审核要点

1. 药品遴选审核要点一：儿童、老年人和妊娠哺乳期妇女

儿童、老年人和妊娠哺乳期妇女的用药审核应遵循药品说明书要求，说明书明确标注"禁用""忌用"或"不宜使用"的，均应视为药品遴选不适宜。建议选择同功效亚类的其他药品。例如，温胃舒胶囊、小建中颗粒说明书标注"孕妇忌用"，故为孕妇开具温胃舒胶囊、小建中颗粒，应视为药品遴选不适宜，建议返回医师端，可选择同类药品。

说明书标注"慎用"的，可根据医师执业类别、临床经验丰富程度以及患者的具体情况，分类审核。具有慎用人群用药经验的中医类别医师，为实际用药风险较低的慎用人群患者（例如，12岁以上体格发育正常的儿童、肝肾功能正常且无恶性基础疾病的老年人、非孕早期且各项健康指征良好的孕妇）开具此类药品时，可视为合理；其余情形，建议视为不合理。

说明书未明确要求的，或者仅标注"在医师指导下使用"的，可以参考表7-1进行审核。其中，胃痛治疗类中成药涉及的妊娠禁忌药包括：《中国药典》标识的慎用中药（三七、蒲黄、桂枝、肉桂、大黄、枳实、枳壳），传统活血行气药（赤芍、川芎），毒性中药（牵牛子、三棱、莪术、猪牙皂、朱砂、附子）等。

儿童应首选儿童专用中成药，无适用的儿童专用中成药时，也可选择非儿童专用中成药，但应注意是否含有儿童禁用或慎用的成分。胃痛治疗中成药的特殊人群选药见表7-1。

表7-1　胃痛治疗中成药的特殊人群选药

中成药名称	儿童（3~18岁）	老年人（60岁及以上）	孕妇	哺乳期妇女	其他
三九胃泰颗粒	建议可用	建议可用	建议慎用	建议慎用	胃寒患者慎用
小建中颗粒	建议可用，小儿酌减	建议可用	说明书禁用	建议可用	外感风热表证未清患者及脾胃湿热或明显胃肠道出血症状者不宜服用；糖尿病患者慎用

续表

中成药名称	儿童 （3~18岁）	老年人 （60岁及以上）	孕妇	哺乳期妇女	其他
开胸顺气丸	建议慎用	说明书年老体弱者慎用	说明书禁用	建议慎用	建议未经良好控制的严重慢性疾病患者在医师指导下服用
六味安消胶囊	儿童减量	建议可用，有60~89岁患者用药经验	说明书忌用	说明书忌用	过敏体质者慎用；建议未经良好控制的严重慢性疾病患者在医师指导下服用
木香槟榔丸	建议可用，有2~10岁患儿用药经验	建议慎用	说明书禁用	建议可用	寒湿内蕴胃痛者、痢疾及冷积便秘者、年老体弱者及脾胃虚弱者慎用
气滞胃痛颗粒	建议可用，小儿酌减	建议可用	说明书慎用	建议可用	对本品过敏者禁用；过敏体质者慎用；糖尿病患者及高血压、心脏病、肝病、肾病等慢性疾病严重者应在医师指导下服用
元胡止痛胶囊	建议可用，小儿酌减	建议可用	建议可用	建议可用	本品不宜用于虚证痛经，其表现为经期或经后小腹隐痛喜按，月经质稀或色淡，伴有头晕眼花、心悸气短等症者
加味保和丸	建议可用，有8个月~14岁患儿用药经验	建议可用，有60~83岁患者用药经验	说明书慎用	建议可用	对本品过敏者禁用；过敏体质者慎用；建议未经良好控制的严重慢性疾病患者在医师指导下服用
加味左金丸	建议可用	建议可用	建议慎用	建议可用	对本品过敏者禁用；过敏体质者慎用；建议未经良好控制的严重慢性疾病患者在医师指导下服用

续表

中成药名称	儿童（3~18岁）	老年人（60岁及以上）	孕妇	哺乳期妇女	其他
左金胶囊	建议慎用	建议慎用	建议慎用	建议慎用	脾胃虚寒者、对本品过敏者禁用；过敏体质者慎用；高血压、心脏病、肝病、糖尿病、肾病等慢性疾病严重者应在医师指导下服用
阴虚胃痛颗粒	建议可用	建议可用，有60~70岁患者用药经验	建议可用	建议可用	阴虚火旺者不适用，高血压、心脏病、肝病、糖尿病、肾病等慢性疾病严重者应在医师指导下服用
良附丸	建议可用	建议可用	建议慎用	建议可用	高血压、心脏病、肝病、糖尿病、肾病等慢性疾病严重者应在医师指导下服用
香砂平胃颗粒	建议可用	建议可用	建议可用	建议可用	脾胃阴虚者慎用
香砂养胃丸	建议可用，小儿酌减，有1~12岁患儿用药经验	建议可用，有60~78岁患者用药经验	说明书禁用	建议可用	口干欲饮、大便干结、小便短少等胃阴虚者不宜用
胃康胶囊	建议可用	建议可用	说明书慎用	建议可用	脾胃虚弱者慎用
胃康灵胶囊	建议可用，6岁以内患儿慎用	建议可用	说明书慎用	说明书禁用	前列腺肥大患者、青光眼患者禁用
胃苏颗粒	建议可用	建议可用，有60~87岁患者用药经验	说明书禁用	建议可用	高血压、心脏病、肝病、肾病等慢性疾病严重者应在医师指导下服用
养胃舒胶囊	建议可用，小儿酌减	建议可用，有60~74岁患者用药经验	说明书慎用	建议可用	对本品过敏者禁用；过敏体质者慎用；湿热胃痛证及重度胃痛应在医师指导下服用

续表

中成药名称	儿童 （3~18岁）	老年人 （60岁及以上）	孕妇	哺乳期妇女	其他
理中丸	建议慎用，小儿酌减	建议可用	说明书慎用	建议可用	泄泻时腹部热胀痛者忌服；感冒发热者慎用
舒肝丸	建议慎用	建议可用，80岁以上患者慎用	说明书慎用	建议慎用	对本品及本品成分过敏者禁用；建议未经良好控制的严重慢性疾病患者在医师指导下服用
温胃舒胶囊	建议慎用	建议慎用	说明书禁用	建议慎用	对本品过敏者、胃大出血时禁用；过敏体质者慎用；胃脘灼热痛证、重度胃痛应在医师指导下服用
越鞠保和丸	建议可用，小儿酌减	建议可用	说明书慎用	建议可用	高血压、心脏病、肝病、糖尿病、肾病等慢性疾病严重者应在医师指导下服用
复方陈香胃片	6岁以内慎用	建议可用	说明书慎用	建议可用	胃大出血时禁用
摩罗丹	建议可用，小儿酌减	建议可用，有60~70岁患者用药经验	说明书慎用	建议可用	高血压、心脏病、肝病、糖尿病、肾病等慢性疾病严重者应在医师指导下服用

注：建议可用的中成药也应在中医师指导下使用，并严格管控用法用量和疗程；不同说明书要求不同时，遵循最严标准。

2. 药品遴选审核要点二：肝肾功能不全患者

肝肾功能不全患者的用药审核应遵循药品说明书要求，说明书标注"禁用""忌用"的，均视为药品遴选不适宜。例如，说明书要求"严重肝肾功能不全者禁用"，故为诊断中含有"慢性肝炎""肝功能异常""肾功能不全"等提示肝肾功能损害（无论是否明确为严重损害）的患者处方，应当视为药品遴选不适宜，建议返回医师端，可选择同类其他药品。

说明书标注"肝肾功能不全者慎用"或者标注"肝病、肾病严重者在医师指导下使用"，可根据医师执业类别、临床经验丰富程度以及患者的具体情况，分类管理。具有慎用人群用药经验的中医类别医师，为轻、中度肝肾功能异常的患者开具此类药品时,可视为合理;其余情形,建议视为不合理。

说明书未明确要求的,或者仅标注"在医师指导下使用"的,可通过组方成分做初步评估。即:

● 含有颠茄浸膏的胃痛类中西药复方制剂,应关注肝肾损伤风险。

● 胃痛治疗类中成药中部分含有潜在肝损害成分,近年有肝损害文献报道的中药有:柴胡、补骨脂、香附、川楝子、木香、制何首乌等。如含引起肝损害成分的中成药疗程超过 14 天,则需监测肝功能。例如,有摩罗丹引起肝损害的个案报道,长期使用该药时应加强药学监护。

● 含有朱砂(如舒肝丸)的胃痛治疗类中成药,如果处方诊断含有"肾病""肾功能不全"及其等价诊断,应加强使用时的药学监护,亦可选择同功效亚类的其他药品。文献报道,过量服用三棱、莪术可导致肾小管出现结构异常,开胸顺气丸和木香槟榔丸均含有这两味药物,应注意加强使用时的药学监护。

3. 药品遴选审核要点三:高血压、心脏病等特殊疾病患者

特殊疾病(例如高血压、糖尿病、心脏病、前列腺肥大等)患者的用药审核应遵循药品说明书要求,说明书标注"禁用""忌用"的,均可视为药品遴选不适宜。

例如,胃康灵胶囊中含有的颠茄浸膏有拮抗胆碱受体的作用,说明书标注"青光眼、前列腺肥大禁用",如果为该类疾病患者开具胃康灵胶囊,应视为药品遴选不适宜。对于仅辨证为瘀血阻络的胃痛患者可考虑更换为同样具有散瘀和胃作用但无青光眼、前列腺肥大禁忌的摩罗丹。

说明书标注"慎用"的,可根据医师执业类别、临床经验丰富程度以及患者慢性疾病管理的水平,分类管理。具有慎用人群用药经验的中医类别医师,为慢性疾病管理良好的患者开具此类药品时,可视为合理;其余情形,建议视为不合理。

说明书未明确要求的,或者仅标注"在医师指导下使用"的,建议视为合理。

4. 药品遴选审核要点四:中西药复方制剂

含有化学药物成分的中西药复方制剂,应严格遵循其中化学药物成分的禁忌证进行药品遴选审核。例如,颠茄浸膏的主要成分为莨菪碱、东莨菪碱、颠茄碱等,为抗胆碱药,具有解除平滑肌痉挛,抑制腺体分泌的作用,用于胃及十二指肠溃疡,胃肠道、肾、胆绞痛等,禁用于青光眼、眼压高、重症肌无力、前列腺肥大、梗阻性胃肠疾病、梗阻性肾病、重症肝肾功能损伤患者及孕妇、哺乳期妇女,所以,含有颠茄浸膏的胃康灵胶囊在以上患者人群中均禁用。又如,肾功能不全者长期服用氢氧化铝可引起铝蓄积,进而出现精神症状，所以，为肾功能不全患者开具含有氢氧化铝的复方陈香胃片时，可视为药品遴选不适宜，建议返回医师端修改。

四、联合用药审核要点

1. 联合用药审核要点一：重复用药

● 治疗同一证型的胃痛，且含有 3 个以上相同成分或含有相同成分的占比超过 30% 的两个中成药足量联用时，可视为重复用药。例如，治疗饮食积滞证的开胸顺气丸和木香槟榔丸均含有槟榔、牵牛子、陈皮、木香、醋三棱、醋莪术，相同成分占比分别为 6/8（开胸顺气丸）和 6/13（木香槟榔丸），且槟榔为二药的君药，故二者的足量联用属于重复用药。

● 原方与衍生方或同一原方的不同衍生方足量联用时，可视为重复用药。例如，保和丸组成为焦山楂、炒六神曲、制半夏、茯苓、陈皮、连翘、炒莱菔子、炒麦芽，加味保和丸组成为炒白术、茯苓、陈皮、姜厚朴、枳实、麸炒枳壳、醋香附、炒山楂、炒六神曲、炒麦芽、法半夏。加味保和丸是保和丸的衍生方，且相同成分占比分别为 6/8（保和丸）和 6/11（加味保和丸），因此保和丸与加味保和丸足量联用时，应判定为重复用药。

● 成分完全包含的两个胃痛治疗类中成药足量联用时，可视为重复用药。例如，治疗肝气犯胃证的气滞胃痛颗粒与加味左金丸均含有柴胡、醋延胡索、枳壳、醋香附、白芍和甘草，相同成分占比分别为 6/6（气滞胃痛颗粒）和 6/14（加味左金丸），加味左金丸成分完全包含气滞胃痛颗粒，故二者的足量联用属于重复用药。

● 具有相同功效，含有相同毒性饮片的两个胃痛治疗类中成药足量联用时，可视为重复用药。例如，开胸顺气丸和木香槟榔丸均具有行气导滞的功效，均含有毒性饮片炒牵牛子，故二者的足量联用属于重复用药。

2. 联合用药审核要点二：药性冲突

● 药性整体偏热的胃痛治疗类中成药与药性整体偏寒的胃痛治疗类中成药足量联用时，可视为药性冲突。例如温胃舒胶囊、良附丸、理中丸、小建中颗粒，这几个中成药全方基本由温热性中药组成，故其药性整体偏热；三九胃泰颗粒，全方基本由寒凉性中药组成，仅含有木香一味温性中药及茯苓一味平性中药，故其药性整体偏寒；如三九胃泰颗粒与良附丸、温胃舒胶囊、理中丸、小建中颗粒足量联用，可视为药性冲突。

● 具有滋补功效的胃痛治疗类中成药与治疗感冒的解表药联用，可视为药性冲突。如阴虚胃痛颗粒、小建中颗粒与风寒感冒颗粒联用，可视为药性冲突。

● 以治疗寒热错杂型胃痛为主的寒热并用胃痛治疗类中成药，与药味数较少（一般少于 5 味）且重复度低于 30% 的寒性中成药、热性中成药或寒热并

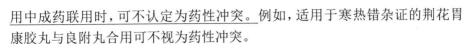

用中成药联用时,可不认定为药性冲突。例如,适用于寒热错杂证的荆花胃康胶丸与良附丸合用可不视为药性冲突。

3. 联合用药审核要点三:配伍禁忌

● 违反十八反、十九畏配伍的胃痛治疗类中成药与其他疾病治疗中成药的联用,可不视为配伍禁忌,但应提醒临床医师加强监测。例如,附子理中丸与六君子丸的联用,可不视为配伍禁忌,加强随访监测即可。

● 胃痛治疗类中成药的联用、胃痛治疗类中成药与其他疾病治疗中成药的联用,存在两个及两个以上毒性饮片联用时,视毒性饮片具体品种、用法用量和患者体质病情而定。例如,香砂养胃丸含有毒性饮片半夏,活血丸含有毒性饮片牵牛子,二者联用时应加强随访监测。

4. 联合用药审核要点四:中西药不当联用

● 含有颠茄浸膏、氢氧化铝等化学药成分的中西药复方制剂,与含有相同药理作用成分的西药联合使用时,应视为重复用药。如颠茄磺苄啶片、颠茄片、复方苦参肠炎康片等与胃康灵胶囊足量联用时,复方陈香胃片与复方氢氧化铝片、碳酸氢钠片足量联用时,元胡止痛胶囊与罗通定片足量联用时,都应视为重复用药,返回医师端修改。

● 辅料含有蔗糖、炼蜜的中成药,含有甘草、大枣等具有潜在影响血糖作用的中成药与西药降血糖药联合使用时,可不视为配伍禁忌,应加强疾病监测即可。

五、用法用量审核要点

1. 用法用量审核要点一:日总量控制

依据药品说明书,以每日最大量为基本审核单元,不超过每日最大量的处方,即视为合理处方。例如,为一般成人的脾胃虚寒的胃痛,处方开具小建中颗粒【颗粒剂,15g/袋】,一次 1 袋,一日 2 次(说明书为一次 1 袋,一日 3 次),日总量小于说明书常规量,应视为合理处方。

2. 用法用量审核要点二:超说明书剂量用药

在规定的疗程范围内,对于不含有毒性饮片(例如附子、半夏)的胃痛治疗类中成药,为一般成人(非特殊人群)开具说明书日最大量 150% 的用量,可不视为用法用量不适宜。例如,一般成人瘀血阻络的胃痛患者,处方摩罗丹【大蜜丸,9g/丸】,用药时长为 2 周,一次 3 丸,一日 3 次(说明书为一次 1~2 丸,一日 3 次),日总量为说明书日最大量的 150%,可不视为用法用量不适宜,但应加强监测。

对于含有毒性饮片(例如附子、牵牛子)的胃痛治疗类中成药,或者对于特殊人群患者用药的情形,或者存在疗程不确定或超长时间用药的情形,如果开具超过说明书日最大量的处方,可根据药品特点和患者病情特点,分类界定和管理。安全风险较高的,建议认定为用法用量不适宜。例如,为 55 岁慢性胃炎患者开具胃苏颗粒【颗粒剂,15g/ 袋】,用药时长为 30 天,一次 2 袋,一日 2 次(说明书为一次 1 袋,一日 3 次),同时存在日总量超过说明书用量和疗程超出说明书要求(15 天)的情形,建议认定为用法用量不适宜。

3. 用法用量审核要点三:儿童与老年人用药

根据《中成药临床应用指导原则》,老年人用药,一般为常用量。儿童用药,应根据年龄进行减量。具体方法为:"一般情况 3 岁以内服 1/4 成人量,3~5 岁的可服 1/3 成人量,5~10 岁的可服 1/2 成人量,10 岁以上与成人量相差不大即可。"例如,为 7 岁"肝气犯胃"型胃痛患儿开具气滞胃痛颗粒【颗粒剂,5g/ 袋】,处方用量为一次半袋,一日 3 次(说明书为一次 1 袋,一日 3 次),应视为合理处方。

六、用药疗程审核要点

药品说明书有明确疗程要求的,以说明书要求为标准进行疗程审核。例如,左金胶囊说明书提示"15 天为 1 个疗程",所以,开具左金胶囊 30 天的处方,可视为用药疗程不适宜。

药品说明书没有明确疗程要求的,可参考胃痛的病程和疗效评价时间点进行审核。一般来看,胃痛可为急性或慢性病证,急性胃痛的一般疗程为 3~7 天,慢性胃痛的疗程难确定,可参考西医治疗周期,如慢性萎缩性胃炎疗程不得少于 10 周,消化性溃疡疗程为 4~8 周,也可根据临床治疗实际情况进行审核。例如,六味安消胶囊说明书未提示明确疗程,根据文献报道,治疗消化性溃疡以 30 天为疗效评价时间点,故开具六味安消胶囊 60 天的处方,可视为用药疗程不适宜。又如,摩罗丹说明书未提示明确疗程,根据文献报道,治疗慢性胃炎以 24 周为疗效评价时间点,故开具摩罗丹 30 天的处方,可视为用药疗程适宜。

(丁海欧 杨寿圆 郭红叶)

参 考 文 献

[1] 吴勉华,王新月 . 中医内科学[M].3 版 . 北京:中国中医药出版社,2012:178-208.

[2] 黄道林,向娟,刘晓东,等 . 药源性肝损伤中药的研究进展[J]. 海峡药学,2012,24(10):13-15.

[3] 高悦,张艳丽 . 摩罗丹(浓缩丸)致肝损伤 3 例[J]. 药物不良反应杂志,2020,22(9):530-532.

[4] 张虹 . 中药引起肾损伤的几种常见原因[N]. 中国中医药报,2008-11-03(4).

[5] 北京市卫生和计划生育委员会基层医疗机构处方点评工作组,北京中医药学会临床药学专业委员会青年委员组,北京中医药大学中药药物警戒与合理用药研究中心.北京地区基层医疗机构中成药处方点评共识报告(2018版)[J].中国医院药学杂志,2018,38(18):1877-1887.

[6] 金锐,张冰.中成药处方点评的理论与实践[M].北京:人民卫生出版社,2019:88-101.

[7] 龙远雄,徐寅,邓桂明.中医药治疗胃脘痛组方规律的数据挖掘研究[J].中药新药与临床药理,2022,33(3):405-410.

[8] 旷吉琳,张婷,高天,等.2例肝损伤不良事件病例分析讨论[J].中药与临床,2021,12(3):87-89.

[9] 张声生.中成药治疗功能性消化不良临床应用指南(2021年)[J].中国中西医结合杂志,2022,42(1):5-12.

[10] 王磊,毕蓉蓉.六味安消联合西药治疗萎缩性慢性胃炎伴原发性胆汁反流的临床研究[J].世界中西医结合杂志,2018,13(9):1203-1206.

[11] 俞赟丰,上官雪丽,王燚霈,等.摩罗丹联合常规西药治疗慢性萎缩性胃炎的Meta分析和试验序贯分析[J].中药新药与临床药理,2022,33(5):714-720.

第二节　胃痞(急性胃炎、慢性胃炎、功能性消化不良)

胃痞是以自觉心下痞塞胀满不舒为主症的疾病,又称痞满。主要由饮食不节、情志失调、体虚久病、药物所伤等原因导致中焦气机阻滞,脾胃升降失常,发生痞满。治疗以调理脾胃升降、行气除痞消满为原则,实者泻之,虚者补之,虚实夹杂者补泻并用。

现代医学的急性胃炎、慢性胃炎、胃神经官能症、胃下垂、消化不良等疾病,属于中医胃痞范畴,按照中医胃痞辨证论治。

一、适用范围

中医诊断为胃痞、痞满,西医诊断为急性胃炎、慢性胃炎、胃神经官能症、胃下垂、功能性消化不良等以心下痞塞为主症的治疗处方。

涉及的具体中成药品种包括但不限于(按笔画排序):人参健脾丸、山楂丸、山楂化滞丸、开胃健脾丸、气滞胃痛颗粒、六味木香散、尢龙胶囊、四方胃胶囊、四君子颗粒、加味香砂枳术丸、肝胃气痛片、补中益气丸、珍珠胃安丸、胃安胶囊、胃脘舒颗粒、香苏正胃丸、香砂平胃颗粒、香砂和中丸、香砂枳术丸、香砂胃痛散、香砂养胃丸、复方陈香胃片、保和丸、养胃颗粒、健胃片、健胃消食片、舒肝平胃丸、槟榔四消丸、摩罗丹,以及相同通用名、相同给药途径的其他剂型。

二、适应证审核要点

1. 适应证审核要点一：诊断书写

此类中成药处方应包括提示胃痞的中医/西医诊断及提示胃痞证型的中医诊断。缺少其中之一，即可视为临床诊断书写不全。

其中，提示胃痞的中医诊断为"胃痞""脘痞"及其等价诊断，提示胃痞的西医诊断为"急性胃炎""慢性胃炎""胃神经官能症""胃下垂""功能性消化不良"及其等价诊断，胃痞的中医辨证论治可分为以下 6 类：

- 饮食停滞证："伤食证""食滞胃肠证""食积胃肠证"及其等价诊断。
- 痰湿内阻证："痰湿内盛证""痰湿偏盛证""痰湿壅盛证"及其等价诊断。
- 肝郁气滞证："肝气郁结证""肝气郁滞证""肝气不舒证"及其等价诊断。
- 脾胃虚弱证："脾胃亏虚证""脾胃气虚证""中气虚证"及其等价诊断。
- 胃阴不足证："胃阴虚证""胃阴亏虚证""胃燥津伤证"及其等价诊断。
- 寒热错杂证："上寒下热证""表寒里热证""外寒里热证"及其等价诊断。

2. 适应证审核要点二：诊断与用药相符

即，提示胃痞证型的中医诊断应与胃痞治疗类中成药的功效相匹配。包括：

- 以消食导滞为主的药：说明书标注"消食导滞""消积导滞"等功效的以导滞为主的药（山楂丸、山楂化滞丸、保和丸、槟榔四消丸等），处方应书写饮食停滞相关诊断，否则应视为适应证不适宜。例如，诊断为"脾胃虚弱证"而开具槟榔四消丸的处方，应视为适应证不适宜。

- 以燥湿化痰为主的药：说明书标注"燥湿健脾""温中燥湿"等功效的以燥湿为主的药（平胃丸、香砂平胃丸、香砂和中丸、香砂养胃丸、香苏正胃丸等），处方应书写痰湿内阻相关诊断，否则应视为适应证不适宜。例如，诊断为"胃阴不足证"而开具香砂平胃丸的处方，应视为适应证不适宜。

- 以疏肝行气为主的药：说明书标注"舒肝理气""宽中理气"等功效的以疏肝为主的药（气滞胃痛颗粒、六味木香散、尢龙胶囊、舒肝平胃丸、香砂胃痛散、珍珠胃安丸、肝胃气痛片、复方陈香胃片等），处方应书写肝郁气滞相关诊断，否则应视为适应证不适宜。例如，诊断为"痰湿内阻证"而开具气滞胃痛颗粒的处方，应视为适应证不适宜。

- 以补气健脾为主的药：说明书标注"健脾""补气""养胃健脾""健胃消食"等功效的以健脾为主的药（开胃健脾丸、加味香砂枳术丸、香砂枳术丸、养胃颗粒、健脾丸、健胃消食片等），处方应书写脾胃虚弱相关诊断，否则应视为适应证不适宜。例如，诊断为"寒热错杂证"而开具健胃消食片的处方，应视为适应证不适宜。

● 以养阴为主的药：说明书标注"养阴益胃""益气养阴"等功效的以补虚为主的药（胃安胶囊、胃脘舒颗粒、摩罗丹等），处方应书写胃阴不足相关诊断，否则应视为适应证不适宜。例如，诊断为"痰湿壅盛证"而开具胃安胶囊的处方，应视为适应证不适宜。

● 寒热平调药：说明书标注"寒热错杂"等功效的寒热平调药（荆花胃康胶丸等），处方应书写寒热错杂相关诊断，否则应视为适应证不适宜。例如，诊断为"肝郁气滞证"而开具荆花胃康胶丸的处方，应视为适应证不适宜。

3. 适应证审核要点三：分类管理

处方既未书写胃痞相关中医诊断又未书写胃痞相关西医诊断者，应视为适应证不适宜或无适应证用药。建议审核不通过，返回医师端修改。例如，诊断为"糖尿病"开具健胃消食片，应视为无适应证用药，返回医师端修改。

处方只书写胃痞相关中医诊断、未书写胃痞相关西医诊断者，视为合理。例如，诊断为"肝气郁结证"开具气滞胃痛颗粒，应视为合理处方。

处方只书写胃痞相关西医诊断、未书写胃痞相关中医诊断者，应视为临床诊断书写不全或适应证不适宜。可视不同科室、不同医疗机构的具体要求决定是否返回医师端。不返回医师端的处方，应作为不合理处方进入处方点评流程。例如，对于中医科处方，诊断为"胃痞"开具舒肝平胃丸，可视为临床诊断书写不全，返回医师端修改。对于西医消化内科处方，诊断为"消化不良"开具健胃消食片，亦为临床诊断书写不全，但可根据医疗机构具体情况，视为合理或不合理。同时，加强"西学中"培训，鼓励书写中医病证诊断。

三、药品遴选审核要点

1. 药品遴选审核要点一：儿童、老年人和妊娠哺乳期妇女

儿童、老年人和妊娠哺乳期妇女的用药审核应遵循药品说明书要求，说明书明确标注"禁用""忌用"的，均应视为药品遴选不适宜。建议选择同功效亚类的其他药品。例如，六味木香散说明书标注"孕妇禁用"，故为孕妇开具六味木香散，应视为药品遴选不适宜。

说明书标注"慎用"的，可根据医师执业类别、临床经验丰富程度以及患者的具体情况，分类审核。具有慎用人群用药经验的中医类别医师，为实际用药风险较低的慎用人群患者（例如，12岁以上体格发育正常的儿童、肝肾功能正常且无恶性基础疾病的老年人、非孕早期且各项健康指征良好的孕妇）开具此类药品时，可视为合理；其余情形，建议视为不合理。例如：健胃消食片说明书要求"妊娠慎用"，可根据开具处方的医师或视科室、医疗机构的具体要求来决定处方是否合理。

说明书未明确要求的，或者仅标注"在医师指导下使用"的，可以参考表 7-2 进行审核。其中，胃痞治疗类中成药涉及的妊娠禁忌药包括：《中国药典》标识的禁用中药（牵牛子、朱砂、闹羊花、猪牙皂），慎用中药（大黄、枳壳、枳实、五灵脂）和其他重点关注中药半夏（含半夏蛋白）等。

儿童应首选儿童专用中成药，无适用的儿童专用中成药时，也可选择非儿童专用中成药，但应注意是否含有儿童禁用或慎用的成分。胃痞治疗中成药的特殊人群选药见表 7-2。

表 7-2 胃痞治疗中成药的特殊人群选药

中成药名称	儿童（3~18岁）	老年人（60岁及以上）	孕妇	哺乳期妇女	其他
人参健脾丸	建议可用，文献有 1~7 岁患儿用药经验	建议可用	建议可用	建议可用	感冒发热患者不宜服用；高血压、心脏病、肝病、糖尿病、肾病等慢性疾病严重者应在医师指导下服用
山楂丸	建议可用	建议可用	建议可用	建议可用	不适用于溃疡、泛酸、胃脘烧灼感者
山楂化滞丸	建议可用	建议可用	说明书禁用	建议可用	建议未经良好控制的严重慢性疾病患者在医师指导下服用
开胃健脾丸	建议可用	建议可用	说明书禁用	建议可用	对本品过敏者禁用；过敏体质者慎用；不适用于口干、舌少津，或有手足心热，食欲不振，脘腹作胀，大便干的患者
气滞胃痛颗粒	建议可用	建议可用	说明书慎用	建议可用	建议未经良好控制的严重慢性疾病患者在医师指导下服用
六味木香散	建议可用	建议可用	说明书禁用	建议慎用	体虚者禁用；建议未经良好控制的严重慢性疾病患者在医师指导下服用
尤龙胶囊	建议可用	建议可用，有 60~75 岁患者用药经验	说明书慎用	建议可用	脾胃虚寒者忌服

续表

中成药名称	儿童 （3~18岁）	老年人 （60岁及以上）	孕妇	哺乳期妇女	其他
四方胃胶囊	建议慎用	建议可用	说明书慎用	建议慎用	不适用于脾胃阴虚者，主要表现为口干、舌红少津、大便干
四君子颗粒	建议可用，文献有10个月~8岁小儿用药经验	建议可用	建议可用	建议可用	不适用于脾胃阴虚、急躁易怒、急性肠炎患者；糖尿病患者慎用
加味香砂枳术丸	建议可用，有2~10岁患儿用药经验	建议可用	说明书禁用	建议可用	糖尿病患者禁用
肝胃气痛片	建议可用，6岁以内小儿不推荐使用	建议可用	说明书忌用	建议可用	脾胃虚寒易泄泻者慎服；高血压、心脏病、糖尿病、肝病、肾病等慢性疾病严重者应在医师指导下服用
补中益气丸	建议可用，文献有2.2~11岁儿童用药经验	建议可用	建议可用，文献有妊娠16~30周用药经验	建议可用	不适用于恶寒发热表证者，暴饮暴食脘腹胀满实证者；高血压患者慎服
珍珠胃安丸	建议可用	建议可用	建议可用	建议可用	建议未经良好控制的严重慢性疾病患者在医师指导下服用
胃安胶囊	建议可用	建议可用	建议可用	建议可用	不适用于脾胃阳虚患者（主要表现为遇寒则胃脘痛，大便溏）
胃脘舒颗粒	建议可用	建议可用，有60~78岁患者用药经验	建议可用	建议可用	心脏病、肝病、糖尿病、肾病等慢性疾病严重者应在医师指导下服用
香砂平胃丸	建议可用，有3~8岁患儿用药经验	建议可用	建议可用	建议可用	脾胃阴虚者慎用

续表

中成药名称	儿童 （3~18岁）	老年人 （60岁及以上）	孕妇	哺乳期妇女	其他
香砂和中丸	建议可用	建议可用	说明书禁用	建议可用	胃阴虚者（表现为口干欲饮、大便干结、小便短少）不宜用
香砂枳术丸	建议可用，有 3~14 岁患儿用药经验	建议可用	建议可用	建议可用	胃脘灼热，便秘口苦者不适用；高血压、心脏病、肝病、糖尿病、肾病等慢性疾病严重者应在医师指导下服用
香砂养胃丸	建议可用，小儿酌减，有 1~12 岁患儿用药经验	建议可用，有 60~78 岁患者用药经验	说明书禁用	建议可用	口干欲饮、大便干结、小便短少等胃阴虚者不宜用
香砂胃痛散	说明书禁用	建议可用	说明书禁用	说明书禁用	肝肾功能不全，造血系统疾病患者禁用
香苏正胃丸	建议可用，1 岁以内小儿酌减	建议可用	建议慎用	建议慎用	肝肾功能不全者慎用
复方陈香胃片	建议可用，6 岁以内小儿不推荐使用	建议可用	说明书慎用	建议可用	阑尾炎或急腹症患者、骨折患者不宜服用
保和丸	建议可用，有 5 个月~5 岁患儿用药经验	建议可用，有 60~70 岁患者用药经验	建议可用	建议可用	高血压、心脏病、肝病、糖尿病、肾病等慢性疾病严重者应在医师指导下服用
养胃颗粒	建议可用	建议可用，有 60~73 岁患者用药经验	建议可用	建议可用	重度胃痛应在医师指导下服用；建议未经良好控制的严重慢性疾病患者在医师指导下服用

续表

中成药名称	儿童（3~18岁）	老年人（60岁及以上）	孕妇	哺乳期妇女	其他
健胃片	建议慎用	建议可用	说明书慎用	说明书慎用	脾胃阴虚者（主要表现为口干、舌红少津、大便干）不适用；肝功能不良者慎用
健胃消食片	建议可用，小儿酌减，有2.5个月~10岁患儿用药经验	建议可用	说明书慎用，有妊娠20~33周的用药经验	说明书慎用	高血压、心脏病、肝病、糖尿病、肾病等慢性疾病严重者应在医师指导下服用
舒肝平胃丸	建议可用	建议可用	说明书禁用	建议可用	不适用于脾胃阴虚者，主要表现为口干、舌红少津、大便干
槟榔四消丸	建议可用，小儿酌减	建议可用	说明书禁用	建议可用	高血压、心脏病、肝病、糖尿病、肾病等慢性疾病严重者应在医师指导下服用
摩罗丹	建议可用	建议可用，有83岁以内老人的用药经验	建议可用	建议可用	高血压、心脏病、肝病、糖尿病、肾病等慢性疾病严重者应在医师指导下服用

注：建议可用的中成药也应在中医师指导下使用，并严格管控用法用量和疗程。

2. 药品遴选审核要点二：肝肾功能不全患者

肝肾功能不全患者的用药审核应遵循药品说明书要求，说明书标注"禁用""忌用"的，均视为药品遴选不适宜。

例如，香砂胃痛散说明书要求"严重肝肾功能不全者禁用"，故为诊断中含有"慢性肝炎""肝功能异常""肾功能不全"等提示肝肾功能损害（无论是否明确为严重损害）的患者开具香砂胃痛散时，应当视为药品遴选不适宜，建议返回医师端，可选择同类药品，例如舒肝平胃丸、六味木香散等。

说明书标注"肝肾功能不全者慎用"或者标注"肝病、肾病严重者在医师指导下使用"，可根据医师执业类别、临床经验丰富程度以及患者的具体情况，分类管理。具有慎用人群用药经验的中医类别医师，为轻、中度肝肾功能异常的患者开具此类药品时，可视为合理；其余情形，建议视为不合理。例如：健胃丸说明书要求"肝肾功能不全者慎用"，可根据开具处方的医师或视科室、医疗机构的具体要求来决定处方是否合理。

说明书未明确要求的，或者仅标注"在医师指导下使用"的，可通过组方成分做初步评估。即：

● 含闹羊花(六味木香散)、川楝子(如健胃片、四方胃胶囊)具有潜在肝损害的中成药，因具有明确的肝损伤风险，建议视为药品遴选不适宜，选择同类其他药品。

● 含朱砂(如香砂胃痛散、香苏正胃丸)、牵牛子(山楂化滞丸)具有潜在肾损害风险的中成药，因具有明确的肾损伤风险，建议视为药品遴选不适宜，选择同类其他药品。

除以上含肝、肾毒性中药成分的中成药外，其余胃痞治疗类中成药一般不含有潜在肝、肾损害成分，故肝、肾损害风险整体不高，一般加强药学监护即可。

3. **药品遴选审核要点三：高血压、心脏病等特殊疾病患者**

特殊疾病(例如高血压、糖尿病、心脏病、前列腺肥大等)患者的用药审核应遵循药品说明书要求，说明书标注"禁用""忌用"的，均可视为药品遴选不适宜。

说明书标注"慎用"的，可根据医师执业类别、临床经验丰富程度以及患者慢性疾病管理的水平，分类管理。具有慎用人群用药经验的中医类别医师，为慢性疾病管理良好的患者开具此类药品时，可视为合理；其余情形，建议视为不合理。

说明书未明确要求的，或者仅标注"在医师指导下使用"的，建议视为合理。

4. **药品遴选审核要点四：中西药复方制剂**

含有化学药物成分的中西药复方制剂，应严格遵循其中化学药物成分的禁忌证进行药品遴选。例如，氢氧化铝禁用于阑尾炎患者、急腹症患者、早产儿和婴幼儿。所以，合并有以上疾病诊断的患者，在治疗胃痞时开具含有氢氧化铝的复方陈香胃片，应视为药品遴选不适宜，建议返回医师端修改。

四、联合用药审核要点

1. **联合用药审核要点一：重复用药**

● 治疗同一证型的胃痞，且含有 3 个以上相同成分或含有相同成分的占比超过 30% 的两个中成药足量联用时，可视为重复用药。例如，保和丸与山楂化滞丸均含有山楂、麦芽、六神曲和莱菔子，相同成分占比分别为4/8(保和丸)和4/6(山楂化滞丸)，且山楂为二药的君药，故二者的足量联用属于重复用药。

● 均含有苍术、陈皮、厚朴和甘草的胃痞药，视为平胃散的衍生方，足量联用时,可视为重复用药。例如,香砂平胃丸与舒肝平胃丸均含有苍术、陈皮、厚朴、甘草等,且都用于肝胃不和、消化不良,属于同一底方的衍生方,故足量使用属于重复用药。

- 成分完全包含的两个胃痞治疗类中成药足量联用时,可视为重复用药。例如,枳术丸含有枳实和白术,而香砂枳术丸的组方为木香、枳实、砂仁和白术,香砂枳术丸的组方完全包含枳术丸,故二者的足量联用属于重复用药。
- 具有相同功效,含有相同毒性饮片的两个胃痞治疗类中成药足量联用时,可视为重复用药。例如,香砂胃痛散和香苏正胃丸均具有和中功效,均含有毒性饮片朱砂,故二者的足量联用属于重复用药。

2. **联合用药审核要点二:药性冲突**

- 药性偏温的胃痞治疗类中成药与药性偏凉的胃痞治疗类中成药足量联用时,可视为药性冲突。例如,香砂养胃丸以温中和胃为主,整体药性偏温。芄龙胶囊以清肝泄热为主,全方由单一成分龙胆总苷组成,故整体药性偏凉。二者的足量联用属于药性冲突。

3. **联合用药审核要点三:配伍禁忌**

- 胃痞治疗类中成药与其他疾病治疗中成药联用,存在违反十八反、十九畏配伍的,可不视为配伍禁忌,但应提醒临床医师加强监测。例如,附子理中丸含有附子,香砂和中丸含有清半夏,附子理中丸与香砂和中丸的联用,可不视为配伍禁忌,加强随访监测即可。
- 胃痞治疗类中成药的联用、胃痞治疗类中成药与治疗其他疾病中成药的联用,存在两个及两个以上毒性饮片联用时,视毒性饮片具体品种、用法用量和患者体质病情而定。例如,香苏正胃丸、香砂胃痛散均含有毒性饮片朱砂,四方胃胶囊含有苦杏仁,山楂化滞丸含有牵牛子,六味木香散含有闹羊花,若老年患者长期足量联用,建议视为联合用药不适宜。

4. **联合用药审核要点四:中西药不当联用**

- 含有氢氧化铝、碳酸氢钠、重质碳酸镁等化学药成分的中西药复方制剂与含有相同药理作用成分的西药联合使用时,应视为重复用药。例如:含有碳酸氢钠和氢氧化铝的复方陈香胃片,与西药碳酸氢钠片足量联用时,应视为重复用药,建议更换药品或减量使用。
- 含有延胡索的胃痞治疗类中成药与含有延胡索乙素的西药联合使用时,应视用法用量而定,足量联用视为联合用药不适宜。例如,气滞胃痛颗粒与罗通定片(西药)足量联用时,可视为联合用药不适宜。
- 含有山楂的胃痞治疗类中成药代谢后使尿液酸性增强,与磺胺类药物、氨基糖苷类药物和碱性抗酸药物联合使用时,密切监测。例如:山楂丸与柳氮磺吡啶或铝碳酸镁咀嚼片等联用时,应密切监测。

● 辅料含有蔗糖的中成药，含有甘草、大枣等具有潜在影响血糖作用的中成药与西药降血糖药联合使用时，应密切监测。例如：香砂养胃丸、健胃消食片与盐酸二甲双胍片、胰岛素等联合使用时，应密切监测。

五、用法用量审核要点

1. 用法用量审核要点一：日总量控制

依据药品说明书，以每日最大量为基本审核单元，不超过每日最大量的处方，即视为合理处方。例如：为一般成人"湿阻中焦证"开具香砂养胃丸【水丸，9g/袋】，一次1袋，一日1次（说明书为一次1袋，一日2次），日总量小于说明书常规量，应视为合理处方。

2. 用法用量审核要点二：超说明书剂量用药

在规定的疗程内，对于不含有毒性饮片（例如朱砂、闹羊花、牵牛子、苦杏仁）的胃痞治疗类中成药，为一般成人（非特殊人群）开具说明书日最大量150%的用量，可不视为用法用量不适宜。例如，慢性萎缩性胃炎，开具处方摩罗丹【大蜜丸，9g/丸】，一次3丸，一日3次（说明书为一次1~2丸，一日3次），日总量为说明书日最大量的150%，可不视为用法用量不适宜，但应加强监测。

对于含有毒性饮片（例如朱砂、闹羊花、牵牛子、苦杏仁）的胃痞治疗类中成药，或者为特殊人群（儿童、老年人、孕妇、哺乳期妇女、肝肾功能不全等）开具胃痞治疗类中成药，或者超长疗程开具胃痞治疗类中成药时，对于超过说明书日最大量的处方，建议视为用法用量不适宜。也可根据药品特点和患者病情特点，分类界定和管理。

3. 用法用量审核要点三：儿童与老年人用药

根据《中成药临床应用指导原则》，老年人用药，一般为常用量。儿童用药，应根据年龄进行减量。具体方法为："一般情况3岁以内服1/4成人量，3~5岁的可服1/3成人量，5~10岁的可服1/2成人量，10岁以上与成人量相差不大即可。"例如，为6岁脾虚气滞厌食患儿开具养胃颗粒【颗粒剂，5g/袋】，处方用量为一次半袋，一日3次（说明书为一次1袋，一日3次），应视为合理处方。

六、用药疗程审核要点

药品说明书有明确疗程要求的，以说明书要求为标准进行疗程审核。例如，荜龙胶囊说明书提示"4周为1个疗程"，所以，开具荜龙胶囊30天的处方，可视为用药疗程适宜。

药品说明书没有明确疗程要求的，可参考胃痞的病程和疗效评价时间点进行审核。胃痞起病可急可缓，病程长短不一，反复发作。对于以缓解症状为主的、治疗急性症状的中成药，一般连续用药不宜超过 7 天；对于以扶正祛邪为主的、治疗慢性胃痞的中成药，处方用药时长不超过 4 周的，也可根据临床治疗实际情况进行审核。例如，诊断为"伤食证"，开具山楂丸 14 天，可视为用药疗程不适宜；诊断为"脾虚气滞"，开具养胃颗粒 14 天，可视为用药疗程适宜。

（赖　慧　王　彬　郭红叶）

参 考 文 献

[1] 国家药典委员会.中华人民共和国药典:2020 年版.一部[M].北京:中国医药科技出版社,2020.

[2] 北京市卫生和计划生育委员会基层医疗机构处方点评工作组,北京中医药学会临床药学专业委员会青年委员组,北京中医药大学中药药物警戒与合理用药研究中心.北京地区基层医疗机构中成药处方点评共识报告(2018 版)[J].中国医院药学杂志,2018,38(18):1877-1887.

[3] 王素排.中医辨证治疗痞满证 46 例临床疗效观察[J].时珍国医国药,2012,23(9):2367-2368.

[4] 胡建鹏,丁玲,王丽娜,等.王键治疗痞满经验[J].中华中医药杂志,2020,35(8):4000-4003.

[5] 李艳,张锋,周佳美.气滞胃痛颗粒联合熊去氧胆酸治疗肝胃不和型胆汁反流性胃炎疗效研究[J].陕西中医,2020,41(1):50-52.

[6] 王军.气滞胃痛颗粒治疗慢性浅表性胃炎 42 例[J].山东中医杂志,2008,27(5):319.

[7] 黄革,李翠翠,赵芮,等.芄龙胶囊与消石利胆胶囊合用治疗老年胆源性消化不良的临床效果[J].中国老年学杂志,2020,40(7):1439-1441.

[8] 张苏,杨锡燕.芄龙胶囊治疗功能性消化不良的 Meta 分析[J].湖南中医杂志,2021,37(3):137-140.

[9] 张泽丹,刘岷,吕健,等.香砂养胃丸治疗慢性胃炎的疗效与安全性的系统评价与 Meta 分析[J].中国中药杂志,2020,45(11):2668-2676.

[10] 戴健,俞进,李小兵.养胃颗粒联合四联疗法治疗 Hp 阳性慢性胃炎的疗效[J].浙江临床医学,2021,23(1):67-69.

[11] 周本刚,梅宇宙,颜学良,等.养胃颗粒治疗慢性胃炎有效性和安全性的系统评价与 Meta 分析[J].中国中药杂志,2020,45(20):5008-5016.

[12] 万建华,詹扬,杨妮,等.健胃消食片对不同性别大鼠的长期毒性研究[J].中国现代医药杂志,2020,22(11):25-29.

[13] 杨继成,华新农,许惠琴,等.健胃消食片的药理实验研究[J].南京中医药大学学报(自然科学版),2001,17(2):104-106.

[14] 王东雁,伊玉萍,周文江,等.针药并用对剖宫产术后胃肠功能恢复及血管活性肠肽的影响[J].中国中医药科技,2014(z2):10.

[15] 李红生,钊文忠.复方陈香胃片配合三联疗法治疗胃溃疡观察[J].浙江中医杂志,2016,51(10):741.

[16] 杨晨华,卢鹏伟,牛艳阳,等.对天王补心丸及安神补气丸用法的两点建议[J].时珍国医国药,2003,14(7):447.

[17] 殷文秀.养胃颗粒治疗小儿厌食98例临床观察[J].浙江中医杂志,2014,49(5):358.

[18] 鲁玉玲.摩罗丹内服联合耳穴压豆治疗慢性萎缩性胃炎疗效分析[J].实用中医药杂志,2020,36(1):12-13.

[19] 朱青霞,刘革命,朱亮杰.补中益气丸治疗冠心病心绞痛临床研究[J].中国中医基础医学杂志,2009,15(10):770.

第三节　便秘（功能性便秘）

便秘是以大便排出困难,排便周期延长,或周期不长,但粪质干结,排出艰难,或粪质不硬,虽频有便意,但排便不畅为主症的疾病。便秘的病因包括感受外邪、饮食不节、情志失调、高年久病或失治误治等,病机为大肠传导失司。便秘的治疗以通下为主,但不可单纯使用泻下药,应判别虚实,根据不同的证型选择适合的治疗药物。

现代医学的单纯性便秘,病后、产后、老年或习惯性便秘等病,属于中医便秘范畴,按照中医便秘辨证论治。

一、适用范围

中医诊断为便秘,西医诊断为功能性便秘等的治疗处方。

涉及的具体中成药品种包括但不限于(按笔画排序):木香理气片、五仁润肠丸、六味安消胶囊、六味能消胶囊、双仁润肠口服液、四磨汤口服液、半硫丸、地黄润通口服液、当归龙荟丸、苁蓉通便口服液、芪蓉润肠口服液、枳实导滞丸、便秘通、便秘通软膏、便通胶囊、润肠丸、通乐颗粒、通便宁片、通便灵胶囊、常通舒颗粒、麻仁丸、麻仁润肠丸、麻仁滋脾丸、舒秘胶囊、滋阴润肠口服液、新复方芦荟胶囊、新清宁片,以及相同通用名、相同给药途径的其他剂型。

二、适应证审核要点

1. 适应证审核要点一:诊断书写

此类中成药处方应包括提示便秘的中医/西医诊断及提示便秘证型的中医诊断。缺少其中之一,即可视为临床诊断书写不全。

144

其中,提示便秘的中医诊断为"便秘""便闭""便秘病"及其等价诊断,提示便秘的西医诊断为"功能性便秘"及其等价诊断,提示便秘证型的中医诊断分为以下6类。

- 实热型便秘:"肠胃积热证""阳明积热证""热结肠燥证"及其等价诊断。
- 气滞型便秘:"气机郁滞证""气机郁结证""肝气郁结证"及其等价诊断。
- 阳虚型便秘:"阳虚证""脾肾阳虚证""阴寒凝滞证"及其等价诊断。
- 气虚型便秘:"气虚证""脾肺气虚证"及其等价诊断。
- 血虚型便秘:"血虚证""血虚肠燥证"及其等价诊断。
- 阴虚型便秘:"阴虚证""大肠液亏证""大肠津亏证""津枯肠燥证"及其等价诊断。

例如,诊断为"功能性便秘"开具麻仁润肠丸的处方,可视为临床诊断书写不全。

2. 适应证审核要点二:诊断与用药相符

即,提示便秘证型的中医诊断应与便秘治疗类中成药的功效相匹配,包括:

- 泻热导滞药:说明书标注"泻热导滞""泻火通便""泻热通便""润肠泻热"等功效的泻热导滞药(麻仁丸、麻仁胶囊、麻仁软胶囊、麻仁滋脾丸、麻仁润肠丸、通便灵胶囊、通便宁片、舒秘胶囊、新清宁片、新复方芦荟胶囊、当归龙荟丸、润肠丸等),处方应书写实热型便秘相关诊断,否则应视为适应证不适宜。例如,诊断为"脾肾阳虚证"而开具新清宁片的处方,应视为适应证不适宜。

- 行气导滞药:说明书标注"顺气消积""消积导滞""理气通便"等功效的行气导滞药(枳实导滞丸、四磨汤口服液、六味安消胶囊、便秘通软膏、木香理气片、六味能消胶囊等),处方应书写气滞型便秘相关诊断,否则应视为适应证不适宜。例如,诊断为"血虚肠燥证"而开具木香理气片的处方,应视为适应证不适宜。

- 温阳通便药:说明书标注"温阳通便""温肾通便"等功效的温阳通便药(半硫丸、苁蓉通便口服液、便通胶囊、便秘通等),处方应书写阳虚便秘相关诊断,否则应视为适应证不适宜。例如,诊断为"津枯肠燥证"而开具便通胶囊的处方,应视为适应证不适宜。

- 益气润肠药:说明书标注"益气健脾通便""补气通便"等功效的益气润肠药(芪蓉润肠口服液等),处方应书写气虚型便秘相关诊断,否则应视为适应证不适宜。例如,诊断为"阴寒凝滞证"而开具芪蓉润肠口服液的处方,应视为适应证不适宜。

- 养血润肠药:说明书标注"养血润肠通便""养血润燥""滋养阴血"等功效的养血润肠药(常通舒颗粒、双仁润肠口服液等),处方应书写血虚型便秘相关诊断,否则应视为适应证不适宜。例如,诊断为"脾肾阳虚证"而开具常通舒颗粒的处方,应视为适应证不适宜。

●滋阴通便药:说明书标注"滋阴通便""滋阴润肠通便""养阴润肠""养阴润肠通便"等功效的滋阴通便药(滋阴润肠口服液、地黄润通口服液、通乐颗粒、五仁润肠丸等),处方应书写阴虚型便秘相关诊断,否则应视为适应证不适宜。例如,诊断为"阳虚证"而开具滋阴润肠口服液的处方,应视为适应证不适宜。

3. 适应证审核要点三:分类管理

处方既未书写便秘相关中医诊断又未书写便秘相关西医诊断者,应视为适应证不适宜或无适应证用药。建议审核不通过,返回医师端修改。例如,诊断为"糖尿病"开具六味能消胶囊,应视为无适应证用药,返回医师端修改。

处方只书写便秘相关中医诊断、未书写便秘相关西医诊断者,视为合理。例如,诊断为"血虚肠燥证"开具双仁润肠口服液,应视为合理处方。

处方只书写便秘相关西医诊断、未书写便秘相关中医诊断者,应视为临床诊断书写不全或适应证不适宜,可视不同科室、不同医疗机构的具体要求决定是否返回医师端。不返回医师端的处方,应作为不合理处方进入处方点评流程。例如,对于中医科处方,诊断为"便秘"开具便通胶囊,可视为临床诊断书写不全,返回医师端修改。对于西医全科处方,诊断为"便秘"开具麻仁润肠丸,可根据医疗机构具体情况,视为合理或不合理。

三、药品遴选审核要点

1. 药品遴选审核要点一:儿童、老年人和妊娠哺乳期妇女

儿童、老年人和妊娠哺乳期妇女的用药审核应遵循药品说明书要求,说明书明确标注"禁用""忌用""不宜服用""不宜使用""不适用"等字样的,均应视为药品遴选不适宜,在准确辨证的前提下,建议因人因病而异合理选择同功效亚类的其他药品。例如,麻仁软胶囊说明书标注"孕妇忌用",故为孕妇开具麻仁软胶囊,应视为药品遴选不适宜。

说明书标注"慎用"的,可根据医师执业类别、临床经验丰富程度以及患者的具体情况,分类审核。具有慎用人群用药经验的中医类别医师,为实际用药风险较低的慎用人群患者(例如,12岁以上体格发育正常的儿童、肝肾功能正常且无恶性基础疾病的老年人、非孕早期且各项健康指征良好的孕妇)开具此类药品时,可视为合理;其余情形,建议视为不合理。

说明书未明确要求的,或者仅标注"在医师指导下使用"的,可以参考表7-3进行审核。其中,便秘治疗类中成药涉及的妊娠禁忌药包括:《中国药

典》标识的禁用中药(牵牛子、三棱、莪术、麝香等),慎用中药(大黄、冰片、芦荟、郁李仁、枳实、枳壳、桃仁、番泻叶、硫黄等),具有活血、行气、温阳功效的中药(当归、牡丹皮、赤芍、木香、槟榔等),毒性中药(生附子、生半夏、生巴豆等)。

儿童应首选儿童专用中成药,无适用的儿童专用中成药时,也可选择非儿童专用中成药,但应注意是否含有儿童禁用或慎用的成分。便秘治疗中成药的特殊人群选药见表7-3。

表7-3　便秘治疗中成药的特殊人群选药

中成药名称	儿童(3~18岁)	老年人(60岁及以上)	孕妇	哺乳期妇女	其他
麻仁丸	建议可用,小儿酌减	建议可用,有60~85岁患者用药经验,有4~18岁患儿用药经验	建议忌用	建议慎用	对本品过敏者禁用;过敏体质者慎用;高血压、心脏病、肝病、糖尿病、肾病等慢性疾病严重者应在医师指导下服用
麻仁胶囊	建议可用,小儿酌减	建议可用,有66~87岁患者用药经验	说明书忌用	建议慎用	年轻体壮者便秘时不宜用本药
麻仁软胶囊	建议可用,小儿酌减	建议可用,有60~96岁患者用药经验	说明书忌用	建议慎用	年轻体壮者便秘时不宜用本药
麻仁滋脾丸	建议可用,小儿酌减	建议可用,有60~89岁患者用药经验	说明书忌用	建议慎用	对本品过敏者禁用;过敏体质者慎用;建议未经良好控制的严重慢性疾病患者在医师指导下服用
麻仁润肠丸	建议可用,小儿酌减	建议可用,有61~92岁患者用药经验	说明书忌用	建议慎用	高血压、心脏病、肝病、糖尿病、肾病等慢性疾病严重者应在医师指导下服用
通便灵胶囊	建议可用,小儿酌减	建议可用,有60~85岁患者用药经验	说明书忌用	建议慎用	对本品过敏者禁用;过敏体质者慎用;建议未经良好控制的严重慢性疾病患者在医师指导下服用

续表

中成药名称	儿童 （3~18 岁）	老年人 （60 岁及以上）	孕妇	哺乳期妇女	其他
通便宁片	建议可用，小儿酌减	建议可用	说明书忌用	建议慎用	完全肠梗阻者禁用；初次服用者及便秘轻症者一次服 1~2 片；较重痔疮患者慎用
舒秘胶囊	建议可用，小儿酌减	建议可用，有 62~78 岁患者用药经验	说明书慎用	建议慎用	虚性便秘者慎用；心脏病、肝病、糖尿病、肾病等慢性疾病严重者应在医师指导下使用
新清宁片	建议可用，小儿酌减，有 2~12 岁患儿用药经验	建议可用	建议慎用	建议慎用	对本品过敏者禁用；过敏体质者慎用；高血压、心脏病、肝病、糖尿病、肾病等慢性疾病严重者应在医师指导下服用
新复方芦荟胶囊	建议可用，小儿酌减	建议可用，有 67~86 岁患者用药经验	说明书禁用	说明书慎用	肝肾功能不全者慎用；高血压、心脏病、肝病、糖尿病、肾病等慢性疾病患者在医师指导下服用
当归龙荟丸	建议可用，小儿酌减	建议可用	说明书禁用	建议慎用	高血压、心脏病、肝病、糖尿病、肾病等慢性疾病严重者在医师指导下服用
润肠丸	建议可用，小儿酌减	建议可用，有 60~80 岁患者用药经验	说明书忌用	建议慎用	虚寒性便秘患者不宜服用；严重器质性病变引起的排便困难，如结肠癌、严重的肠道憩室、肠梗阻及炎症性肠病等忌用
枳实导滞丸	建议可用，小儿酌减，有 1~14 岁患儿用药经验	建议可用	建议慎用	建议慎用	建议未经良好控制的严重慢性疾病患者在医师指导下服用

续表

中成药名称	儿童 （3~18岁）	老年人 （60岁及以上）	孕妇	哺乳期妇女	其他
四磨汤口服液	建议可用，小儿酌减，有新生儿~5岁患儿用药经验	建议可用，有60~87岁患者用药经验	说明书禁用	建议慎用	肠梗阻、肠道肿瘤、消化道术后禁用
六味安消胶囊	说明书忌用	建议可用，有60~89岁患者用药经验	说明书忌用	说明书慎用	久病体虚的胃痛患者、对本品过敏者禁用；过敏体质者慎用；高血压、心脏病、肾脏病、浮肿患者，应在医师指导下服用
便秘通软膏（外用）	建议可用，小儿酌减	建议可用	说明书禁用	建议慎用	儿童、哺乳期妇女、年老体弱者应在医师指导下使用
木香理气片	说明书忌用	说明书年老体弱者忌用	说明书忌用	建议慎用	对本品过敏者禁用；过敏体质者、体弱者（主要表现为身倦乏力，气短嗜卧、动则作喘、消瘦）慎用
六味能消胶囊	建议可用，小儿酌减	建议可用，有61~87岁患者用药经验	说明书忌用	说明书忌用	建议未经良好控制的严重慢性疾病患者在医师指导下服用
芪蓉润肠口服液	不建议使用	建议可用，有62~85岁患者用药经验	说明书慎用	建议慎用	实热病禁用；感冒发热时停服
常通舒颗粒	建议可用，小儿酌减	建议可用	说明书慎用	建议慎用	糖尿病患者及过敏体质者慎用
双仁润肠口服液	建议可用，小儿酌减	建议可用	说明书禁用	建议可用	糖尿病便秘患者禁服；高血压、心脏病、肝病、肾病等慢性疾病严重者应在医师指导下服用

续表

中成药名称	儿童 （3~18岁）	老年人 （60岁及以上）	孕妇	哺乳期妇女	其他
滋阴润肠口服液	建议可用，小儿酌减有6个月~5岁患儿用药经验	建议可用，有60~85岁患者用药经验	说明书禁用	建议可用，文献有剖宫产术后用药经验	高血压、心脏病、肝病、糖尿病、肾病等慢性疾病严重者应在医师指导下服用
地黄润通口服液	建议可用，小儿酌减	建议可用，有60~92岁患者用药经验	说明书禁用	建议慎用	糖尿病患者及脾胃虚寒者禁服
通乐颗粒	不建议使用	建议可用，有60~77岁患者用药经验	说明书禁用	建议可用，文献有剖宫产术后用药经验	建议未经良好控制的严重慢性疾病患者在医师指导下服用
五仁润肠丸	不建议使用	建议可用，有60~75岁患者用药经验	说明书忌用	建议慎用	年轻体壮者便秘时不宜用本药
半硫丸	不建议使用，小儿便秘者禁用	建议可用，老人气虚者忌用	说明书忌用	建议慎用，产后血枯禁用	肠胃燥热便秘禁用
苁蓉通便口服液	不建议使用	建议可用，有61~86岁患者用药经验	说明书慎用	建议慎用	肝功能不全者禁用；年轻体壮者便秘时不宜用本药
便通胶囊	不建议使用，有2.6~13岁患儿用药经验	建议可用，有61~85岁患者用药经验	说明书禁用	建议慎用	实热便秘者禁服；心脏病、肝病、糖尿病、肾病等慢性疾病严重者应在医师指导下服用
便秘通	不建议使用	建议可用，有60~87岁患者用药经验	说明书慎用	建议慎用	对本品过敏者禁用；过敏体质者慎用；建议未经良好控制的严重慢性疾病患者在医师指导下服用

注：1. 建议可用的中成药也应在中医师指导下使用，并严格管控用法用量和疗程。

2. 不同厂家要求不同时，取最严格标准。

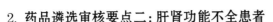

2. 药品遴选审核要点二：肝肾功能不全患者

肝肾功能不全患者的用药审核应遵循药品说明书要求，说明书标注"禁用""忌用"的，均视为药品遴选不适宜。例如，苁蓉通便口服液说明书要求"肝功能不全者禁用"，故为诊断中含有"慢性肝炎""肝功能异常"等提示肝功能损害（无论是否明确为严重损害）的患者开具处方苁蓉通便口服液时，应当视为药品遴选不适宜，建议返回医师端，可选择同类药品，例如便通胶囊，便秘通等。

说明书标注"<u>肝肾功能不全者慎用</u>"或者标注"<u>肝病、肾病严重者在医师指导下使用</u>"，<u>可根据医师执业类别、临床经验丰富程度以及患者的具体情况，分类管理。</u>例如，新复方芦荟胶囊说明书要求"肝肾功能不全者慎用"，若具有慎用人群用药经验的中医类别医师，为轻、中度肝肾功能异常的患者开具此类药品时，可视为合理；其余情形，建议视为不合理。

说明书未明确要求的，或者仅标注"<u>在医师指导下使用</u>"的，<u>可通过组方成分做初步评估。</u>即：

- 说明书未标注但含有何首乌类成分的中成药，为肝功能异常的患者开具处方时，可视为药品遴选不适宜，例如，为"肝功能损害"患者开具苁蓉通便口服液处方时，可视为药品遴选不适宜。服用期间，应注意与肝损伤有关的临床表现，如发现肝生化指标异常或出现全身乏力、食欲不振、厌油、恶心、尿黄、目黄、皮肤黄染等可能与肝损伤有关的临床表现时，或原有肝生化检查异常，肝损伤临床症状加重时，应立即停药并去医院就诊。

- 含有大黄、番泻叶、牵牛子等泻下类成分的中成药也具有一定的安全性风险，临床用于轻中度肝功能损害的患者时，可不视为不合理，但应密切监测。例如，服用六味能消胶囊、木香理气片治疗过程中需密切关注其症状，必要时监测生化指标。

3. 药品遴选审核要点三：特殊疾病患者

特殊疾病（例如高血压、糖尿病、心脏病、前列腺肥大等）患者的用药审核<u>应遵循药品说明书要求，说明书标注"禁用""忌用"的，均可视为药品遴选不适宜。</u>例如，双仁润肠口服液说明书标注"糖尿病患者禁用"，故西医全科医师为诊断中含有"糖尿病"的便秘患者开具双仁润肠口服液，应视为药品遴选不适宜，可更换为同样具有滋阴通便功效的通乐颗粒。

说明书标注"<u>慎用</u>"的，<u>可根据医师执业类别、临床经验丰富程度以及患者慢性疾病管理的水平，分类管理。</u>例如，通便宁片说明书标注"较重痔疮患者慎用"，则具有此类慎用人群用药经验的中医类别医师，为慢性疾病管理良好的患者开具此类药品时，可视为合理；其余情形，建议视为不合理。

说明书未明确要求的，或者仅标注"<u>在医师指导下使用的</u>""<u>遵医嘱</u>"，建议视为合理。

四、联合用药审核要点

1. 联合用药审核要点一：重复用药

治疗同一证型的便秘，且含有 3 个以上相同成分或含有相同成分的占比超过 30% 的两个中成药足量联用时，可视为重复用药。例如，六味安消胶囊与六味能消胶囊均含有藏木香、大黄、诃子、碱花、寒水石，相同成分占比分别为 5/6（六味安消胶囊）和 5/6（六味能消胶囊），且均以藏木香、大黄二药为君臣药，故二者的足量联用属于重复用药。又如，双仁润肠口服液与麻仁滋脾丸均含有火麻仁、郁李仁，相同成分占比分别为 2/4（双仁润肠口服液）和 2/8（麻仁滋脾丸），虽然双仁润肠口服液以火麻仁、郁李仁为君臣，润肠通便为主，麻仁滋脾丸以大黄、火麻仁为君臣，泄热通便为主，但火麻仁、郁李仁发挥的作用相同，故仍认定为重复用药。再如，便秘通与四磨汤口服液均含有枳壳，相同成分占比分别为 1/3（便秘通）和 1/4（四磨汤口服液），但便秘通以健脾补肾为主，四磨汤口服液以顺气降逆消积为主，故可不认定为重复用药。

● 均含有火麻仁、枳实、厚朴、大黄、杏仁、芍药的便秘药，视为麻子仁丸的衍生方，足量联用时，可视为重复用药。例如，麻仁软胶囊与麻仁滋脾丸均含有火麻仁、枳实、厚朴、大黄、杏仁、白芍，且均以润肠通便为主，属于同一底方的衍生方，故足量使用属于重复用药。

● 成分完全包含的两个便秘治疗类中成药足量联用时，可视为重复用药。例如，麻仁丸与麻仁滋脾丸均含有火麻仁、枳实、厚朴、大黄、苦杏仁、白芍，而麻仁滋脾丸的组方为大黄（制）、火麻仁、枳实（麸炒）、厚朴（姜制）、苦杏仁（炒）、郁李仁、当归、白芍，麻仁滋脾丸的组方完全包含麻仁丸，故二者的足量联用属于重复用药。

● 均含有蒽醌类成分的通便药足量联用时，可视为重复用药。例如，舒秘胶囊（芦荟）、新清宁片（熟大黄）足量联用时，可视为重复用药。

2. 联合用药审核要点二：药性冲突

● 药性纯粹的泻热导滞药与药性纯粹的温阳通便药足量联用时，可视为药性冲突。例如，当归龙荟丸（酒当归、酒龙胆、芦荟、青黛、栀子、酒黄连、酒黄芩、盐黄柏、酒大黄、木香、人工麝香）全方基本由寒凉药性中药组成，仅木香苦温、人工麝香辛温，故其为药性纯粹的泻热导滞药；便通胶囊（炒白术、肉苁蓉、当归、桑椹、芦荟、枳实）以健脾补肾为主，全方由温热药性中药组成，仅含有桑椹一味咸平药性中药，故其为药性纯粹的温阳通便药。二者的足量联用属于药性冲突。

● 药性滋腻的便秘治疗类中成药与感冒治疗类中成药联合使用时，可视为药性冲突。例如，苁蓉通便口服液与金花清感颗粒联合使用时，应视为药

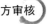

性冲突。

3. 联合用药审核要点三：配伍禁忌

● 便秘治疗类中成药与其他疾病治疗中成药的联用，存在违反十八反、十九畏配伍的，可不视为配伍禁忌，但应提醒临床医师加强监测。例如，半硫丸含有半夏，小活络丸含有川乌，半硫丸与小活络丸的联用，可不视为配伍禁忌，但应加强随访监测。

● 便秘治疗类中成药的联用、便秘治疗类中成药与治疗其他疾病中成药的联用，存在两个及两个以上毒性饮片联用时，视毒性饮片具体品种、用法用量和患者体质病情而定，例如，木香理气片含有毒性饮片牵牛子，牛黄解毒片含有毒性饮片雄黄，若老年患者长期足量联用，建议视为联合用药不适宜。

4. 联合用药审核要点四：中西药不当联用

● 西药通便药与中药通便药联合用药时，存在药性叠加的风险，足量用药可视为重复用药。建议减量用药并加强监测。例如：聚乙二醇 4000 散与木香理气片足量连用则可视为重复用药，建议减量用药并加强监测。

● 辅料含有蔗糖、蜂蜜的中成药，含有甘草、大枣等具有潜在影响血糖作用的中成药与西药降血糖药联合使用时，应密切监测，说明书明确规定"糖尿病患者禁用"的药物除外。例如，芪蓉润肠口服液与盐酸二甲双胍片联合使用时，要加强血糖监测。

五、用法用量审核要点

1. 用法用量审核要点一：日总量控制

依据药品说明书，以每日最大量为基本审核单元，不超过每日最大量的处方，即视为合理处方。例如，为一般成人的肠胃积热型便秘，处方开具麻仁润肠丸【大蜜丸，6g/ 丸】，一次 1 丸，一日 1 次（说明书为一次 1~2 丸，一日 2 次），日总量小于说明书日最大量，应视为合理处方。

2. 用法用量审核要点二：超说明书剂量用药

在规定的疗程范围内，对于不含有毒性饮片（例如朱砂、牵牛子）的便秘治疗类中成药，为一般成人（非特殊人群）开具说明书日最大量 150% 的用量，可不视为用法用量不适宜。例如，为一般成人便秘患者开具便通胶囊【胶囊剂，0.35g/ 粒】，用药时长为 7 天，一次 3 粒，一日 3 次（说明书为一次 3 粒，一日 2 次），日总量为说明书日最大量的 150%，可不视为用法用量不适宜。

对于含有毒性饮片（例如朱砂、牵牛子）的便秘治疗类中成药，或者对于特殊人群患者用药的情形，或者存在疗程不确定或超长时间用药的情形，如果开具超过说明书日最大量的处方，可根据药品特点和患者病情特点，分类界定和管理。安全风险较高的，建议认定为用法用量不适宜。例如，为 70 岁老年便秘患者开具麻仁润肠丸【大蜜丸，6g/ 丸】，用药时长为 30 天，一次 2 丸，一日 3 次（说明书为一次 1~2 丸，一日 2 次），日总量为说明书日最大量的 150%，但为超长时间用药，且患者为老年人，药品本身也含有小毒中药苦杏仁，故建议视为用法用量不适宜。如果用药时长为 3 天，则可不视为用法用量不适宜。

3. 用法用量审核要点三：儿童与老年人用药

根据《中成药临床应用指导原则》，老年人用药，一般为常用量。儿童用药，应根据年龄进行减量。具体方法为："一般情况 3 岁以内服 1/4 成人量，3~5 岁的可服 1/3 成人量，5~10 岁的可服 1/2 成人量，10 岁以上与成人量相差不大即可。"例如，为 8 岁"食积内滞"型便秘幼儿开具四磨汤口服液【口服液，每 1ml 相当于饮片 0.15g】，处方用量为一次 10ml，一日 3 次（说明书成人为一次 20ml，一日 3 次），应视为合理处方。

六、用药疗程审核要点

药品说明书有明确疗程要求的，以说明书要求为标准进行疗程审核。例如，四磨汤口服液说明书提示"疗程 3~5 天"，所以，为便秘儿童开具四磨汤口服液 2 周的处方，应视为用药疗程不适宜。

药品说明书没有明确疗程要求的，可参考便秘的病程和疗效评价时间点进行审核。便秘宜即刻用药，对于泻热导滞类和行气通便类中成药服用疗程一般为 3~7 天；对于功效为温阳通便、益气润肠、养血润肠和滋阴通便的便秘治疗中成药服用疗程一般为 2~4 周，也可根据临床治疗实际情况进行审核。含有蒽醌类成分的中成药长期使用易造成结肠黑便病，应严格管控。例如，通乐颗粒说明书未提示明确疗程，根据文献报道，治疗慢性功能性便秘阴虚肠燥证以 4 周为疗效评价时间点，故开具通乐颗粒 60 天的处方，可视为用药疗程不适宜。又如，舒秘胶囊说明书未提示明确疗程，根据文献报道，治老年功能性便秘以 4 周为疗效评价时间点，故开具舒秘胶囊 14 天的处方，可视为用药疗程适宜。

（谢俊大　李丹丹　郭红叶）

参 考 文 献

[1] 北京市卫生和计划生育委员会基层医疗机构处方点评工作组，北京中医药学会临床药学专业委员会青年委员组，北京中医药大学中药药物警戒与合理用药研究中心 . 北京地区基层医疗机构中成药处方点评共识报告（2018 版）[J]. 中国医院药学杂志，2018，38（18）：1877-1887.

[2] 党和勤，王彦辉，李长秀，等 . 番泻叶致急性肝肾功能损害 1 例[J]. 中国临床药学杂志，2017，26（2）：142.

[3] 杨发荣 . 牵牛子中毒并发急性肾功衰竭一例治验[J]. 青海医药杂志，1989（4）：29-30.

[4] 姚杨,贾英杰,邓仁芬,等.基于大黄的肝毒性探讨其临床的合理运用[J].中国中西医结合外科杂志,2020,26(6):1180-1183.

[5] 江杨清.中西医结合临床内科学[M].北京:人民卫生出版社,2012:927-928.

[6] 王北辰,康斐.通乐颗粒治疗慢性功能性便秘阴虚肠燥证临床研究[J].中医学报,2015,30(9):1354-1356.

[7] 叶建花,范擎松,傅智莉.舒秘胶囊联合中药外敷治疗老年功能性便秘的临床疗效观察[J].中国社区医师,2020,36(18):108-109.

[8] 龚澄.新清宁片治疗高脂血症的临床研究[J].现代中西医结合杂志,2001,10(13):1219-1220.

第四节　泄泻(急慢性肠炎、消化不良、肠易激综合征)

泄泻是以排便次数增多、粪便稀溏甚至泻出如水样为主症的疾病。泄泻的病因包括感受外邪、饮食所伤、情志失调及脏腑虚弱,主要病机为脾病湿盛,脾胃运化功能失调,肠道分清泌浊、传导功能失司。治疗原则为运脾化湿。急性泄泻以湿盛为主,应着重化湿;慢性久泄以脾虚为主,应着重健运脾气,佐以化湿利湿。

现代医学的急慢性肠炎、消化不良、肠易激综合征、功能性腹泻等,按照中医泄泻辨证论治。

一、适用范围

中医诊断为泄泻,西医诊断为急慢性肠炎、消化不良、肠易激综合征、功能性腹泻等的治疗处方。

涉及的具体中成药品种包括但不限于(按笔画排序):人参健脾丸、六君子丸、四君子丸、四逆散、四神丸、苍苓止泻口服液、启脾丸、补中益气丸、附子理中丸、枫蓼肠胃康片、固本益肠片、泻痢固肠丸、参苓白术散、枳实导滞丸、胃肠安丸、保和丸、葛根芩连口服液、痛泻宁颗粒,以及相同通用名、相同给药途径的其他剂型。

二、适应证审核要点

1. 适应证审核要点一:诊断书写

此类中成药处方应包括提示泄泻的中医/西医诊断及提示泄泻证型的中医诊断。<u>缺少其中之一,即可视为临床诊断书写不全。</u>

其中,提示泄泻的中医诊断为"泄泻""暴泻""久泻""飧泄"及其等价诊断,提示泄泻的西医诊断为"急慢性肠炎""消化不良""肠易激综合征""功能性腹泻"及其等价诊断,提示泄泻证型的中医诊断主要分为以下5类。

- 湿浊中阻证:"湿浊困脾证""湿热蕴肠证"及其等价诊断。
- 饮食积滞证:"饮食停滞证""食滞肠胃证""食积肠胃证"及其等价诊断。
- 肝脾不和证:"肝木侮土证""肝气乘脾证""脾虚肝旺证"及其等价诊断。
- 脾胃虚弱证:"脾胃气虚证""脾胃阴虚证""脾胃亏虚证"及其等价诊断。
- 脾肾阳虚证:"脾肾亏虚证""肾阳虚损证""肾虚寒证"及其等价诊断。

2. 适应证审核要点二:诊断与用药相符

即,提示泄泻证型的中医诊断应与泄泻治疗类中成药的功效相匹配,包括:

- 化湿止泻药:说明书标注"健脾化湿""芳香化浊""除湿化滞"等功效的化湿止泻药(葛根芩连口服液、泻痢固肠丸、胃肠安丸、枫蓼肠胃康片等),处方应书写湿浊中阻证引起的泄泻相关诊断,否则应视为适应证不适宜。例如,诊断为"脾肾阳虚证"而开具枫蓼肠胃康片的处方,应视为适应证不适宜。

- 导滞止泻药:说明书标注"消积""导滞""和胃"等功效的导滞止泻药(保和丸、枳实导滞丸等),处方应书写饮食停滞引起的泄泻相关诊断,否则应视为适应证不适宜。例如,诊断为"湿浊中阻证"而开具保和丸的处方,应视为适应证不适宜。

- 调和肝脾止泻药:说明书标注"疏肝理脾""调和肝脾"等功效的调和肝脾止泻药(四逆散、固肠止泻丸、痛泻宁颗粒等),处方应书写肝气乘脾引起的泄泻相关诊断,否则应视为适应证不适宜。例如,诊断为"饮食积滞证"而开具四逆散的处方,应视为适应证不适宜。

- 健脾止泻药:说明书标注"健脾益气""补中益气"等功效的健脾止泻药(补中益气丸、人参健脾丸、参苓白术散、四君子丸、六君子丸等),处方应书写脾胃虚弱引起的泄泻相关诊断,否则应视为适应证不适宜。例如,诊断为"肝脾不和证"而开具六君子丸的处方,应视为适应证不适宜。

- 温补脾肾止泻药:说明书标注"温肾散寒""健脾温肾"功效的温补脾肾止泻药(肉蔻四神丸、参倍固肠胶囊、固本益肠片、四神丸等),处方应书写肾阳虚弱引起的泄泻相关诊断,否则应视为适应证不适宜。例如,诊断为"脾气虚证"而开具肉蔻四神丸的处方,应视为适应证不适宜。

3. 适应证审核要点三:分类管理

处方既未书写泄泻相关中医诊断又未书写泄泻相关西医诊断者,应视为适应证不适宜或无适应证用药。建议审核不通过,返回医师端修改。

例如,诊断为"感冒"开具胃肠安丸,应视为无适应证用药,返回医师端修改。

处方只书写泄泻相关中医诊断、未书写泄泻相关西医诊断者,视为合理。例如,诊断为"脾胃气虚证"开具六君子丸,应视为合理处方。

处方只书写泄泻相关西医诊断、未书写泄泻相关中医诊断者，应视为临床诊断书写不全或适应证不适宜，可视不同科室、不同医疗机构的具体要求决定是否返回医师端。不返回医师端的处方，应作为不合理处方进入处方点评流程。例如，对于中医脾胃科处方，诊断"腹泻"开具枫蓼肠胃康片，可视为临床诊断书写不全，返回医师端修改。对于西医消化内科处方，诊断为"急性胃肠炎"开具枫蓼肠胃康片，可根据医疗机构具体情况，视为合理或不合理。

三、药品遴选审核要点

1. 药品遴选审核要点一：儿童、老年人和妊娠哺乳期妇女

　　儿童、老年人和妊娠哺乳期妇女的用药审核应遵循药品说明书要求，说明书明确标注"禁用""忌用"或"不宜使用"的，均应视为药品遴选不适宜。建议选择同功效亚类的其他药品。例如，六君子丸说明书标注"孕妇忌用"，故为孕妇开具六君子丸，应视为药品遴选不适宜，建议返回医师端。

　　说明书标注"慎用"的，可根据医师执业类别、临床经验丰富程度以及患者的具体情况，分类审核。具有慎用人群用药经验的中医类别医师，为实际用药风险较低的慎用人群患者（例如，12岁以上体格发育正常的儿童、肝肾功能正常且无恶性基础疾病的老年人）开具此类药品时，可视为合理；其余情形，建议视为不合理。

　　说明书未明确要求的，或者仅标注"在医师指导下使用"的，可以参考表7-4进行审核。其中，泄泻治疗类中成药涉及的妊娠禁忌药包括：《中国药典》标识的禁用中药（罂粟壳、人工麝香、巴豆霜），慎用中药（薏苡仁、枳壳、枳实），传统活血行气药（川芎）、毒性中药（生半夏、制半夏、附子）。

　　儿童应首选儿童专用中成药，无适用的儿童专用中成药时，也可选择非儿童专用中成药，但应注意是否含有儿童禁用或慎用的成分。泄泻治疗中成药的特殊人群选药见表7-4。

表7-4　泄泻治疗中成药的特殊人群选药

中成药名称	儿童（3~18岁）	老年人（60岁及以上）	孕妇	哺乳期妇女	其他
人参健脾丸	建议可用	建议可用	建议可用	建议可用	感冒发热患者不宜服用
六君子丸	建议可用	建议可用	说明书忌用	建议可用	不适用于脾胃阴虚患者（主要表现为口干、舌红少津、大便干）

续表

中成药名称	儿童 （3~18岁）	老年人 （60岁及以上）	孕妇	哺乳期妇女	其他
四神丸	建议慎用	建议可用	建议慎用	建议慎用	过敏体质者慎用
四君子丸	建议可用	建议可用	建议可用	建议可用	感冒发热患者不宜服用
四逆散	建议可用，有3~11岁患儿使用案例	建议可用	说明书慎用	建议可用	肝阴亏虚胁痛者慎用；寒厥所致四肢不温者慎用，忌恼怒劳累，保持心情舒畅
肉蔻四神丸	建议慎用	建议慎用	建议禁用	建议禁用	运动员慎用；服用本品时不宜与其他含罂粟壳、盐酸吗啡、磷酸可待因、盐酸罂粟碱等易产生依赖性的物质同时服用
启脾丸	建议可用	建议可用	建议可用	建议可用	感冒时不宜服用
附子理中丸	建议可用，有5个月~26个月患儿使用案例	建议可用	说明书慎用	建议可用	感冒发热患者不宜服用
补中益气丸	建议可用	建议可用	建议可用	建议可用	感冒发热患者不宜服用
枫蓼肠胃康片	建议可用	建议可用	建议可用	建议可用	过敏体质者慎用
固本益肠片	建议慎用	建议可用	建议慎用	建议慎用	泄泻时腹部热胀痛者忌服
固肠止泻丸	建议慎用	建议慎用	建议禁用	建议禁用	运动员慎用
泻痢固肠丸	说明书忌用	建议慎用	说明书忌用	说明书忌用	泻痢初起者勿用；服用本品时不宜与其他含罂粟壳、盐酸吗啡、磷酸可待因、盐酸罂粟碱等易产生依赖性的物质同时服用；运动员慎用
参苓白术散	建议可用	建议可用，有60~85岁患者应用案例	建议可用	建议可用	感冒发热患者不宜服用

续表

中成药名称	儿童 （3~18岁）	老年人 （60岁及以上）	孕妇	哺乳期妇女	其他
参倍固肠胶囊	建议可用	建议可用	说明书慎用	建议可用	服药期间忌食生冷、辛辣、油腻之物
枳实导滞丸	建议可用，有2~14岁患儿应用案例	建议可用	建议慎用	建议可用	过敏体质者慎用
胃肠安丸	建议可用，有6个月~6岁患儿应用案例	建议可用	说明书禁用	建议可用	运动员慎用；脾胃虚弱者慎用
保和丸	建议可用	建议可用	建议可用	建议可用	饮食宜清淡，忌酒及辛辣、生冷、油腻食物；不宜在服药期间同时服用滋补性中药
涩肠止泻散	建议可用	建议可用	说明书禁用	建议可用	饮食宜清淡，忌烟、酒及辛辣、生冷、油腻食物；不宜在服药期间同时服用滋补性中药
痛泻宁颗粒	建议可用	建议可用	建议可用	建议可用	忌酒、辛辣、生冷、油腻食物
葛根芩连口服液	建议可用	建议可用	建议可用	建议可用	泄泻腹部凉痛者忌服

注：建议可用的中成药也应在中医师指导下使用，并严格管控用法用量和疗程。

2. 药品遴选审核要点二：肝肾功能不全患者

肝肾功能不全患者的用药审核应遵循药品说明书要求，说明书标注"禁用""忌用""不宜使用"的，均视为药品遴选不适宜。

说明书标注"肝肾功能不全者慎用"或者标注"肝病、肾病严重者在医师指导下使用"，可根据医师执业类别、临床经验丰富程度以及患者的具体情况，分类管理。

说明书未明确要求的，或者仅标注"在医师指导下使用"的，可通过组方成分做初步评估。即：为含有"肝功能损伤""转氨酶升高"及其等价诊断的腹泻患者开具含有延胡索、补骨脂等成分的中成药，可视为药品遴选不适宜，建议选用同功效亚类的其他药品。

3. 药品遴选审核要点三: 高血压、心脏病等特殊疾病患者

特殊疾病（例如高血压、心脏病、肝病、糖尿病、肾病等）患者的用药审核应遵循药品说明书要求，说明书标注"禁用""忌用"的，均可视为药品遴选不适宜。

说明书标注"慎用"的，可根据医师执业类别、临床经验丰富程度以及患者慢性疾病管理的水平，分类管理。具有慎用人群用药经验的中医类别医师，为慢性疾病管理良好的患者开具此类药品时，可视为合理；其余情形，建议视为不合理。

说明书未明确要求的，或者仅标注"在医师指导下使用"的，建议视为合理。

例如，附子理中丸说明书标注"高血压、心脏病、肝病、糖尿病、肾病等慢性疾病严重者应在医师指导下服用"，故西医全科医师为诊断中含有"高血压"的患者开具附子理中丸，视为合理。

四、联合用药审核要点

1. 联合用药审核要点一: 重复用药

治疗同一证型的泄泻，且含有 3 个以上相同成分或含有相同成分的占比超过 30% 的两个中成药足量联用时，可视为重复用药。例如，启脾丸与参苓白术散均含有人参、茯苓、白术、山药、莲子、甘草，相同成分占比分别为 6/11（启脾丸）和 6/10（参苓白术散），事实上启脾丸全方配伍，实取《太平惠民和剂局方》参苓白术散之意，而增消食化滞之品，适用于脾胃虚弱而饮食难化者，故二者的足量联用属于重复用药。

成分完全包含的两个郁病治疗的中成药足量联用时，可视为重复用药。六君子丸组方为四君子丸组方加入陈皮、半夏，因此二者足量联用属于重复用药。

2. 联合用药审核要点二: 药性冲突

健脾益肾止泻类中成药与感冒治疗类中成药联合使用时，可视为药性冲突。例如，启脾丸与金花清感颗粒联合使用时，应视为药性冲突。

清湿热类中成药与温里类中成药联合使用时，可视为药性冲突。例如，葛根芩连口服液与肉蔻四神丸联合使用时，应视为药性冲突。

3. 联合用药审核要点三: 配伍禁忌

● 泄泻治疗类中成药与其他疾病治疗中成药的联用，存在违反十八反、十九畏配伍的，可不视为配伍禁忌，但应提醒临床医师加强监测。例如，附子理中丸含有制附子，复方鲜竹沥液含有制半夏，附子理中丸和复方鲜竹沥液联用时，可不视为配伍禁忌，但应加强随访监测。

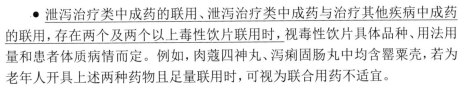

● 泻治疗类中成药的联用、泻治疗类中成药与治疗其他疾病中成药的联用，存在两个及两个以上毒性饮片联用时，视毒性饮片具体品种、用法用量和患者体质病情而定。例如，肉蔻四神丸、泻痢固肠丸中均含罂粟壳，若为老年人开具上述两种药物且足量联用时，可视为联合用药不适宜。

4. 联合用药审核要点四：中西药不当联用

● 由于罂粟壳（泻痢固肠丸、肉蔻四神丸）长期服用可能会产生依赖性。服用本品时不宜与其他含罂粟壳、盐酸吗啡、磷酸可待因、盐酸罂粟碱等易产生依赖性的物质同时服用。例如，泻痢固肠丸含罂粟壳，与复方磷酸可待因溶液联用，应视为中西药联合用药不适宜。

● 辅料含有蔗糖的中成药，含有甘草、大枣等具有潜在影响血糖作用的中成药与西药降血糖药联合使用时，应密切监测，但可不视为配伍禁忌。例如，人参健脾丸辅料为蜂蜜，与盐酸二甲双胍片联合使用时，要加强血糖监测。

五、用法用量审核要点

1. 用法用量审核要点一：日总量控制

依据药品说明书，以每日最大量为基本审核单元，不超过每日最大量的处方，即视为合理处方。例如，为一般成人的湿浊中阻证泻泻病，处方开具胃肠安丸，一次 3 丸，一日 3 次（说明书为一次 4 丸，一日 3 次），日总量小于说明书常规量，应视为合理处方。

2. 用法用量审核要点二：超说明书剂量用药

在规定的疗程范围内，不含有毒性饮片（如附子、半夏、罂粟壳）的泻泻治疗类中成药，为一般成人（非特殊人群）开具超过说明书日最大量但未超过 150%（含）的用量，可不视为用法用量不适宜。例如，为成人脾虚湿盛型腹泻患者开具参苓白术颗粒【颗粒剂，6g/袋】，用药时长为 2 周，一次 2 袋，一日 2 次（说明书为一次 1 袋，一日 3 次），日总量为说明书日最大量的 133%，可不认定为用法用量不适宜。

对于含有毒性饮片（例如附子、半夏、罂粟壳）的泻泻治疗类中成药，或者对于特殊人群患者用药的情形，或者存在疗程不确定或超长时间用药的情形，如果开具超过说明书日最大量的处方，可根据药品特点和患者病情特点，分类界定和管理。安全风险较高的，建议认定为用法用量不适宜。例如，为一般成人慢性腹泻患者开具泻痢固肠丸【水丸，6g/100 粒】，用药时长 2 周，一次 9g，一日 3 次（说明书为一次 6~9g，一日 2 次），虽然日用量为说明书日最大量的 150%，且含有毒性饮片罂粟壳，但由于患者无其他基础疾病，用药疗程可控，故可不认定为用法用量不适宜。

3. 用法用量审核要点三：儿童与老年人用药

根据《中成药临床应用指导原则》，老年人用药，一般为常用量。儿童用药，应根据年龄进行减量。具体方法为："一般情况 3 岁以内服 1/4 成人量，3~5 岁的可服 1/3 成人量，5~10 岁的可服 1/2 成人量，10 岁以上与成人量相差不大即可。"例如，为 8 岁食积停滞证泄泻病患儿开具保和丸【水丸，6g/ 袋】，处方用量为一次 4g，一日 2 次（说明书为一次 6~9g，一日 2 次），应视为合理处方。

六、用药疗程审核要点

药品说明书有明确疗程要求的，以说明书要求为标准进行疗程审核。例如，苍苓止泻口服液说明书提示"3 日为 1 个疗程"，所以，开具苍苓止泻口服液 14 天的处方，可视为用药疗程不适宜。

药品说明书没有明确疗程要求的，可参考泄泻的病程和疗效评价时间点进行审核。一般来看，急性泄泻疗程为 3 天，慢性泄泻疗程为 30 天，也可根据临床治疗实际情况进行审核。例如，葛根芩连汤说明书未提示明确疗程，根据文献报道，在治疗轮状病毒肠炎时以 3 天为疗效评价时间点，故开具葛根芩连汤 14 天的处方，可视为用药疗程不适宜。又如，四神丸说明书未提示明确疗程，根据文献报道，在治疗腹泻型肠易激综合征时以 2~6 周为疗效评价时间点，故开具四神丸 30 天的处方，可视为用药疗程适宜。

（王双宇　李　凡　郭红叶）

参 考 文 献

[1] 王永炎，鲁兆麟 . 中医内科学 [M].2 版 . 北京：人民卫生出版社，2018：438-451.

[2] 北京市卫生局 . 北京地区医疗机构处方集：中药分册 [M]. 上海：第二军医大学出版社，2011：258-268.

[3] 北京市卫生和计划生育委员会基层医疗机构处方点评工作组，北京中医药学会临床药学专业委员会青年委员组，北京中医药大学中药药物警戒与合理用药研究中心 . 北京地区基层医疗机构中成药处方点评共识报告（2018 版）[J]. 中国医院药学杂志，2018，38（18）：1877-1887.

[4] 中华中医药学会脾胃病分会 . 泄泻中医诊疗专家共识意见（2017）[J]. 中医杂志，2017，58（14）：1256-1260.

[5] 中华中医药学会脾胃病分会 . 肠易激综合征中医诊疗共识意见 [J]. 中华中医药杂志，2010，25（7）：1062-1065.

[6] 罗成宇，李点，姚欣艳，等 . 熊继柏教授辨治泄泻经验 [J]. 中华中医药杂志，2014，29（9）：2850-2853.

[7] 吴皓萌,徐志伟,敖海清.21位国医大师治疗慢性泄泻的经验撷菁[J].中华中医药杂志,2013,28(10):2866-2869.

[8] 曾恩锦,唐旭东,王凤云,等.腹泻型肠易激综合征和功能性腹泻辨治探讨[J].中国中医药信息杂志,2021,28(3):16-18.

[9] 张声生,周滔,汪红兵.肠易激综合征中医药诊疗现状与挑战[J].世界华人消化杂志,2010,18(21):2216-2220.

[10] 雷彪,冯文哲,石鹏,等.加味四逆散联合隔盐灸治疗肝郁脾虚证腹泻型肠易激综合征的疗效观察[J].中医药导报,2021,27(6):95-98.

[11] 王新文,刘存英.苍苓止泻口服液联合双歧杆菌四联活菌片治疗小儿非感染性腹泻[J].吉林中医药,2015,35(9):910-913.

[12] 严佳菁,林媛.枳实导滞丸联合四子散热敷腹部治疗小儿积滞的临床效果[J].中外医学研究,2021,19(7):47-49.

[13] 杨祥正,岳君轩,李莉.四逆散合小建中汤治疗小儿肠系膜淋巴结炎30例[J].河南中医,2015,35(3):479-481.

[14] 黄国成.附子理中丸治疗小儿慢性腹泻145例疗效观察[J].西南国防医药,1992(4):236-237.

[15] 房霞,管运英,曹虎,等.微生态营养制剂联合参苓白术散治疗老年糖尿病胃肠功能紊乱的效果观察[J].兵团医学,2020,18(3):43-45.

[16] 左阿芳,夏国莲.参苓白术散治疗老年脓毒症合并肠功能障碍患者的临床研究[J].中华全科医学,2019,17(2):219-221.

[17] 尚伟光,徐浩.胃肠安丸治疗小儿轮状病毒性肠炎患儿的临床疗效及对心肌酶谱的影响[J].中国药物经济学,2020,15(11):74-77.

[18] 王快,郭胜蓝,曹天生,等.1例疑似中药引发药物性肝损伤化疗患者的药学监护[J].中国药房,2017,28(32):4584-4588.

[19] 吕静.固肠止泻丸致严重肝损伤一例[J].中国医院用药评价与分析,2018,18(1):144.

第五节 胁痛(急慢性肝炎、胆囊炎、胆系结石、肋间神经痛等)

胁痛是指以一侧或两侧胁肋部疼痛为主症的疾病。胁痛主要由情志不遂、饮食不节、跌扑损伤、久病体虚等因素,引起肝络失和,或肝络不通,或络脉失养所致。基本病机为肝络失和,分为"不通则痛"和"不荣则痛"。胁痛的治疗原则为疏肝和络止痛,实证应用理气、活血、清利湿热方法,虚证应用滋阴、养血、柔肝方法,佐以疏肝理气之品。

现代医学的急慢性肝炎、胆囊炎、胆系结石、肋间神经痛等病，属于中医胁痛范畴，按照中医胁痛辨证论治。

一、适用范围

中医诊断为胁痛，西医诊断为急慢性肝炎、胆囊炎、胆系结石、胆道蛔虫、肋间神经痛等的治疗处方。

涉及的具体中成药品种包括但不限于（按笔画排序）：乙肝灵胶囊、十味蒂达胶囊、大黄利胆片、五灵丸、五酯滴丸、心肝宝胶囊、龙胆泻肝丸、叶下珠胶囊、血府逐瘀片、安络化纤丸、扶正化瘀胶囊、肝苏片、肝复乐胶囊、肝胆舒康胶囊、肝爽颗粒、金菌灵胶囊、复方斑蝥胶囊、柴胡舒肝丸、益肝灵片、舒肝丸、愈肝龙胶囊、鳖甲煎丸，以及相同通用名、相同给药途径的其他剂型。

二、适应证审核要点

1. 适应证审核要点一：诊断书写

此类中成药处方应包括提示胁痛的中医/西医诊断及提示胁痛证型的中医诊断。缺少其中之一，即可视为临床诊断书写不全。

其中，提示胁痛的中医诊断为"胁痛"及其等价诊断，常与"黄疸""积聚""臌胀"等并见；提示胁痛的西医诊断为"急慢性肝炎""胆囊炎""胆系结石""胆道蛔虫""肋间神经痛"及其等价诊断；提示胁痛证型的中医诊断分为以下4类。

- 肝郁气滞证："肝郁不舒证""肝气郁滞证""肝气郁结证"及其等价诊断。
- 肝胆湿热证："肝经湿热证""中焦湿热证""湿热瘀滞证"及其等价诊断。
- 瘀血阻络证："瘀血伤络证""瘀阻经络证""瘀阻脉络证"及其等价诊断。
- 气虚证："正气虚损"及其等价诊断。

2. 适应证审核要点二：诊断与用药相符

即，提示胁痛证型的中医诊断应与胁痛治疗类中成药的功效相匹配，包括：

- 疏肝理气药：说明书标注"疏肝解郁""理气止痛"等功效的药物（乙肝灵胶囊、五灵丸、肝胆舒康胶囊、肝爽颗粒、舒肝丸、柴胡舒肝丸等），处方应书写肝郁气滞相关诊断，否则应视为适应证不适宜。例如，诊断为"肝血瘀阻证"而开具乙肝灵胶囊的处方，应视为适应证不适宜。
- 清热利湿药：说明书标注"清利肝胆湿热"等功效的药物（大黄利胆片、叶下珠胶囊、龙胆泻肝丸、肝苏片、愈肝龙胶囊等），处方应书写肝胆湿热相关诊断，否则应视为适应证不适宜。例如，诊断为"瘀血伤络证"而开具龙胆泻肝丸的处方，应视为适应证不适宜。

● 祛瘀通络药：说明书标注"活血化瘀""祛瘀通络""散结止痛"等功效的药物（安络化纤丸、血府逐瘀片、扶正化瘀胶囊、肝复乐胶囊、肝爽颗粒、复方斑蝥胶囊、鳖甲煎丸、扶正化瘀胶囊等），处方应书写瘀血阻络相关诊断，否则应视为适应证不适宜。例如，诊断为"肝气郁滞证"而开具血府逐瘀片的处方，应视为适应证不适宜。

● 扶正固本药：说明书标注"滋补肝肾""补气"等功效的扶正固本药（心肝宝胶囊、金菌灵胶囊等），处方应书写肝肾两虚型、气虚型相关诊断，否则应视为适应证不适宜。例如，诊断为"肝胆湿热证"而开具心肝宝胶囊的处方，应视为适应证不适宜。

3. 适应证审核要点三：分类管理

处方既未书写胁痛相关中医诊断又未书写胁痛相关西医诊断者，应视为适应证不适宜或无适应证用药，建议审核不通过，返回医师端修改。例如，诊断为"糖尿病"开具金菌灵胶囊，应视为无适应证用药，返回医师端修改。

处方只书写胁痛相关中医诊断、未书写胁痛相关西医诊断者，视为合理。例如，诊断为"瘀血内阻证"开具血府逐瘀片，应视为合理处方。

处方只书写胁痛相关西医诊断、未书写胁痛相关中医诊断者，应视为临床诊断书写不全或适应证不适宜，可视不同科室、不同医疗机构的具体要求决定是否返回医师端。不返回医师端的处方，应作为不合理处方进入处方点评流程。例如，对于中医科处方，诊断为"胁痛"开具肝胆舒康胶囊，可视为临床诊断书写不全，返回医师端修改。对于西医全科或肝胆外科处方，诊断为"慢性肝炎"开具肝爽颗粒，可根据医疗机构具体情况，视为合理或不合理。

三、药品遴选审核要点

1. 药品遴选审核要点一：儿童、老年人和妊娠哺乳期妇女

儿童、老年人和妊娠哺乳期妇女的用药审核应遵循药品说明书要求，说明书明确标注"禁用""忌用"或"不宜使用"的，均应视为药品遴选不适宜，在准确辨证的前提下，建议因人因病而异合理选择同功效亚类的其他药品。例如，乙肝灵胶囊说明书标注"孕妇忌用"，故为孕妇开具乙肝灵胶囊，应视为药品遴选不适宜。

说明书标注"慎用"的，可根据医师执业类别、临床经验丰富程度以及患者的具体情况，分类审核。具有慎用人群用药经验的中医类别医师，为实际用药风险较低的慎用人群患者（例如，12岁以上体格发育正常的儿童、肝肾功能正常且无恶性基础疾病的老年人、非孕早期且各项健康指征良好的孕妇）开具此类药品时，可视为合理；其余情形，建议视为不合理。

说明书未明确要求的，或者仅标注"在医师指导下使用"的，可以参考

表 7-5 进行审核。其中,胁痛治疗类中成药涉及的妊娠禁忌药包括:《中国药典》标识的禁用中药(水蛭、土鳖虫、斑蝥、三棱、莪术),慎用中药(大黄、牡丹皮、三七、牛黄、桃仁、红花、枳壳、牛膝、薏苡仁、苏木、虎杖、桂枝、凌霄花、瞿麦);其他中药(鼠妇虫、硝石、熊胆粉)等。

儿童应首选儿童专用中成药,无适用的儿童专用中成药时,也可选择非儿童专用中成药,但应注意是否含有儿童禁用或慎用的成分。胁痛治疗中成药的特殊人群选药见表 7-5。

表 7-5 胁痛治疗中成药的特殊人群选药

中成药名称	儿童 (3~18 岁)	老年人 (60 岁及以上)	孕妇	哺乳期妇女	其他
乙肝灵胶囊	建议可用,小儿酌减	建议可用	说明书忌服	建议可用	建议未经良好控制的严重慢性疾病患者在医师指导下服用
十味蒂达胶囊	建议可用	建议可用	建议慎用	建议可用	建议未经良好控制的严重慢性疾病患者在医师指导下服用
大黄利胆片	建议可用	建议可用	说明书忌用	建议可用	建议未经良好控制的严重慢性疾病患者在医师指导下服用
心肝宝胶囊	建议可用,小儿减半,有 2~14 岁患儿用药经验	建议可用	建议可用	建议可用	建议未经良好控制的严重慢性疾病患者在医师指导下服用
五灵丸	建议可用	建议可用	说明书慎用	建议可用	有溃疡病史者,请在医师指导下服用;建议未经良好控制的严重慢性疾病患者在医师指导下服用
五酯滴丸	建议可用	建议可用	建议可用	建议可用	有药物过敏史者慎用;建议未经良好控制的严重慢性疾病患者在医师指导下服用

续表

中成药名称	儿童 （3~18岁）	老年人 （60岁及以上）	孕妇	哺乳期妇女	其他
叶下珠胶囊	建议可用	建议可用，有60~82岁患者用药经验	建议可用	建议可用	建议未经良好控制的严重慢性疾病患者在医师指导下服用
龙胆泻肝丸	建议可用	建议可用	说明书慎用	建议可用	对本品过敏者禁用；过敏体质者慎用；高血压、心脏病、肝病、糖尿病、肾病等慢性疾病严重者应在医师指导下服用
安络化纤丸	建议可用	建议可用，有60~75岁患者用药经验	说明书禁用	建议可用	建议未经良好控制的严重慢性疾病患者在医师指导下服用
血府逐瘀片	建议可用，有2.9~11.4岁患儿用药经验	建议可用，有60~85岁患者用药经验	说明书禁用	建议可用	对本品及所含成分过敏者禁用；脾胃虚弱者、过敏体质者慎用；建议未经良好控制的严重慢性疾病患者在医师指导下服用
扶正化瘀胶囊	建议可用	建议可用，有60~82岁患者用药经验	说明书忌用	建议可用	湿热盛者慎用；建议未经良好控制的严重慢性疾病患者在医师指导下服用
肝胆舒康胶囊	建议可用	建议可用	建议可用	建议可用	肝肾阴虚患者（症见五心烦热，头晕目眩，舌质红，少苔，脉细数）忌用

续表

中成药名称	儿童 （3~18岁）	老年人 （60岁及以上）	孕妇	哺乳期妇女	其他
肝复乐胶囊	建议慎用	建议可用	孕妇禁用	建议慎用	有明显出血倾向者慎服；建议未经良好控制的严重慢性疾病患者在医师指导下服用
肝爽颗粒	建议可用	建议可用	孕妇禁用	建议慎用	建议未经良好控制的严重慢性疾病患者在医师指导下服用
肝苏片	建议可用，小儿酌减	建议可用	建议可用	建议可用	建议未经良好控制的严重慢性疾病患者在医师指导下服用
金菌灵胶囊	建议可用	建议可用	建议可用	建议可用	建议未经良好控制的严重慢性疾病患者在医师指导下服用
复方斑蝥胶囊	建议慎用	建议慎用，有61~82岁患者用药经验	说明书禁用	说明书禁用	糖尿病患者及糖代谢紊乱者、肝肾功能异常者慎用
柴胡舒肝丸	建议可用	建议可用	建议禁用	建议慎用	忌生冷及油腻难消化的食物；服药期间要保持情绪乐观，切忌生气恼怒
舒肝丸	建议慎用	建议可用	说明书慎用	建议慎用	过敏体质者慎用
益肝灵片	建议可用	建议可用，有61~81岁患者用药经验	建议可用	建议可用	建议未经良好控制的严重慢性疾病患者在医师指导下服用
愈肝龙胶囊	建议可用，小儿酌减	建议可用	建议可用	建议可用	建议未经良好控制的严重慢性疾病患者在医师指导下服用

中成药名称	儿童 （3~18岁）	老年人 （60岁及以上）	孕妇	哺乳期妇女	其他
鳖甲煎丸	建议可用	建议可用，有60~80岁患者用药经验	说明书禁用	建议慎用	建议未经良好控制的严重慢性疾病患者在医师指导下服用

注：建议可用的中成药也应在中医师指导下使用，并严格管控用法用量和疗程。

2. 药品遴选审核要点二：肝肾功能不全患者

肝肾功能不全患者的用药审核应遵循药品说明书要求，说明书标注"禁用""忌用"或"不宜使用"的，均视为药品遴选不适宜。

说明书标注"肝肾功能不全者慎用"或者标注"肝病、肾病严重者在医师指导下使用"，可根据医师执业类别、临床经验丰富程度以及患者的具体情况，分类管理。例如，复方斑蝥胶囊说明书要求"肝肾功能不全者慎用"，若具有慎用人群用药经验的中医类别医师，为轻、中度肝肾功能异常的患者开具此类药品时，可视为合理；其余情形，建议视为不合理。

说明书未明确要求的，或者仅标注"在医师指导下使用"的，可通过组方成分做初步评估。即：

● 有文献报道超疗程服用含柴胡的汤剂导致肝损害，柴胡不是传统的毒性中药，使用时间过长可能导致药物在体内蓄积，造成肝损害。胁痛为慢性疾病，通常治疗用药疗程较长，且说明书未注明疗程，如乙肝灵胶囊、五灵丸、龙胆泻肝丸、血府逐瘀片、肝胆舒康胶囊、肝复乐胶囊、肝爽颗粒、愈肝龙胶囊、鳖甲煎丸、柴胡舒肝丸均含有柴胡，对超时长用药作出警示，并加强药学监护。

3. 药品遴选审核要点三：特殊疾病患者

特殊疾病（例如高血压、糖尿病、心脏病、前列腺肥大等）患者的用药审核应遵循药品说明书要求，说明书标注"禁用""忌用"或"不宜使用"的，均可视为药品遴选不适宜。例如，肝胆舒康胶囊说明书标注"肝肾阴虚患者忌用"，故西医全科医师为诊断中含有"肝肾阴虚证"的胁痛患者开具肝胆舒康胶囊，应视为药品遴选不适宜，可更换为同样具有疏肝解郁功效的肝爽颗粒。

说明书标注"慎用"的，可根据医师执业类别、临床经验丰富程度以及患者慢性疾病管理的水平，分类管理。例如，复方斑蝥胶囊可以影响糖代谢，为未经良好控制的糖尿病患者及糖代谢紊乱患者开具复方斑蝥胶囊时应给予提示，并提醒临床医师加强血糖监测，及时调节抗糖代谢紊乱药物剂量，可视为合理,其余情形,建议视为不合理。

说明书未明确要求的,或者仅标注"在医师指导下使用的""遵医嘱",建议视为合理。

四、联合用药审核要点

1. 联合用药审核要点一:重复用药

● 治疗同一证型的胁痛,且含有 3 个以上相同成分或含有相同成分的占比超过 30% 的两个中成药足量联用时,可视为重复用药。例如,肝胆舒康胶囊与乙肝灵胶囊均含有白芍、茵陈、柴胡,相同成分占比分别为 3/7(肝胆舒康胶囊)和 3/8(乙肝灵胶囊),且肝胆舒康的臣药为白芍、茵陈、柴胡,乙肝灵的臣药为白芍、茵陈、柴胡,故二者的足量联用属于重复用药。又如,肝爽颗粒与肝胆舒康胶囊均含有白芍、柴胡、丹参、鳖甲,相同成分占比分别为 4/13(肝爽颗粒)和 4/7(肝胆舒康胶囊),且均以理气健脾、化瘀为功能主治,故二者的足量联用属于重复用药。再如,肝复乐胶囊与肝爽颗粒均含有党参、柴胡、白芍、桃仁、鳖甲等,且主治相似,故二者的足量联用属于重复用药。

● 含有相同毒、烈性饮片或化学药物的中成药足量联用时,可视为重复用药。例如肝复乐胶囊和鳖甲煎丸均含有土鳖虫,合用增加了土鳖虫的剂量。故二者的足量联用属于重复用药。

● 成分完全包含的两个中成药足量联用时,可视为重复用药。例如,心肝宝胶囊与扶正化瘀胶囊,心肝宝胶囊的成分为人工虫草菌丝粉,扶正化瘀胶囊的组分包含发酵虫草菌粉,二者的足量联用属于重复用药。又如,五酯滴丸成分为南五味子,五灵丸组分包含五味子,二者的足量联用亦属于重复用药。

2. 联合用药审核要点二:药性冲突

● 肝胆湿热胁痛治疗类中成药与温阳类中成药联合使用时,可视为药性冲突。例如,大黄利胆片与益气温阳胶囊联用时,可视为药性冲突。

3. 联合用药审核要点三:配伍禁忌

● 胁痛治疗类中成药与其他疾病治疗中成药的联用,存在违反十八反、十九畏配伍的,可不视为配伍禁忌,但应提醒临床医师加强监测。例如,乙肝灵胶囊含有人参,三七血伤宁胶囊含有藜芦,乙肝灵胶囊与三七血伤宁胶囊的联用,可不视为配伍禁忌,但应加强随访监测。

● 胁痛治疗类中成药的联用、胁痛治疗类中成药与治疗其他疾病中成药的联用,存在两个及两个以上毒性饮片联用时,视毒性饮片具体品种、用法用量和患者体质病情而定,例如,肝复乐胶囊含有毒性饮片土鳖虫,牛黄解毒片含有毒性饮片雄黄,若老年患者长期足量联用,建议视为联合用药不适宜。

4. 联合用药审核要点四：中西药不当联用

● 辅料含有蔗糖、蜂蜜的中成药，含有甘草、大枣等具有潜在影响血糖作用的中成药与西药降血糖药联合使用时，应密切监测，说明书明确规定"糖尿病患者禁用"的药物除外。例如，乙肝灵胶囊与盐酸二甲双胍片联合使用时，要加强血糖监测。

五、用法用量审核要点

1. 用法用量审核要点一：日总量控制

依据药品说明书，以每日最大量为基本审核单元，不超过每日最大量的处方，即视为合理处方。例如，为一般成人的肝胆湿热型胁痛，处方开具大黄利胆片【片剂，0.35g/ 片】，一次 2 片，一日 2 次（说明书为一次 2 片，一日 2~3 次），日总量小于说明书常规量，应视为合理处方。

2. 用法用量审核要点二：超说明书剂量用药

在规定的疗程范围内，不含有毒性饮片（如斑蝥、土鳖虫、川楝子）的胁痛治疗类中成药，为一般成人（非特殊人群）开具说明书日最大量 150% 的用量，可不视为用法用量不适宜。例如，对于一般成人的胁痛患者开具柴胡舒肝丸【大蜜丸，10g/ 丸】，用药时长为 7 天，一次 1 丸，一日 3 次（说明书为一次 1 丸，一日 2 次），日用量为说明书日最大量的 150%，可不视为用法用量不适宜。

对于含有毒性饮片（例如斑蝥、土鳖虫、川楝子）的胁痛治疗类中成药，或者对于特殊人群患者用药的情形，或者存在疗程不确定或超长时间用药的情形，如果开具超过说明书日最大量的处方，可根据药品特点和患者病情的具体情况，分类界定和管理。安全风险较高的，建议认定为用法用量不适宜。例如，对于诊断为"原发性肝癌、胁痛"的 75 岁患者，开具肝复乐胶囊【胶囊剂，0.5g/ 粒】，用药时长为 30 天，一次 8 粒，一日 3 次（说明书为一次 6 粒，一日 3 次），日总量为说明书日最大量的 133%，药品含有毒性饮片土鳖虫，且患者为老年患者，故可视为用法用量不适宜。

3. 用法用量审核要点三：儿童与老年人用药

根据《中成药临床应用指导原则》，老年人用药，一般为常用量。儿童用药，应根据年龄进行减量。具体方法为："一般情况 3 岁以内服 1/4 成人量，3~5 岁的可服 1/3 成人量，5~10 岁的可服 1/2 成人量，10 岁以上与成人量相差不大即可。"例如，为 8 岁"肝气郁滞"型肝炎幼儿开具乙肝灵胶囊【胶囊剂，0.5g/ 粒】，处方用量为一次 2 粒，一日 3 次（说明书成人为一次 4 粒，一日 3 次），应视为合理处方。

六、用药疗程审核要点

药品说明书有明确疗程要求的，以说明书要求为标准进行疗程审核。例如，心肝宝胶囊说明书提示"1 个月为 1 个疗程"，所以，开具心肝宝胶囊 28 天的处方，可视为用药疗程适宜。又如，五灵丸说明书提示"1 个月为 1 个疗程"，所以，开具五灵丸 60 天的处方，可视为用药疗程不适宜。

药品说明书没有明确疗程要求的，可参考胁痛的病程和疗效评价时间点进行审核。胁痛一般为慢性病证，疗程为 2~4 周，也可根据临床治疗实际情况进行审核。例如，肝爽颗粒说明书未提示明确疗程，根据文献报道，治疗肝损伤以 3~12 个月为疗效评价时间点，故开具肝爽颗粒 60 天的长处方，可视为用药疗程适宜。又如，复方斑蝥胶囊说明书未提示明确疗程，根据文献报道，治疗肝损伤以 26~90 天为疗效评价时间点，故开具复方斑蝥胶囊 30 天的处方，可视为用药疗程适宜。

（董 彬 李丹丹 郭红叶）

参 考 文 献

[1] 国家药典委员会.中华人民共和国药典:2020 年版.一部[M].北京:中国医药科技出版社,2020.

[2] 周仲瑛.中医内科学[M].2 版.北京:中国中医药出版社,2017.

[3] 王晶,顾申勇,任金妹,等.中成药合理应用评价模型的建立[J].中成药,2021,43(1):292-294.

[4] 王强,张湛,孟庆红,等.含肝肾毒性成分中成药风险防范的药学服务实践[J].中国药业,2020,29(10):93-97.

[5] 廖丽娜,刘玲,陈潞梅,等.处方前置审核系统在提高中成药临床合理用药中的作用[J].中国医院药学杂志,2020,40(19):2069-2072.

[6] 北京市卫生和计划生育委员会基层医疗机构处方点评工作组,北京中医药学会临床药学专业委员会青年委员组,北京中医药大学中药药物警戒与合理用药研究中心.北京地区基层医疗机构中成药处方点评共识报告(2018 版)[J].中国医院药学杂志,2018,38(18):1877-1887.

[7] 朱蕊.小柴胡汤合桑菊饮加减治疗妊娠感冒 56 例[J].实用中医杂志,2012,28(6):470-471.

[8] 王玉芝.小柴胡汤治疗肝病的临床研究[J].中成药,2000,22(4):296-298.

[9] 陈达民.草药小柴胡汤引起的肝损害[J].国外医学(消化系疾病分册),1996(1):61.

[10] 刘德山.小柴胡汤引起药物性肝损害 1 例[J].国外医学(中医中药分册),1994(3):33.

[11] 孙建忠,赵素彬.小柴胡汤加味治疗药物性肝损害 4 例[J].实用医学杂志,1993
(1):34.

[12] 熊婧,李霞,曾凡波,等.鳖甲煎丸对大鼠长期毒性的实验研究[J].医药导报,2014,
33(1):20-23.

[13] 成冯镜茗,吕健,谢雁鸣.肝爽颗粒治疗肝损伤有效性和安全性的系统评价与 Meta 分
析[J].中国中药杂志,2022,47(21):5944-5960.

[14] 邝玉慧,徐方飚,赵哲,等.复方斑蝥胶囊联合不同放化疗方案治疗原发性肝癌有效
性与安全性的 Meta 分析及试验序贯分析[J].中国药房,2021,32(8):996-1003.

[15] 罗庆东,姜德友.鳖甲煎丸的临床研究与进展[J].齐齐哈尔医学院学报,2012,33(6):
764-766.

第八章　肾膀胱病证治疗用药处方审核

第一节　水肿（急慢性肾小球肾炎、肾病综合征等）

水肿是体内水液潴留，泛滥肌肤，以头面、眼睑、四肢、腹背，甚至全身浮肿为特征表现的一类病证，严重的还可能伴有胸腔积液、腹水等。水肿病因病机多与肺、脾、肾、三焦等有关，治法治则的确定，需要根据水肿的病因、证型，疾病发展轻重缓急情况，以及人体自身正气虚实等体质的不同，酌情选用发汗、利尿、泻下逐水等攻邪的药物治疗。需要强调的是，由于本病临床常见于久病体虚或先天禀赋不足的患者，故选用汤药或中成药时，应根据患者体质，同时选用以固本扶正之方为主体的方剂或中成药制剂。

现代医学的急慢性肾小球肾炎、肾病综合征、继发性肾小球疾病等病，属于中医水肿范畴，按照中医水肿辨证论治。

一、适用范围

中医诊断为水肿，西医诊断为急慢性肾小球肾炎、肾病综合征、继发性肾小球疾病等的治疗处方。

涉及的具体中成药品种包括但不限于（按笔画排序）：三清胶囊、五苓胶囊、舟车丸、尿毒清颗粒、肾炎四味片、肾炎消肿片、肾炎康复片、肾炎舒片、肾炎解热片、肾康宁片、金匮肾气丸、复方肾炎片、济生肾气片、益肾化湿颗粒、益肾消肿丸、黄葵胶囊、康肾颗粒、雷公藤多苷片、臌症丸，以及相同通用名、相同给药途径的其他剂型。

二、适应证审核要点

1. 适应证审核要点一：诊断书写

此类中成药处方应包括提示水肿的中医／西医诊断及提示水肿证型的中医诊断。缺少其中之一，即可视为临床诊断书写不全。

其中，提示水肿的中医诊断为"水肿""水气病""阴水""阳水""风水""皮水""正水""石水"及其等价诊断，提示水肿的西医诊断为"急慢性肾小球肾炎""肾病综合征""继发性肾小球疾病"及其等价诊断，提示水肿证型的中医诊断分为以下5类。

● 水湿浸渍证："水湿证""水毒证""湿毒证""湿浊证""水湿浸渍证"及其等价诊断。

● 湿热壅盛证："湿热证""湿热壅盛""水热互结"及其等价诊断。

● 痰瘀互结证："痰瘀证""血瘀水停证"及其等价诊断。

● 脾气亏虚证："气虚证""气阴两虚证"及其等价诊断。

● 肾阳衰微证："肾阳虚证""肾阳衰微证"及其等价诊断。

2. 适应证审核要点二：诊断与用药相符

即，提示水肿证型的中医诊断应与水肿治疗类中成药的功效相匹配，包括：

● 化湿利水药：说明书标注"利水消肿""化湿逐水"等功效的化湿利水药（五苓胶囊、康肾颗粒、舟车丸、臌症丸等），处方应书写湿浊证等相关诊断，否则应视为适应证不适宜。例如，诊断为"脾虚证"而开具五苓胶囊的处方，应视为适应证不适宜。

● 清热利湿药：说明书标注"清热利湿""解毒消肿"等功效的清热利湿药（三清胶囊、肾炎四味片、黄葵胶囊、雷公藤多苷片、肾炎解热片等），处方应书写湿热证等相关诊断，否则应视为适应证不适宜。例如，诊断为"血瘀水停证"而开具黄葵胶囊的处方，应视为适应证不适宜。

● 活血利水药：说明书标注"活血利水""化瘀降浊"等功效的活血利水药（尿毒清颗粒、复方肾炎片等），处方应书写瘀水互结证等相关诊断，否则应视为适应证不适宜。例如，诊断为"气阴两虚证"而开具尿毒清颗粒的处方，应视为适应证不适宜。

● 健脾益气药：说明书标注"健脾补肾""益气养阴"等功效的健脾益气药（肾炎康复片、益肾化湿颗粒、肾炎舒片、肾炎消肿片、肾康宁片等），处方应书写脾肾两虚证等相关诊断，否则应视为适应证不适宜。例如，诊断为"水热互结证"而开具肾炎康复片的处方，应视为适应证不适宜。

● 温肾化气药：说明书标注"温补肾阳""化气行水"等功效的温肾化气药（金匮肾气丸、济生肾气片等），处方应书写肾阳虚证等相关诊断，否则应视为适应证不适宜。例如，诊断为"湿毒证"而开具金匮肾气丸的处方，应视为适应证不适宜。

3. 适应证审核要点三：分类管理

处方既未书写水肿相关中医诊断又未书写水肿相关西医诊断者，应视为适应证不适宜或无适应证用药，建议审核不通过，返回医师端修改。例如，诊断为"糖尿病"开具肾康宁片，应视为无适应证用药，返回医师端修改。

处方只书写水肿相关中医诊断、未书写水肿相关西医诊断者，视为合理。例如，诊断为"水湿内停证"开具五苓胶囊，应视为合理处方。

处方只书写水肿相关西医诊断、未书写水肿相关中医诊断者，应视为临床诊断书写不全或适应证不适宜，可视不同科室、不同医疗机构的具体要求决定是否返回医师端。不返回医师端的处方，应作为不合理处方进入处方点评流程。例如，对于中医科处方，诊断为"慢性肾炎"开具舟车丸，可视为临床诊断书写不全，返回医师端修改。对于西医科处方，诊断为"糖尿病肾病"开具尿毒清颗粒，可根据医疗机构具体情况，视为合理或不合理。同时，加强"西学中"培训，鼓励在开具中成药时书写中医病证诊断。

三、药品遴选审核要点

1. 药品遴选审核要点一：儿童、老年人和妊娠哺乳期妇女

儿童、老年人和妊娠哺乳期妇女的用药审核应遵循药品说明书要求，说明书明确标注"禁用""忌用"或"不宜使用"的，均应视为药品遴选不适宜，在准确辨证的前提下，建议因人因病而异合理选择同功效亚类的其他药品。例如，舟车丸说明书标注"孕妇忌用"，故为孕妇开具舟车丸，应视为药品遴选不适宜。

说明书标注"慎用"的，可根据医师执业类别、临床经验丰富程度以及患者的具体情况，分类审核。具有慎用人群用药经验的中医类别医师，为实际用药风险较低的慎用人群患者（例如，12 岁以上体格发育正常的儿童、肝肾功能正常且无恶性基础疾病的老年人）开具此类药品时，可视为合理；其余情形，建议视为不合理。

说明书未明确要求的，或者仅标注"在医师指导下使用"的，可以参考表 8-1 进行审核。其中，水肿治疗类中成药涉及的妊娠禁忌药包括：《中国药典》标识的禁用中药（芫花、甘遂、牵牛子、水蛭等），慎用中药（附子、大黄、益母草等），传统活血行气药（丹参、川芎等），毒性中药（附子、牵牛子等）和其他重点关注中药雷公藤（有生育毒性）等。

儿童应首选儿童专用中成药，无适用的儿童专用中成药时，也可选择非儿童专用中成药，但应注意是否含有儿童禁用或慎用的成分。水肿治疗中成药的特殊人群选药见表 8-1。

表 8-1　水肿治疗中成药的特殊人群选药

中成药名称	儿童 （3~18 岁）	老年人 （60 岁及以上）	孕妇	哺乳期 妇女	其他
三清胶囊	建议可用	建议可用	说明书慎用	建议慎用	建议未经良好控制的严重慢性疾病患者在医师指导下服用

续表

中成药名称	儿童 （3~18 岁）	老年人 （60 岁及以上）	孕妇	哺乳期妇女	其他
五苓胶囊	建议可用	建议可用，有60~75 岁患者用药经验	建议可用	建议可用	建议未经良好控制的严重慢性疾病患者在医师指导下服用
舟车丸	建议慎用，12 岁以内患儿禁用	建议可用，80岁以上禁用，有 65 岁的患者用药经验	说明书禁用	建议禁用	久病气虚者，水肿属阴水者禁用
尿毒清颗粒	建议可用，6 岁以内患儿慎用	建议可用	建议慎用	建议慎用	建议未经良好控制的严重慢性疾病患者在医师指导下服用
肾炎解热片	建议可用，6 岁以内患儿慎用	建议可用	建议慎用	建议慎用	建议未经良好控制的严重慢性疾病患者在医师指导下服用
肾炎康复片	建议可用，小儿酌减，有 1~14 岁患儿用药经验	建议可用，有61~98 岁患者用药经验	说明书禁用	建议慎用	急性肾炎水肿禁服
肾炎消肿片	建议可用，12 岁以内患儿慎用	建议可用	建议禁用	建议慎用	建议未经良好控制的严重慢性疾病患者在医师指导下服用
肾炎舒片	建议可用，小儿酌减，有 3.8~14 岁患儿用药经验	建议可用，有60~85 岁患者用药经验	建议慎用	建议可用	建议未经良好控制的严重慢性疾病患者在医师指导下服用
肾康宁片	建议可用，6 岁以内患儿慎用	建议可用	说明书禁用	建议慎用	对本品过敏者、感冒发热患者禁用；过敏体质者慎用；高血压、心脏病、肝病、糖尿病、肾病等慢性疾病患者应在医师指导下服用
肾炎四味片	建议可用，6 岁以内患儿慎用	建议可用	建议慎用	建议慎用	建议未经良好控制的严重慢性疾病患者在医师指导下服用

中成药名称	儿童 （3~18岁）	老年人 （60岁及以上）	孕妇	哺乳期妇女	其他
金匮肾气丸	建议可用，小儿酌减，有3.1~14岁患儿用药经验	建议可用，有60~92岁患者用药经验	说明书禁用	建议慎用	建议未经良好控制的严重慢性疾病患者在医师指导下服用
复方肾炎片	建议可用，有2~14岁患儿用药经验	建议可用	说明书禁用	建议慎用	建议未经良好控制的严重慢性疾病患者在医师指导下服用
济生肾气片	建议可用	建议可用	说明书禁用	建议慎用	建议未经良好控制的严重慢性疾病患者在医师指导下服用
益肾化湿颗粒	建议可用，小儿慎用，有2~14岁患儿用药经验	建议可用，有60~80岁患者用药经验	建议可用	建议慎用	建议未经良好控制的严重慢性疾病患者在医师指导下服用
益肾消肿丸	建议可用，12岁以内患儿慎用	建议可用	说明书禁用	建议慎用	高血压、心脏病患者慎用
康肾颗粒	建议慎用	建议可用，有60~75岁患者用药经验	建议禁用	建议慎用	糖尿病肾病患者请服用无糖型；建议未经良好控制的严重慢性疾病患者在医师指导下服用
黄葵胶囊	建议可用，有2~14岁患儿用药经验	建议可用，有60~88岁患者用药经验	说明书禁用	建议慎用	建议未经良好控制的严重慢性疾病患者在医师指导下服用
雷公藤多苷片	说明书禁用，有1.5~13岁患儿用药经验	建议慎用	说明书禁用	说明书禁用	育龄期有孕育要求者，心、肝、肾功能不全者，严重贫血者，白细胞和血小板减少者，胃、十二指肠溃疡活动期患者，严重心律失常者禁用

续表

中成药名称	儿童 （3~18岁）	老年人 （60岁及以上）	孕妇	哺乳期妇女	其他
臌症丸	建议慎用 儿童酌减	建议可用，80岁以上慎用，有60~71岁患者用药经验	建议禁用	建议禁用	久病气虚者禁用

注：建议可用的中成药也应在中医师指导下使用，不可久用，并严格管控用法用量和疗程。

2. 药品遴选审核要点二：肝肾功能不全患者

肝肾功能不全患者的用药审核应遵循药品说明书要求，说明书标注"禁用""忌用"的，均视为药品遴选不适宜。例如，雷公藤多苷片说明书要求"心、肝、肾功能不全者禁用"，故为诊断中含有"慢性肝炎""肾功能异常"等提示肝、肾功能损害（无论是否明确为严重损害）的患者开具雷公藤多苷片时，应当视为药品遴选不适宜，建议返回医师端，可选择其他同类药品，例如三清胶囊等。

说明书标注"慎用"，可根据医师执业类别、临床经验丰富程度以及患者的具体情况，分类管理。若具有此类人群用药经验的中医类别医师，为轻、中度肝肾功能异常的患者开具此类药品时，可视为合理；其余情形，建议视为不合理。

说明书未明确要求的，或者仅标注"在医师指导下使用"的，可通过组方成分做初步评估。即：

● 说明书未标注但含有何首乌类成分的中成药，为肝功能异常的患者处方时，可视为药品遴选不适宜；含有蒽醌类中药如大黄、番泻叶，或含毒性成分的中药如牵牛子，为肝功能异常的患者处方时，应加强药学监护，例如，为"肝功能损害"患者开具尿毒清颗粒（含何首乌）处方时，由于含有制何首乌且说明书注意事项强调"长期用药患者视情况关注肝功能指标"，故可视为药品遴选不适宜。在服用期间，应注意与肝损伤有关的临床表现，如发现肝生化指标异常或出现全身乏力、食欲不振、厌油、恶心、尿黄、目黄、皮肤黄染等可能与肝损伤有关的临床表现时，或原有肝生化检查异常，肝损伤临床症状加重时，应立即停药并去医院就诊。例如，服用舟车丸（含牵牛子、甘遂、红大戟、芫花）的患者，在治疗过程中应密切关注其症状，必要时监测生化指标。

3. 药品遴选审核要点三：特殊疾病患者

特殊疾病（例如高血压、糖尿病、感冒、冠心病等）患者的用药审核应遵循药品说明书要求，说明书标注"禁用""忌用"或"不宜使用"的，均可视为药品遴选不适宜。例如，肾康宁片说明书标注"感冒发热患者不宜服用"，故西医全科医师为诊断中含有"发热"的水肿患者开具肾康宁片,应视为药品遴选不适宜,可更换为同样具有健脾益气功效的肾炎消肿片。

说明书标注"慎用"的,可根据医师执业类别、临床经验丰富程度以及患者慢性疾病管理的水平,分类管理。

说明书未明确要求的,或者仅标注"在医师指导下使用的""遵医嘱",建议视为合理。

四、联合用药审核要点

1. 联合用药审核要点一:重复用药

治疗同一证型的水肿,且含有 3 个以上相同成分或含有相同成分的占比超过 30% 的两个中成药足量联用时,可视为重复用药。例如,同为温肾化气行水药的益肾消肿丸和金匮肾气丸,均含有地黄、茯苓、泽泻、怀牛膝、盐车前子和附子(炙),相同成分占比分别为 6/13(益肾消肿丸)和 6/10(金匮肾气丸),且其中附子为毒性饮片,益肾消肿丸组方就是在金匮肾气丸的基础上加减而成,故二者的足量联用属于重复用药。又如,同为活血利水消肿药的尿毒清颗粒和肾炎消肿片,虽组方中均含有黄芪、茯苓、丹参,但考虑尿毒清颗粒以大黄为君药,功效以通腑泻浊为主,而复方肾炎片则以丹参、黄芪为主,活血、益气,伍黄芩、芦根、白茅根、牵牛子、车前子等强调清热作用,二药在治法治则上有明显区别,虽有成分重合,但重合药味均有大量应用的安全经验,故二药足量联用可不认为重复用药。其他联合应用情况,也应参考重复成分药性、组方治法区别、临床患者病情复杂程度等酌情认定是否重复。

- 具有衍生方关系的治疗水肿治疗类中成药足量联用时,可视为重复用药。例如,三清胶囊和五苓胶囊均含有茯苓、泽泻、猪苓、炒白术,四味药重叠,在足量联用时,建议初次审核时可判"重复用药",但后续应结合临床申诉理由,判断患者病情需求,确定是否认定为不合理用药,以满足临床患者病情复杂程度的用药需求。

- 含有附子、牵牛子、芫花、大戟等毒性饮片或药性峻烈药味的中成药在联合用药时,可视为重复用药。例如,舟车丸含有毒性饮片牵牛子、甘遂、大戟、芫花,复方肾炎片含有毒性饮片牵牛子,考虑毒性成分剂量叠加的安全性,以及过度峻下容易耗伤正气,在足量用药时,应予认定为重复用药,并提示临床医师注意剂量叠加可能带来的安全隐患。

2. 联合用药审核要点二:药性冲突

- 治疗湿热内蕴和治疗肾阳不足的中成药在联合用药时,可视为药性冲突。例如,肾炎四味片与益肾消肿丸联合应用时,应视为药性冲突。

- 药性滋腻的水肿治疗类中成药与感冒治疗类中成药联合使用时,可

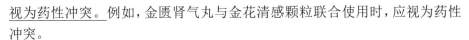

视为药性冲突。例如，金匮肾气丸与金花清感颗粒联合使用时，应视为药性冲突。

3. **联合用药审核要点三：配伍禁忌**

● 水肿治疗类中成药与其他疾病治疗中成药的联用，存在违反十八反、十九畏配伍的，可不视为配伍禁忌，但应提醒临床医师加强监测。例如，金匮肾气丸含有附子，人参保肺丸含有贝母，金匮肾气丸与人参保肺丸的联用，可不视为配伍禁忌，但应加强随访监测。

● 水肿治疗类中成药的联用、水肿治疗类中成药与治疗其他疾病中成药的联用，存在两个及两个以上毒性饮片联用时，视毒性饮片具体品种、用法用量和患者体质病情而定。例如，肾炎消肿片含有毒性饮片附子，牛黄解毒片含有毒性饮片雄黄，若老年患者长期足量联用，建议视为联合用药不适宜。

4. **联合用药审核要点四：中西药不当联用**

● 治疗窗较窄、受肝药酶代谢影响较大的免疫抑制剂，在联合应用中成药时，应注意加强药学监护，定期检测血药浓度并及时调整用药。例如，环孢素、他克莫司等西药与含有五味子的中成药联用时，应加强血药浓度监测。

● 辅料含有蔗糖、蜂蜜的中成药，含有甘草、大枣等具有潜在影响血糖作用的中成药与西药降血糖药联合使用时，应密切监测，说明书明确规定"糖尿病患者禁用"的药物除外。例如，肾炎舒片为糖衣片，与盐酸二甲双胍片联合使用时，要加强血糖监测。

五、用法用量审核要点

1. **用法用量审核要点一：日总量控制**

依据药品说明书，以每日最大量为基本审核单元，不超过每日最大量的处方，即视为合理处方。但含毒性饮片（如牵牛子、硫黄）中成药及用于儿童时除外。例如，为一般成人的血瘀水肿型水肿，处方开具尿毒清颗粒【颗粒剂，5g/袋】，一次1袋，一日4次（说明书为一次1~2袋，一日4次），日总量小于说明书常规量，应视为合理处方。

2. **用法用量审核要点二：超说明书剂量用药**

在规定的疗程范围内，不含有毒性饮片（如牵牛子、雄黄、附子）的水肿治疗类中成药，为一般成人（非特殊人群）开具说明书日最大量150%的用量，可不视为用法用量不适宜。例如，为水肿患者开具五苓胶囊【胶囊剂，0.45g/粒】，用药时长为2周，一次3粒，一日3次（说明书为一次3粒，一日2次），日用量为说明书日最大量的150%，可不视为用法用量不适宜。

对于含有毒性饮片（如牵牛子、雄黄、附子）的水肿治疗类中成药，或者对于特殊人群患者用药的情形，或者存在疗程不确定或超长时间用药的情形，如果开具超过说明书日最大量的处方，可根据药品特点和患者病情的具体情况，分类界定和管理。安全风险较高的，建议认定为用法用量不适宜。例如，为 80 岁阳虚型水肿患者开具金匮肾气丸【大蜜丸，6g/ 丸】，用药时长为 2 周，一次 2 丸，一日 2 次（说明书为 1 次 1 丸，一日 2 次），日总量为说明书日最大量的 200%，且含有毒性饮片附子，故应视为用法用量不适宜。

3. 用法用量审核要点三：儿童与老年人用药

根据《中成药临床应用指导原则》，老年人用药，一般为常用量。儿童用药，应根据年龄进行减量。具体方法为："一般情况 3 岁以内服 1/4 成人量，3~5 岁的可服 1/3 成人量，5~10 岁的可服 1/2 成人量，10 岁以上与成人量相差不大即可。"例如，为 8 岁"下焦湿热"型水肿儿童开具三清胶囊【胶囊剂，0.35g/ 粒】，处方用量为一次 3 粒，一日 3 次（说明书成人为一次 4~6 粒，一日 3 次），应视为合理处方。

六、用药疗程审核要点

药品说明书有明确疗程要求的，以说明书要求为标准进行疗程审核。例如，康肾颗粒的说明书提示"30 天为 1 个疗程"，所以，为轻度尿毒症水肿的患者开具康肾颗粒 30 天，应视为用药疗程适宜。

药品说明书没有明确疗程要求的，可参考水肿的病程和疗效评价时间点进行审核。由于本病患者多为慢性疾病，且临床多存在"久病致虚"的病因病机，在选择攻邪类药物时（如舟车丸、臌症丸等含有甘遂、芫花、大戟等峻下逐水成分的中成药），应该严格审核用药疗程问题，一般不宜超过 7 天，并加强药学监护。其他中成药的疗程可根据现有临床治疗实际情况进行审核。又如，尿毒清颗粒说明书未提示明确疗程，根据文献报道，治疗慢性肾脏病 3~5 期通常以 8~12 周为疗程，所以，为慢性肾脏病 3~5 期患者开具尿毒清颗粒 12 周的长处方，应视为用药疗程适宜。

（田佳鑫　李丹丹　郭红叶）

参 考 文 献

[1] 北京市卫生和计划生育委员会基层医疗机构处方点评工作组，北京中医药学会临床药学专业委员会青年委员组，北京中医药大学中药药物警戒与合理用药研究中心 . 北京地区基层医疗机构中成药处方点评共识报告（2018 版）[J]. 中国医院药学杂志，2018，38（18）：1877-1887.

[2] 左学洁 . 加味五苓散预防产后尿潴留的临床研究 [D]. 广州：广州中医药大学，2019.

[3] 钮江华 . 加味五苓散治疗妊娠水肿 60 例疗效观察 [J]. 中国民族民间医药，2013，22（9）：86-87.

[4] 苏靖,王蓉.浅析五苓散加减治疗小儿遗尿[J].中国中西医结合儿科学,2020,12(4):335-337.

[5] 黄佳,王峥.知柏地黄丸合五苓散加减辅助治疗儿童难治性肾病综合征的临床疗效[J].中国实验方剂学杂志,2021,27(10):70-75.

[6] 张春晖,王霞,刘静.肾炎舒对小儿急性肾小球肾炎血清白细胞介素-10和肿瘤坏死因子α水平的影响[J].吉林医学,2014,35(35):7795-7796.

[7] 胡道民.肾炎康复片治疗老年糖尿病肾病50例临床观察[J].中国民族民间医药,2015,24(1):83-84.

[8] 钟娇霞,颜海峰,霍开明,等.丙种球蛋白联合雷公藤多苷治疗儿童过敏性紫癜性肾炎的效果及对尿蛋白、尿红细胞的影响[J].疑难病杂志,2020,19(1):66-70.

[9] 王海,杨顼,陈雁雁,等.依据肾不纳气理论应用固涩类药物佐治哮喘探述[J].中医药学报,2015,43(6):3-6.

[10] 刘宝.肾炎康复片佐治儿童急性肾小球肾炎患者的临床效果[J].医疗装备,2016,29(22):132-133.

[11] 龚红蕾,徐美玉,孙宝兰,等.黄葵佐治儿童过敏性紫癜早期肾损伤的研究[J].南京医科大学学报(自然科学版),2017,37(8):1062-1064.

[12] 丁云峰,李志辉,段翠蓉,等.肾炎康复片治疗小儿紫癜性肾炎血尿和蛋白尿的疗效观察[J].中国中西医结合儿科学,2017,9(5):407-409.

[13] 张洪源,林小堃.高通量血液透析联合尿毒清对老年终末期肾病患者细胞免疫的影响[J].实用医学杂志,2018,34(2):273-276.

[14] 张致远,高振中.肾炎康复片对过敏性紫癜肾炎患儿血清及尿MCP-1、TGF-β1水平的影响[J].国际医药卫生导报,2019,25(4):606-610.

[15] 仲萍萍,匡微,邓育,等.尿毒清联合厄贝沙坦治疗对老年肾功能不全患者的肾功能和蛋白尿的疗效观察[J].国际医药卫生导报,2020,26(18):2754-2757.

[16] 廖寒林,刘浩,陈致雯.肾炎康复片治疗儿童肾炎血尿蛋白尿的疗效分析[J].中国现代药物应用,2014,8(15):147-148.

[17] 张秋业,常红.复方肾炎片辅佐治疗儿童原发性肾病综合征疗效观察[J].中国中西医结合肾病杂志,2009,10(4):351-352.

[18] 陈禧.稚阴稚阳学说及其对儿科临床的指导意义[J].中医儿科杂志,2010,6(3):5-6.

[19] 艾民.应用补肾药对儿童期发病的胰岛素依赖型糖尿病患者神经功能障碍的治疗经验[J].国外医学(中医中药分册),1999(6):19-20.

[20] 高连军,张影影.儿童紫癜性肾炎血尿NGAL、尿RBP的检验结果及不同剂量雷公藤多苷片的效果研究[J].中国医药指南,2021,19(22):109-110.

[21] 曹艳,运乃茹,邹爱英.雷公藤多苷片致不良反应的Meta分析[J].中国药房,2018,29(1):125-130.

[22] 刘春芳,张晶璇,李逸群,等.6个不同厂家雷公藤多苷片致小鼠急性肝损伤的比较研究及机制探索[J].中国中药杂志,2019,44(16):3494-3501.

[23] 殷佳珍,朱斌,陈洪宇,等.尿毒清颗粒治疗慢性肾脏病 3~5 期的 Meta 分析[J].中国中西医结合肾病杂志,2020,21(2):136-142.

第二节 淋病(急慢性尿路感染、泌尿系统结核、尿路结石、尿道综合征)

淋病是以小便频数,淋沥刺痛,欲出未尽,小腹拘急,或痛引腰腹为主症的疾病。淋病病因包括外感湿热,饮食不节,情志失调,禀赋不足或劳伤久病。病机为湿热蕴结下焦,肾与膀胱气化不利。淋病初起多为实证,治以祛邪为主,包括清利湿热、凉血止血、通淋排石、利气疏导;淋病以虚为主者需辨别病位,脾虚者应健脾益气,肾虚者应补虚益肾;虚实夹杂者注意攻补兼施。

现代医学的急慢性尿路感染、泌尿系统结核、尿路结石以及尿道综合征等病,属于淋病范畴,按照淋病辨证论治。

一、适用范围

中医诊断为淋病,西医诊断为急慢性尿路感染、泌尿系统结核、尿路结石、急慢性前列腺炎、化学性膀胱炎、乳糜尿以及尿道综合征等的治疗处方。

涉及的具体中成药品种包括但不限于(按笔画排序):八正合剂、三金片、分清五淋丸、双冬胶囊、石淋通片、血尿安片、补肾通淋颗粒、灵泽片、尿石通丸、尿清舒颗粒、尿感宁颗粒、尿塞通片、肾石通丸、肾安胶囊、肾复康片、肾舒颗粒、金钱草片、金钱胆通颗粒、泌淋胶囊、荡石胶囊、复方石韦片、复方石淋通片、复方金钱草颗粒、前列回春片、前列安通片、前列倍喜胶囊、前列通片、前列舒丸、前列舒乐片、前列舒通胶囊、结石通片、结石康胶囊、夏荔芪胶囊、海昆肾喜胶囊、排石颗粒、草薢分清丸、银花泌炎灵片、清浊祛毒丸、清热通淋丸、清淋颗粒、舒泌通胶囊、普乐安片、癃闭舒片、癃清片,以及相同通用名、相同给药途径的其他剂型。

二、适应证审核要点

1. 适应证审核要点一:诊断书写

此类中成药处方应包括提示淋病的中医／西医诊断及提示淋病证型的中医诊断。缺少其中之一,即可视为临床诊断书写不全。

其中,提示淋病的中医诊断为"淋病""气淋""石淋""热淋""血淋""膏淋""劳淋"及其等价诊断,提示淋病的西医诊断为"急慢性尿路感染""泌尿系统结核""尿路结石""急慢性前列腺炎""化学性膀胱炎""乳糜尿""尿道综合征"及其等价诊断,提示淋病证型的中医诊断分为以下6类。

- 热淋:"湿热下注证""下焦湿热证""膀胱湿热证"及其等价诊断。
- 气淋:"气滞湿阻证""气滞证""肝气郁滞证"及其等价诊断。
- 石淋:"沙淋""石淋"及其等价诊断。
- 血淋:"血瘀证""瘀血凝聚""血瘀湿阻证"及其等价诊断。
- 膏淋:"湿浊证"及其等价诊断。
- 劳淋:"肾虚证""肾气不固证""脾肾两虚证"及其等价诊断。

2. 适应证审核要点二:诊断与用药相符

即,提示淋病证型的中医诊断应与淋病治疗类中成药的功效相匹配,包括:

- 清热通淋药:说明书标注"清湿热,利尿""清热泻火,利尿通淋""清热解毒,利湿通淋"等功效的清热通淋药(八正合剂、三金片、分清五淋丸、尿感宁颗粒、热淋清颗粒、复方石韦片、清淋颗粒等),处方应书写热淋相关诊断,否则应视为适应证不适宜。例如,诊断为"脾肾两虚证"而开具三金片的处方,应视为适应证不适宜。

- 行气通淋药:说明书标注"行气逐瘀""理气活血"等功效的行气通淋药(尿塞通片、尿石通丸等),处方应书写气淋相关诊断,否则应视为适应证不适宜。例如,诊断为"肾虚证"而开具尿塞通片的处方,应视为适应证不适宜。

- 通淋排石药:说明书标注"利尿排石""通淋排石"等功效的通淋排石药(石淋通片、金钱草片、复方金钱草颗粒、排石颗粒、荡石胶囊等),处方应书写石淋相关诊断,否则应视为适应证不适宜。例如,诊断为"脾肾两虚证"开具排石颗粒的处方,应视为适应证不适宜。

- 凉血通淋药:说明书标注"凉血通淋""活血化瘀""化瘀散结"等功效的凉血通淋药(银花泌炎灵片、前列欣胶囊、前列通片、前列舒通胶囊、癃清片等),处方应书写血淋相关诊断,否则应视为适应证不适宜。例如,诊断为"膏淋"开具银花泌炎灵片的处方,应视为适应证不适宜。

- 分清化浊药:说明书标注"分清化浊"等功效的分清化浊药(萆薢分清丸、海昆肾喜胶囊等),处方应书写膏淋相关诊断,否则应视为适应证不适宜。例如,诊断为"沙淋"开具萆薢分清丸的处方,应视为适应证不适宜。

- 益肾利尿药:说明书标注"益肾活血""扶正固本""补肾固本"等功效的益肾利尿药(灵泽片、前列舒丸、普乐安片等),处方应书写劳淋相关诊断,否则应视为适应证不适宜。例如,诊断为"下焦湿热证"开具灵泽片的处方,应视为适应证不适宜。

3. 适应证审核要点三：分类管理

处方既未书写淋病相关中医诊断又未书写淋病相关西医诊断者，应视为适应证不适宜或无适应证用药。建议审核不通过，返回医师端修改。例如，诊断为"慢性胃炎"开具排石颗粒，应视为无适应证用药，返回医师端修改。

处方只书写淋病相关中医诊断、未书写淋病相关西医诊断者，视为合理。例如，诊断为"湿热瘀阻证"开具前列舒通胶囊，应视为合理处方。

处方只书写淋病相关西医诊断、未书写淋病相关中医诊断者，应视为临床诊断书写不全或适应证不适宜。可视不同科室、不同医疗机构的具体要求决定是否返回医师端。不返回医师端的处方，应作为不合理处方进入处方点评流程。例如，对于中医科处方，诊断为"尿路感染"开具尿感宁颗粒，可视为临床诊断书写不全，返回医师端修改。对于西医泌尿外科处方，诊断为"尿路感染"开具三金片，可根据医疗机构具体情况，视为合理或不合理。

三、药品遴选审核要点

1. 药品遴选审核要点一：儿童、老年人和妊娠哺乳期妇女

儿童、老年人和妊娠哺乳期妇女的用药审核应遵循药品说明书要求，说明书明确标注"禁用""忌用"或"不宜使用"的，均应视为药品遴选不适宜。建议选择同功效亚类的其他药品。例如，银花泌炎灵片说明书标注"孕妇禁用"，故为孕妇开具银花泌炎灵片，应视为药品遴选不适宜，建议返回医师端。

说明书标注"慎用"的，可根据医师执业类别、临床经验丰富程度以及患者的具体情况，分类审核。具有慎用人群用药经验的中医类别医师，为实际用药风险较低的慎用人群患者（例如，12 岁以上体格发育正常的儿童、肝肾功能正常且无恶性基础疾病的老年人）开具此类药品时，可视为合理；其余情形，建议视为不合理。

说明书未明确要求的，或者仅标注"在医师指导下使用"的，可以参考表 8-2 进行审核。其中，淋病治疗类中成药涉及的妊娠禁忌药包括：《中国药典》标识的禁用中药（三棱、莪术），慎用中药（瞿麦、薏苡仁、王不留行、牛膝、大黄），传统活血行气药（桃仁、红花、没药、枳实、牡丹皮），毒性中药（两头尖）和其他重点关注中药附子（含乌头碱）等。

儿童应首选儿童专用中成药，无适用的儿童专用中成药时，也可选择非儿童专用中成药，但应注意是否含有儿童禁用或慎用的成分。淋病治疗中成药的特殊人群选药见表 8-2。

表8-2 淋病治疗中成药的特殊人群选药

中成药名称	儿童 （3~18岁）	老年人 （60岁及以上）	孕妇	哺乳期妇女	其他
八正合剂	建议可用，有1~12岁患儿使用案例	建议可用	建议禁用	建议禁用	本品允许有少量沉淀，用时摇匀
分清五淋丸	建议可用	建议可用	说明书慎用	建议慎用	过敏体质者慎用
复方石韦片	建议可用	建议可用	建议慎用	建议慎用	过敏体质者慎用
癃清片	建议可用	建议可用，有62~89岁患者使用案例	建议慎用	建议慎用	淋病属于肝郁气滞或脾肾两虚，膀胱气化不行者不宜使用；肝郁气滞，脾虚气陷，肾阳衰惫，肾阴亏耗所致癃闭不宜选用；体虚胃寒者不宜服用
泌淋胶囊	建议可用	建议可用	说明书慎用	建议慎用	服药期间忌烟、酒等辛辣食物
尿感宁颗粒	建议可用	建议可用	建议慎用	建议慎用	过敏体质者慎用
尿清舒颗粒	建议可用	建议可用	说明书慎用	建议慎用	体质虚寒者慎用
前列回春片	建议慎用	说明书慎用	建议禁用	建议慎用	严重高血压者慎用
清淋颗粒	建议可用	建议可用	说明书忌用	建议慎用	体质虚弱者不宜服用
清热通淋丸	建议可用	建议慎用	说明书忌用	建议慎用	虚证慎用
清浊祛毒丸	说明书慎用	建议可用	说明书禁用	建议慎用	过敏体质者慎用
三金片	建议可用，有3~12岁患儿使用案例	建议可用，有50~75岁患者使用案例	说明书禁用	建议慎用	过敏体质者慎用
肾安胶囊	建议可用	建议可用，有60岁以上患者使用案例	说明书慎用	建议慎用	过敏体质者慎用
肾复康片	建议可用	建议可用	说明书慎用	建议慎用	过敏体质者慎用
肾舒颗粒	建议可用	建议可用	说明书忌用	建议慎用	肝郁气滞，脾肾亏虚，膀胱气化不行所致淋病不宜使用

续表

中成药名称	儿童 （3~18岁）	老年人 （60岁及以上）	孕妇	哺乳期妇女	其他
舒泌通胶囊	建议可用	建议可用	说明书慎用	建议慎用	服药期间忌食酸、冷、辛辣食物；在服药期间如出现轻度腹泻,适当减量即可恢复正常
血尿安片	建议可用	建议可用	说明书慎用	建议慎用	服药期间慎用辛辣香燥食物
银花泌炎灵片	建议可用,有2~14岁患儿使用案例	建议可用	说明书禁用	说明书慎用	过敏体质者慎用
双冬胶囊	建议可用	建议可用	建议慎用	建议慎用	肝功能异常者禁用
萆薢分清丸	建议可用	建议可用	建议慎用	建议慎用	忌食油腻、茶、醋及辛辣刺激性食物
普乐安片	建议可用	建议可用	建议慎用	建议慎用	忌辛辣、生冷、油腻食物；感冒发热患者不宜服用
前列舒丸	建议慎用	建议可用	建议禁用	建议慎用	尿闭不通者不宜使用
荡石胶囊	建议可用	建议可用	说明书忌用	建议慎用	对本品过敏者禁用
复方金钱草颗粒	建议可用	建议可用	建议慎用	建议慎用	过敏体质者慎用
复方石淋通片	建议可用	建议可用	说明书忌用	建议慎用	过敏体质者慎用
结石康胶囊	建议可用	建议可用	建议慎用	建议慎用	结石部位远端出现输尿管畸形、狭窄、梗阻及手术瘢痕粘连者,合并严重前列腺增生影响排尿或尿道狭窄者,发生结石嵌顿者禁用;病情重者慎用

续表

中成药名称	儿童 （3~18 岁）	老年人 （60 岁及以上）	孕妇	哺乳期妇女	其他
结石通片	建议可用	建议可用	说明书忌用	建议慎用	通常结石直径≤0.5cm,排石成功率较高；双肾结石或结石直径≥1.5cm 或结石嵌顿时间长的病例忌用；肝郁气滞,脾肾亏虚,膀胱气化不行所致淋证不宜使用；若石淋日久,伤气耗阴者,当配益气滋阴药同用；服药期间,不宜进食辛辣、油腻和煎炸类食物,以免助湿生热
金钱草片	建议可用	建议可用	建议慎用	建议慎用	过敏体质者慎用
金钱胆通颗粒	建议可用	建议可用	建议禁用	建议慎用	风寒咳嗽或体虚久咳者忌服
排石颗粒	建议可用,有 4~14 岁患儿使用案例	建议可用,有 74 岁患者使用案例	建议慎用	建议慎用	过敏体质者慎用
肾石通丸	建议可用	建议可用	说明书慎用	建议慎用	过敏体质者慎用
石淋通片	建议可用	建议可用,有 60~83 岁患者使用案例	建议可用	建议可用	过敏体质者慎用
尿塞通片	建议可用	建议可用	说明书禁用	建议慎用	过敏体质者慎用
尿石通丸	建议可用	建议可用	说明书慎用	建议慎用	服药期间可适当饮水,以利排石
补肾通淋颗粒	建议慎用	建议可用	建议慎用	建议慎用	阴虚火旺者慎用
前列舒乐片	建议慎用	建议可用	建议慎用	建议慎用	过敏体质者慎用
癃闭舒片	建议慎用	建议可用	建议慎用	建议慎用	过敏体质者慎用
前列安通片	建议可用	建议可用	建议禁用	建议慎用	过敏体质者慎用

续表

中成药名称	儿童 （3~18岁）	老年人 （60岁及以上）	孕妇	哺乳期妇女	其他
前列舒通 胶囊	建议可用	建议可用	建议禁用	建议慎用	过敏体质者慎用
灵泽片	建议可用	建议可用	建议慎用	建议慎用	有胃及十二指肠溃疡，以及各种急慢性胃炎、肠炎者慎用
前列倍喜 胶囊	建议可用	建议可用	说明书忌用	建议慎用	过敏体质者慎用
前列通片	建议可用	建议可用，有60~81岁患者使用案例	说明书慎用	建议慎用	过敏体质者慎用
夏荔芪胶囊	建议慎用	建议可用	建议慎用	建议慎用	忌食肥甘厚味、油腻食物；残余尿量>150ml者、良性前列腺增生侵入性治疗失败者，非本品的适应证
海昆肾喜 胶囊	建议慎用	建议可用，有60~79岁患者使用案例	建议慎用	建议慎用	本品可与对肾功能无损害的抗生素、抗高血压药、抗酸药、补钙药及纠正肾性贫血药等合用，但是没有与血管紧张素转换酶抑制药（ACEI）合用的经验；对有明显出血征象者应慎用

注：建议可用的中成药也应在中医师指导下使用，并严格管控用法用量和疗程。

2. 药品遴选审核要点二：肝肾功能不全患者

肝肾功能不全患者的用药审核应遵循药品说明书要求，说明书标注"禁用""忌用"或"不宜使用"的，均视为药品遴选不适宜。例如，双冬胶囊说明书要求"肝功能异常者禁用"，故为诊断中含有"肝功能不全"等提示肝功能损害（无论是否明确为严重损害）的患者开具处方双冬胶囊时，应当视为药品遴选不适宜，建议返回医师端，可选择同类药品，例如清热通淋丸、银花泌炎灵片等。

说明书标注"肝肾功能不全者慎用"或者标注"肝病、肾病严重者在医师指导下使用",可根据医师执业类别、临床经验丰富程度以及患者的具体情况,分类管理。

说明书未明确要求的,或者仅标注"在医师指导下使用"的,可通过组方成分做初步评估。即:

● 上述中成药中近年有肝损害文献报道的药物包括柴胡、石菖蒲、香附、川楝子、栀子、大黄等。如果处方诊断含有"肝病""肝功能不全"及其等价诊断,应当加强监护,建议选择同功效亚类的其他药品,暂不视为药品遴选不适宜。有文献报道,癃闭舒片联合三金片导致药物性肝损伤,停药并对症处理后患者痊愈;普乐安片引起患者药物性肝损伤,此患者服药 6 年前曾患黄疸性肝炎已治愈;以上案例可能与患者自身因素有关,一般关注即可。

● 上述中成药中近年有肾损害文献报道的药物包括泽泻、补骨脂等,如果处方诊断含有"肾病""肾功能不全"及其等价诊断,应当加强监护,建议选择同功效亚类的其他药品,暂不视为药品遴选不适宜。一些中成药虽不含肾损害风险成分,但可能因肾功能不全而产生风险。有文献报道,慢性肾功能不全 5 期患者,足量服用排石颗粒 15 天后,产生高钾血症,其原因可能与本身肾脏排钾功能受损及盐车前子、甘草含钾量较高有关。

3. 药品遴选审核要点三:高血压、心脏病等特殊疾病患者

特殊疾病(例如高血压、糖尿病、心脏病、高钾血症等)患者的用药审核应遵循药品说明书要求,说明书标注"禁用""忌用"的,均可视为药品遴选不适宜。

说明书标注"慎用"的,可根据医师执业类别、临床经验丰富程度以及患者慢性疾病管理的水平,分类管理。具有慎用人群用药经验的中医类别医师,为慢性疾病管理良好的患者开具此类药品时,可视为合理;其余情形,建议视为不合理。例如,前列回春片说明书标注"严重高血压患者慎用",若为血压控制平稳的患者开具前列回春片,可视为合理;若诊断中含"恶性高血压"或等价诊断,应视为药品遴选不适宜。

说明书未明确要求的,或者仅标注"在医师指导下使用"的,建议视为合理。例如,三金片说明书标注"高血压、糖尿病、心脏病、肝病、肾病等慢性疾病严重者应在医师指导下服用。"故西医全科医师为诊断中含有"高血压"的患者开具三金片,视为合理。

四、联合用药审核要点

1. 联合用药审核要点一:重复用药

治疗同一证型的淋病,且含有 3 个以上相同成分或含有相同成分的占比超过 30% 的两个中成药足量联用时,可视为<u>重复用药</u>。例如,银花泌炎灵片与分清五淋丸均含有萹蓄、瞿麦、川木通、车前子和淡竹叶,相同成分占比分别为 5/10(银花泌炎灵片)和 5/14(分清五淋丸),故二者的足量联用属于<u>重复用药</u>。

均含有瞿麦、萹蓄、栀子、滑石、车前子、川木通、大黄、甘草的淋病治疗类中成药,视为八正散的衍生方,足量联用时,可视为<u>重复用药</u>。例如,八正合剂、分清五淋丸和清淋颗粒均含有瞿麦、萹蓄、栀子、滑石、车前子、川木通、大黄、甘草,均以清热、利尿、通淋为主,属于同一底方的衍生方,故以上任意两种药品足量使用属于重复用药。

成分完全包含的两个淋病治疗类中成药足量联用时,可视为<u>重复用药</u>。例如,石淋通片含有广金钱草,而复方金钱草颗粒的组方为广金钱草、车前草、石韦、玉米须,复方金钱草颗粒的组方完全包含石淋通片,故以上两种药品足量联用属于重复用药。

2. 联合用药审核要点二:药性冲突

药性纯粹的清热利尿药与药性纯粹的温肾健脾药足量联用时,可视为<u>药性冲突</u>。例如,八正合剂功效清热泻火、利水通淋,萆薢分清丸以温肾健脾为主,二者的足量联用属于药性冲突。

治疗淋病的清热利湿药与具有温补功效的其他类中药(如熟地黄、附子、淫羊藿等)联合使用时,可视为<u>药性冲突</u>。例如,尿感宁颗粒功效清热解毒、通淋利尿,六味地黄丸含熟地黄,二者的足量联用属于药性冲突。

3. 联合用药审核要点三:配伍禁忌

淋病治疗类中成药与其他疾病治疗中成药的联用,存在违反十八反、十九畏配伍的,可不视为配伍禁忌,但应提醒临床医师加强监测。例如,结石康胶囊中含三棱,防风通圣丸中含芒硝,结石康胶囊与防风通圣丸联用时,可不视为配伍禁忌,但应加强随访监测。

<u>淋病治疗类中成药的联用、淋病治疗类中成药与治疗其他疾病中成药的联用,存在两个及两个以上毒性饮片联用时</u>,视毒性饮片具体品种、用法用量和患者体质病情而定。

4. 联合用药审核要点四:中西药不当联用

● 具有利尿作用的淋病治疗中成药,与西药利尿剂联合使用时,应密切监测,但可不视为配伍禁忌。例如,复方石韦片功效为清热燥湿,利尿通淋,用于小便不利、尿频尿急、尿痛、下肢浮肿等症,与西药呋塞米片等利尿剂合用时,可不视为配伍禁忌,但应监测患者状态。

● 说明书明确要求"肝肾功能不全者慎用"或"肝肾功能不全者需在医师指导下使用"的中成药,或含有较明确肝毒性风险中药(如川楝子等)的中成药，与可能造成肝损伤的西药联合使用时，应密切监测，但可不视为配伍禁忌。例如，尿塞通片与瑞舒伐他汀钙片联合使用时，可不视为配伍禁忌，但应加强监测。

五、用法用量审核要点

1. 用法用量审核要点一：日总量控制

依据药品说明书，以每日最大量为基本审核单元，不超过每日最大量的处方，即视为合理处方。例如，为一般成人的湿热瘀阻证热淋，处方开具前列安通片【片剂，0.38g/片】，一次 3 片，一日 3 次（说明书为一次 4~6 片，一日 3 次），日总量小于说明书常规量，应视为合理处方。

2. 用法用量审核要点二：超说明书剂量用药

在规定的疗程范围内，不含有毒性饮片（如附子、蜈蚣）的淋病治疗类中成药，为一般成人（非特殊人群）开具超过说明书日最大量但未超过 150%（含）的用量，可不视为用法用量不适宜。例如，为淋病患者开具三金片【片剂，0.29g/片】，用药时长为 7 天，一次 5 片，一日 3 次（说明书为一次 3 片，一日 3~4 次），日用量为说明书日最大量的 125%，可不视为用法用量不适宜。

文献资料显示，不少淋病治疗类中成药存在超说明书剂量使用的文献报道。例如，热淋清颗粒在治疗输尿管下段结石体外冲击波碎石术（ESWL）后辅助排石时，有一次 4 袋，一日 3 次的治疗经验，是说明书日最大量（6 袋）的 2 倍，有效性和安全性良好。三金片在治疗更年期女性尿路感染时，有一次 5 片，一日 3 次的治疗经验，是说明书日最大量（12 片）的 125%，有效性和安全性良好。

对于含有毒性饮片（如牵牛子、雄黄、附子）的淋病治疗类中成药，或者对于特殊人群患者用药的情形，或者存在疗程不确定或超长时间用药的情形，如果开具超过说明书日最大量的处方，可根据药品特点和患者病情的具体情况，分类界定和管理。安全风险较高的，建议认定为用法用量不适宜。例如，为 75 岁反复发作的淋病患者开具尿感宁颗粒【颗粒剂，5g/袋】，用药时长为 2 周，一次 2 袋，一日 4 次（说明书为一次 1 袋，一日 3~4 次），日用量为说明书日最大量的 200%，且患者为老年患者，故可视为用法用量不适宜。

3. 用法用量审核要点三：儿童与老年人用药

根据《中成药临床应用指导原则》，老年人用药，一般为常用量。儿童用药，应根据年龄进行减量。具体方法为："一般情况 3 岁以内服 1/4 成人量，3~5 岁的可服 1/3 成人量，5~10 岁的可服 1/2 成人量，10 岁以上与成人量相差不大即可。"例如，为 75 岁湿热下注证淋病患者开具八正合剂【合剂，100ml/瓶】，处方用量为一次 20ml，一日 3 次（说明书为一次 15~20ml，一日 3 次），没有减量服用,应视为合理处方。

六、用药疗程审核要点

药品说明书有明确疗程要求的,以说明书要求为标准进行疗程审核。例如,清热通淋丸说明书提示"2 周为 1 个疗程",所以,开具清热通淋丸用药时长为 4 周的处方,可视为用药疗程不适宜。又如,复方石韦片说明书提示"15 天为 1 个疗程,可连服两个疗程",所以,开具复方石韦片 2 周的处方,可视为用药疗程适宜。

药品说明书没有明确疗程要求的,可参考淋病的病程和疗效评价时间点进行审核。一般来看,实证淋病疗程为 1 周,虚证淋病疗程为 4 周,也可根据临床治疗实际情况进行审核。又如,热淋清颗粒说明书未提示明确疗程,根据文献报道,治疗慢性前列腺炎以 4~8 周为疗效评价时间点,故为慢性前列腺炎患者开具热淋清颗粒 4 周的处方,可视为用药疗程适宜;而为急性泌尿系感染患者开具热淋清颗粒 4 周的处方,应视为用药疗程不适宜。

(邵庆瑞 李 凡 郭红叶)

参 考 文 献

[1] 张力,宋晓红,等.淋证的分型及治疗体会[J].中医临床研究,2012,4(17):82-83.

[2] 缪睿,邬海萍,王虹,等.中国药典 2015 年版妊娠哺乳期禁忌相关中成药整理及思考[J].中国现代应用药学,2016,33(5):618-623.

[3] 陈仲勤,赵沛维.尿石通治疗泌尿系结石体外碎石后 120 例疗效观察[J].新中医,2005,37(7):84-85.

[4] 付慧敏,周亚丽.癃清片辅助头孢替唑钠在尿道下裂患儿术后泌尿道感染预防中的应用[J].河南医学研究,2020,29(27):5123-5125.

[5] 章小兵,严宇仙.排石颗粒联合黄体酮治疗尿石症 120 例[J].中国中医药科技,2014,21(2):150.

[6] 童黄锦,曾白林,王宇环,等.热淋清颗粒致流产 1 例[J].中国医院药学杂志,2015,35(4):368.

[7] 李玎玎,章轶立,谢雁鸣,等.真实世界银花泌炎灵片联合抗生素治疗泌尿系感染的用药特征分析[J].世界中西医结合杂志,2020,15(6):1084-1088.

[8] 孙锦,谢雁鸣,刘峘,等.真实世界银花泌炎灵片用药人群临床特征[J].中国中药杂志,2018,43(16):3391-3396.

[9] 张建立.癃清片配合坦索罗辛治疗老年前列腺增生的效果观察[J].黑龙江中医药,2020,5(49):112-113.

[10] 张晓斌,汤海波,胡玉梅,等.敏感抗生素与八正合剂联用治疗小儿泌尿系感染的疗

效观察[J].河北医药,2013,35(10):1569-1571.

[11] 黄霞靖,陈桂红,付文君.复方石韦片联合左氧氟沙星治疗老年女性2型糖尿病并发尿路感染的疗效观察[J].中国医药指南,2014,12(7):165-166.

[12] 陈巍,叶志华.癃清片联合抗菌药治疗老年糖尿病合并尿路感染的临床效果[J].临床合理用药杂志,2022,15(8):79-82.

[13] 巩楠,段丽萍,郑朝霞,等.癃清片治疗老年女性下尿路感染的疗效观察[J].实用心脑肺血管病杂志,2010,18(10):1486-1487.

[14] 郑元胜.银花泌炎灵联合阿莫西林治疗小儿急性泌尿系感染80例分析[J].中国民族民间医药,2011,20(16):20-21.

[15] 秦曼,苑天彤,迟继铭.银花泌炎灵片治疗小儿尿路感染33例[J].内蒙古中医药,2008(8):19-20.

[16] 吕言,吕文韬,贾娜,等.银花泌炎灵片辅治老年尿路感染40例疗效观察[J].临床合理用药杂志,2014,7(25):30-31.

[17] 刘振华.排石颗粒联合MPCNL治疗小儿肾结石的效果观察[J].药品评价,2019,16(19):53-54.

[18] 曾永威,邓学斌,卢桂尧,等.坦索罗辛及前列通片联合非那雄胺治疗老年ⅢB型前列腺炎的临床观察[J].浙江中医药大学学报,2012,36(4):382-385.

[19] 完颜晓东,邵叶青.海昆肾喜胶囊治疗老年慢性肾功能不全的疗效分析[J].实用中西医结合临床,2022,22(10):47-50.

[20] 张俊忠.普乐安片致肝损害[J].药物不良反应杂志,2007,9(2):144-145.

[21] 高燕.三金片和癃闭舒胶囊相关的肝损害[J].药物不良反应杂志,2006,8(4):305.

[22] 顾逸飞,窦丹旒.中成药排石颗粒致高钾血症1例[J].中国现代应用药学,2020,37(18):2277-2278.

[23] 北京市卫生和计划生育委员会基层医疗机构处方点评工作组,北京中医药学会临床药学专业委员会青年委员组,北京中医药大学中药药物警戒与合理用药研究中心.北京地区基层医疗机构中成药处方点评共识报告(2018版)[J].中国医院药学杂志,2018,38(18):1877-1887.

[24] 丁峰,杨光,李文华,等.输尿管下段结石ESWL后坦索罗辛联合热淋清辅助排石的临床研究[J].临床泌尿外科杂志,2014,29(3):265-267.

[25] 陈早庆,杨昌俊,方钟进.三金片联合莫西沙星治疗更年期女性尿路感染临床研究[J].陕西中医,2018,39(4):422-424.

[26] 徐洪胜,李海松,李本志,等.热淋清颗粒治疗湿热下注型慢性前列腺炎有效性与安全性Meta分析[J].中国男科学杂志,2022,36(2):81-86.

[27] 高松,杨家辉,秦茵,等.萆薢分清丸在肾虚夹湿型弱精子症青年军人患者中的应用[J].中国临床研究,2018,31(12),1695-1698.

第三节　消渴（糖尿病、尿崩症）

消渴是以多饮、多食、多尿、乏力、消瘦或尿有甜味为主症的疾病。消渴与禀赋不足、饮食不节、情志失调、劳欲过度有关，基本病机为阴虚燥热；基本治则治法为养阴生津、润燥清热，又因病位不同有所偏重：上消宜润肺、清胃，中消宜清胃、滋肾，下消宜滋肾、补肺。

现在医学的糖尿病、尿崩症属于中医消渴范畴，都按照中医消渴辨证论治。

一、适用范围

中医诊断为消渴，西医诊断糖尿病、尿崩症等的治疗处方。

涉及的具体中成药品种包括但不限于（按笔画排序）：天芪降糖胶囊、六味地黄丸、玉泉颗粒、麦味地黄丸、芪明颗粒、芪蛭降糖片、金芪降糖片、降糖甲片、降糖胶囊、降糖舒胶囊、参芪消渴胶囊、参芪降糖片、参精止渴丸、珍芪降糖胶囊、养阴降糖片、津力达颗粒、消渴丸、消渴平片、消渴安胶囊、消渴灵片、消糖灵胶囊、渴乐宁胶囊、糖尿灵片、糖脉康片，以及相同通用名、相同给药途径的其他剂型。

二、适应证审核要点

1. 适应证审核要点一：诊断书写

此类中成药处方应包括提示消渴的中医 / 西医诊断及提示消渴证型的中医诊断。缺少其中之一，即可视为临床诊断书写不全。

其中，提示消渴的中医诊断为"消渴""消渴类病""上消""中消""下消"及其等价诊断；提示消渴的西医诊断为"糖尿病""1 型糖尿病""2 型糖尿病""成人迟发自身免疫性糖尿病""尿崩症"及其等价诊断；提示消渴证型的中医诊断分为以下 3 类。

- 瘀血阻滞证："瘀血痹阻证""瘀血阻络证""血脉瘀阻证"及其等价诊断。
- 阴虚燥热证："阴虚热盛证""阴虚内热证""阴虚郁热证"及其等价诊断。
- 气阴两虚证："气阴亏虚证""肾阴亏虚证""气阴不足证"及其等价诊断。

2. 适应证审核要点二：诊断与用药相符

即，提示消渴证型的中医诊断应与消渴病治疗类中成药的功效相匹配，包括：

- 以活血化瘀为主：说明书标注"活血化瘀""通络""活血祛瘀"等功效的活血化瘀药（芪明颗粒、芪蛭降糖片、消渴安胶囊、糖脉康片等），处方应书写瘀血阻滞证相关诊断,否则应视为适应证不适宜。例如,诊断为"阴虚热盛证"开具芪蛭降糖片的处方,应视为适应证不适宜。

● 以滋阴清热为主:说明书标注"滋阴清热""清热泻火""清热养阴"等功效的滋阴清热药(玉泉颗粒、金芪降糖片、参精止渴丸、降糖胶囊、消渴平片等),处方应书写阴虚燥热证相关诊断,否则应视为适应证不适宜。例如,诊断为"瘀血阻滞证"开具玉泉颗粒的处方,应视为适应证不适宜。

● 以益气养阴为主:说明书标注"益气养阴""益气生津""滋阴补肾""益气滋阴"等功效的益气养阴药(十味消渴胶囊、六味地黄丸、天芪降糖胶囊、麦味地黄丸、参芪降糖片、降糖甲片、降糖舒胶囊、养阴降糖片、津力达颗粒、珍芪降糖胶囊、消渴丸、消渴灵片、消糖灵胶囊、渴乐宁胶囊、糖尿灵片等),处方应书写气阴两虚证相关诊断,否则应视为适应证不适宜。例如,诊断为"瘀血痹阻证"消渴患者开具天芪降糖胶囊的处方,应视为适应证不适宜。

3. 适应证审核要点三:分类管理

处方既未书写消渴相关中医诊断又未书写消渴相关西医诊断者,应视为适应证不适宜或无适应证用药。建议审核不通过,返回医师端修改。例如,诊断为"冠心病"开具消渴丸,应视为无适应证用药,返回医师端修改。

处方只书写消渴相关中医诊断、未书写消渴相关西医诊断者,视为合理。例如,诊断为"肾阴亏虚证"开具降糖舒胶囊,应视为合理处方。

处方只书写消渴相关西医诊断、未书写消渴相关中医诊断者,应视为临床诊断书写不全或适应证不适宜。可视不同科室、不同医疗机构的具体要求决定是否返回医师端。不返回医师端的处方,应作为不合理处方进入处方点评流程。例如,对于中医科处方,诊断为"糖尿病"开具天芪降糖胶囊,可视为临床诊断书写不全,返回医师端修改。对于西医内分泌科处方,诊断为"糖尿病"而开具十味消渴胶囊,亦为临床诊断书写不全,但可根据医疗机构具体情况,视为合理或不合理。同时,加强"西学中"培训,鼓励书写中医病证诊断。

三、药品遴选审核要点

1. 药品遴选审核要点一:儿童、老年人和妊娠哺乳期妇女

儿童、老年人和妊娠哺乳期妇女的用药审核应遵循药品说明书要求,说明书明确标注"禁用"或"忌用"的,均应视为药品遴选不适宜。建议选择同功效亚类的其他药品。例如,天芪降糖胶囊、玉泉颗粒、消渴丸、芪蛭降糖片等说明书标注"孕妇禁用",故为孕妇开具以上药品时,应视为药品遴选不适宜。

说明书标注"慎用"的,可根据医师执业类别、临床经验丰富程度以及患者的具体情况,分类审核。具有慎用人群用药经验的中医类别医师,为实际用药风险较低的慎用人群患者（例如，12岁以上体格发育正常的儿童、肝肾功能正常且无恶性基础疾病的老年人、非孕早期且各项健康指征良好的孕妇）开具此类药品时，可视为合理；其余情形，建议视为不合理。例如：参芪消渴胶囊、芪明颗粒等说明书要求"妊娠慎用"，可根据开具处方的医师或视科室、医疗机构的具体要求来决定处方是否合理。

说明书未明确要求的，或者仅标注"在医师指导下使用"的，可以参考表8-3进行审核。消渴治疗类中成药涉及的妊娠禁忌药包括：《中国药典》标识的慎用中药（大黄、天花粉、牛膝、虎杖、蒲黄），传统活血行气药（赤芍、川芎）等，毒性中药（三颗针、水蛭）等。

儿童应首选儿童专用中成药，无适用的儿童专用中成药时，也可选择非儿童专用中成药，但应注意是否含有儿童禁用或慎用的成分。消渴治疗中成药的特殊人群选药见表8-3。

表8-3　消渴治疗中成药的特殊人群选药

中成药名称	儿童 （3~18岁）	老年人 （60岁及以上）	孕妇	哺乳期 妇女	其他
十味消渴胶囊	建议可用	建议可用，有60~71岁患者用药经验	说明书慎用	建议慎用	脾胃虚弱者慎用
六味地黄丸	建议可用，有2~8岁患儿用药经验	建议可用，有60~88岁患者用药经验	建议慎用	建议慎用	对本品及所含成分过敏者、感冒发热患者禁用；过敏体质者慎用；高血压、心脏病、肝病、糖尿病、肾病等严重者在医师指导下服用
天芪降糖胶囊	建议可用	建议可用，有60~78岁患者用药经验	说明书禁用	建议慎用	建议未经良好控制的严重慢性疾病患者在医师指导下服用
玉泉颗粒	建议可用	建议可用，有60~70岁患者用药经验	说明书忌用	建议慎用	建议未经良好控制的严重慢性疾病患者在医师指导下服用
麦味地黄丸	建议可用	建议可用	建议可用	建议慎用	感冒发热患者、对本品过敏者禁用；过敏体质者慎用；有高血压、心脏病、肝病、糖尿病、肾病等慢性疾病严重者在医师指导下服用

续表

中成药名称	儿童 （3~18岁）	老年人 （60岁及以上）	孕妇	哺乳期 妇女	其他
芪明颗粒	建议可用，有8~14岁患儿用药经验	建议可用	说明书慎用	建议慎用	脾胃虚寒者，出现湿阴胸闷、胃肠胀满、食少便溏者，或痰多者不宜使用
芪蛭降糖片	建议可用	建议可用，有60~68岁患者用药经验	说明书禁用	建议慎用	有凝血功能障碍、出血倾向者慎用
金芪降糖片	建议可用	建议可用，有60~84岁患者用药经验	建议慎用	建议慎用	有严重冠心病或心肌供血不足病史者使用时应密切观察
参芪降糖片	建议可用	建议可用，有60~72岁患者用药经验	建议可用，有妊娠21~37周的患者用药经验	建议慎用	有实热证者禁用，待实热证退后可服用
参精止渴丸	建议可用	建议可用	建议慎用	建议慎用	建议未经良好控制的严重慢性疾病患者在医师指导下服用
降糖甲片	建议可用	建议可用，有60~77岁患者用药经验	说明书慎用	建议慎用	建议未经良好控制的严重慢性疾病患者在医师指导下服用
降糖胶囊	建议可用	建议可用，有60~80岁患者用药经验	建议可用	建议慎用	建议未经良好控制的严重慢性疾病患者在医师指导下服用
降糖舒胶囊	建议可用	建议可用，有60~80岁患者用药经验	建议慎用	建议慎用	建议未经良好控制的严重慢性疾病患者在医师指导下服用
养阴降糖片	建议可用	建议可用，有60~76岁患者用药经验	建议慎用	建议慎用	建议未经良好控制的严重慢性疾病患者在医师指导下服用
津力达颗粒	建议可用	建议可用，有60~85岁患者用药经验	说明书慎用	建议慎用	建议未经良好控制的严重慢性疾病患者在医师指导下服用

续表

中成药名称	儿童 （3~18 岁）	老年人 （60 岁及以上）	孕妇	哺乳期 妇女	其他
珍芪降糖 胶囊	建议可用	建议可用，有 81 岁患者用 药经验	建议慎用	建议慎用	有严重心、肝、肾（包括糖尿病肾病等）并发症或合并有其他严重疾病者，近一个月内有糖尿病酮症、酮症酸中毒以及感染者慎用
消渴丸	建议可用	建议可用	说明书禁用	建议禁用	1 型糖尿病患者，2 型糖尿病患者伴有酮症酸中毒、昏迷、严重烧伤、感染、严重外伤和重大手术者，肝肾功能不全者，对磺胺类药物过敏者，白细胞减少者禁用
消渴平片	建议可用	建议可用，有 60~83 岁患者 用药经验	说明书慎用	建议慎用	建议未经良好控制的严重慢性疾病患者在医师指导下服用
消渴灵片	建议可用	建议可用	说明书忌用	说明书不宜 服用	1 型糖尿病患者，2 型糖尿病患者伴有酮症酸中毒、昏迷、严重烧伤、感染、严重外伤和重大手术者，肝肾功能不全者，对磺胺类药物过敏者，白细胞减少者禁用
消糖灵胶囊	建议可用	建议可用，有 60~75 岁患者 用药经验	建议慎用	说明书禁用	肝肾功能不全者、白细胞减少者、对磺胺类药物过敏者、糖尿病并发酸中毒和急性感染者禁用
消渴安胶囊	建议可用	建议可用，有 60~70 岁患者 用药经验	说明书慎用	建议慎用	建议未经良好控制的严重慢性疾病患者在医师指导下服用

中成药名称	儿童 （3~18岁）	老年人 （60岁及以上）	孕妇	哺乳期 妇女	其他
渴乐宁胶囊	建议可用	建议可用，有60~74岁患者用药经验	建议慎用	建议慎用	建议未经良好控制的严重慢性疾病患者在医师指导下服用
糖尿灵片	建议可用	建议可用	建议慎用	建议慎用	建议未经良好控制的严重慢性疾病患者在医师指导下服用
糖脉康片	建议可用	建议可用，有60~75岁患者用药经验	说明书慎用	建议慎用	建议未经良好控制的严重慢性疾病患者在医师指导下服用

注：1. 建议可用的中成药也应在中医药专业人士指导下使用，并严格管控用法用量和疗程。

2. 老年人服用含格列本脲的中成药消渴丸、消糖灵胶囊时，应注意预防低血糖的发生。

3. 哺乳期妇女不建议用药。如必须使用，可在服药期间停止哺乳。

2. 药品遴选审核要点二：肝肾功能不全患者

肝肾功能不全患者的用药审核应遵循药品说明书要求，说明书标注"禁用"或"忌用"的，均视为药品遴选不适宜。

如，消渴丸、消糖灵胶囊（含有格列本脲）说明书要求"肝肾功能不全者禁用"，故为诊断中含有"慢性肝炎""肝功能异常""肾功能不全"等提示肝肾功能损害（无论是否明确为严重损害）的患者开具消渴丸或消糖灵胶囊时，应当视为药品遴选不适宜，建议返回医师端，可选择同类其他药品。

说明书标注"肝肾功能不全者慎用"或者标注"肝病、肾病严重者在医师指导下使用"，可根据医师执业类别、临床经验丰富程度以及患者的具体情况，分类管理。具有慎用人群用药经验的中医类别医师，为轻、中度肝肾功能异常的患者开具此类药品时，可视为合理；其余情形，建议视为不合理。

说明书未明确要求的，或者仅标注"在医师指导下使用"的，可通过组方成分做初步评估。

3. 药品遴选审核要点三：高血压、心脏病、凝血功能障碍、脾胃虚寒证等特殊疾病患者

特殊疾病（例如高血压、心脏病、凝血功能障碍、脾胃虚寒证等）患者的用药审核应遵循药品说明书要求，说明书标注"禁用"或"忌用"的，均可视为药品遴选不适宜。例如，芪明颗粒说明书要求"脾胃虚弱者不宜使用"，故诊断含有"脾胃虚弱"的患者开具芪明颗粒，应当视为药品遴选不适宜，建议返回医师端。

说明书标注"慎用"的，可根据医师执业类别、临床经验丰富程度以及患

者慢性疾病管理的水平,分类管理。具有慎用人群用药经验的中医类别医师,为慢性疾病管理良好的患者开具此类药品时,可视为合理;其余情形,建议视为不合理。例如,十味消渴胶囊说明书要求"脾胃虚弱者慎用",故为诊断含有"脾胃虚弱"的患者开具十味消渴胶囊,具有慎用人群用药经验的中医类别医师开具此类药品时,可视为合理;其余情形,建议视为不合理。又如,芪蛭降糖片说明书要求"有凝血功能障碍、出血倾向者慎用",故诊断此类疾病的患者开具芪蛭降糖片,具有慎用人群用药经验的中医类别医师开具此类药品时,可视为合理;其余情形,建议视为不合理。

说明书未明确要求的,或者仅标注"在医师指导下使用"的,建议视为合理。

4. 药品遴选审核要点四:中西药复方制剂

含有化学药物成分的中西药复方制剂,应严格遵循其中化学药物成分的禁忌证进行药品遴选。例如,格列本脲说明书提示"孕妇、哺乳期妇女不宜服用;体质虚弱、高热、恶心和呕吐、肾上腺皮质功能减退或垂体前叶功能减退者慎用;肝、肾功能不全者,对磺胺类药物过敏者,白细胞减少者禁用"。因此含有格列本脲的消渴丸、消糖灵胶囊在以上患者人群中应遵循要求使用。例如,诊断中提示有磺胺类药物过敏者在治疗糖尿病时开具消渴丸,应视为药品遴选不适宜,建议返回医师端修改。

四、联合用药审核要点

1. 联合用药审核要点一:重复用药

● 治疗同一证型的消渴病,且含有 3 个以上相同成分或含有相同成分的占比超过 30% 的两个中成药足量联用时,可视为重复用药。例如,芪明颗粒与芪蛭降糖片均含有黄芪、地黄和水蛭,相同成分占比分别为 3/8(芪明颗粒)和 3/4(芪蛭降糖片),故二者的足量联用属于重复用药。又如,芪蛭降糖片与渴乐宁胶囊均含有黄芪、黄精、地黄,相同成分占比分别为 3/4(芪蛭降糖片)和 3/5(渴乐宁胶囊),故二者的足量联用属于重复用药。

● 组方完全包含的两个中成药足量联用时,应当视为重复用药。例如,降糖甲片与渴乐宁胶囊的成分均为黄芪、酒黄精、地黄、太子参、天花粉,仅制作工艺不同,其足量联用属于重复用药。

● 具有衍生方关系的治疗消渴病的中成药足量联用时,可视为重复用药。例如,麦味地黄丸和六味地黄丸属于同一底方的衍生方,均含有熟地黄、山药、山茱萸、牡丹皮、泽泻和茯苓 6 味药,两药足量联用时属于重复用药。

2. 联合用药审核要点二:药性冲突

● 具有滋补功效的滋补类消渴治疗中成药(由熟地黄、阿胶、女贞子等滋补中药组成)、药性温热的温补类消渴治疗中成药(由红参、鹿茸、淫羊藿等温补中药组成)与治疗感冒、咳嗽等的解表药与联合使用时，可视为药性冲突。例如，麦味地黄丸、六味地黄丸说明书提示感冒发热患者不宜使用，且含有熟地黄、山茱萸等滋补药，与解表药感冒清热颗粒联用时，应视为药性冲突。

3. 联合用药审核要点三：配伍禁忌

● 消渴病类中成药与其他疾病治疗中成药联用，存在违反十八反、十九畏配伍的可不视为配伍禁忌，但应提醒临床医师加强监测。例如，含天花粉的消糖灵胶囊、玉泉颗粒、十味消渴胶囊等与含附子的附子理中丸、桂附地黄丸等中成药联用，可不视为配伍禁忌，加强随访监测即可。

● 含有不同毒性饮片的两个消渴病中成药与其他含有毒性的中成药联用时，视毒性饮片具体品种、用法用量和患者体质病情而定。例如，芪明颗粒与芪蛭降糖片中均含有小毒中药水蛭，足量联用可视为联合用药不适宜。

4. 联合用药审核要点四：中西药不当联用

● 含有格列本脲等化学药成分的中西药复方制剂，与含有相同或相似药理作用成分的西药联合使用时，应视为重复用药。例如，消渴丸(含格列本脲)或消糖灵胶囊(含格列本脲)与格列本脲片以及胰岛素促泌剂联合使用时，应视为重复用药。

● 治疗糖尿病的西药和治疗糖尿病的中成药联合使用时，应密切监测。

五、用法用量审核要点

1. 用法用量审核要点一：日总量控制

依据药品说明书，以每日最大量为基本审核单元，不超过每日最大量的处方，即视为合理处方。例如：为一般成人"气阴两虚证"开具珍芪降糖胶囊【胶囊剂，0.5g/粒】，一次3粒，一日3次(说明书为一次4粒，一日3次)，日总量小于说明书常规量，应视为合理处方。

2. 用法用量审核要点二：超说明书剂量用药

对于不含有毒性饮片(如水蛭)和不含有西药成分的消渴病类中成药，为一般成人(非特殊人群)开具说明书日最大量150%的用量，可不视为用法用量不适宜。例如，为糖尿病患者开具六味地黄丸【浓缩丸，1.44g/8丸】，一次16丸，一日2次(说明书为一次8丸，一日3次)，日总量为说明书日最大量的133%，未超过150%的用量，可不视为用法用量不适宜，但应加强监测。

含毒性中药饮片(如三颗针、水蛭)和含有西药成分的消渴病中成药，或者特殊人群用药时，可根据药品特点和患者病情特点，分类界定和管理，加强药学监护。含有西药成分的消渴病中成药超说明书剂量使用时，建议认定为用法用量不适宜。例如，为气阴两虚证的消渴病患者开具含有西药成分格列本脲的消渴丸【水丸，2.5g/10 丸】，一次 12 丸，一日 3 次（说明书为一次 5~10丸，一日 2~3 次），视为用法用量不适宜。而文献资料显示，消渴丸常规剂量就有引起低血糖反应的报道，超量使用的安全风险更高。

3. 用法用量审核要点三：儿童与老年人用药

根据《中成药临床应用指导原则》，老年人用药，一般为常用量。儿童用药，应根据年龄进行减量。具体方法为："一般情况 3 岁以内服 1/4 成人量，3~5 岁的可服 1/3 成人量，5~10 岁的可服 1/2 成人量，10 岁以上与成人量相差不大即可。"例如，为 10 岁中度眼干燥症患儿开具芪明颗粒【颗粒剂，4.5g/袋】，处方用量为一次 1 袋，一日 2 次（说明书为一次 1 袋，一日 3 次），应视为合理处方。

六、用药疗程审核要点

药品说明书有明确疗程要求的，以说明书要求为标准进行疗程审核。例如，芪蛭降糖片说明书提示"3 个月为 1 个疗程"，所以，开具芪蛭降糖片60 天的长处方，可视为用药疗程适宜。又如，参芪降糖片说明书提示"1 个月为 1 个疗程"，所以，开具参芪降糖片 60 天的长处方，可视为用药疗程不适宜。

药品说明书没有明确疗程要求的，可参考消渴的病程和疗效评价时间点进行审核。一般来看，消渴病属于慢性疾病，通常疗程较长。虚证消渴的疗程一般为 4 周，也可根据临床治疗实际情况进行审核。例如，珍芪降糖胶囊说明书未提示明确疗程，根据文献报道，治疗老年 2 型糖尿病史以 2 个月为疗效评价时间点，所以，为 2 型糖尿病患者开具珍芪降糖胶囊 30 天的处方，可视为用药疗程适宜。

（李 凡 王 彬 郭红叶）

参 考 文 献

[1] 李军,王健,王琴.芪明颗粒联合氟米龙滴眼液治疗儿童中度干眼症的疗效及安全性分析[J].辽宁中医杂志,2019,46(12):2609-2611.

[2] 郭景仙,王育琴.中成药超量应用的分析与管理[J].中国病案,2014,15(9):79-81.

[3] 韩茹,曾志航,陈光亮.消渴丸治疗 2 型糖尿病及低血糖反应研究概况[J].中成药,2013,35(6):1299-1303.

[4] 陈园胜.消渴丸治疗老年 2 型糖尿病致低血糖发生的原因分析[J].航空航天医学杂志,2011,22(4):400.

[5] 王立霞,王润丽.六味地黄丸联合二甲双胍治疗 2 型糖尿病临床疗效研究[J].糖尿病

新世界,2022,25(3):78-81.

[6] 李军,王健,王琴.芪明颗粒联合氟米龙滴眼液治疗儿童中度干眼症的疗效及安全性分析[J].辽宁中医杂志,2019,46(12):2609-2611.

[7] 李亚丽.珍芪降糖胶囊联合格列美脲治疗老年 2 型糖尿病的疗效分析[J].实用中西医结合临床,2022,22(6):67-69.

第九章 外科病证治疗用药处方审核

第一节 疮疡（体表化脓性感染性疾病）

从中医学角度看，广义的疮疡是一切体表外科疾患的总称，狭义的疮疡，是各种致病因素侵袭人体后引起的体表化脓性疾病，包括急性和慢性两大类，具体分为疖、疔、痈、发、有头疽、流注、发颐、丹毒、无头疽、走黄与内陷、流痰、瘰疬、褥疮、窦道等。不同的疾病临床症状不同，本书只讨论狭义疮疡中的疖、丹毒、流痰。

疖是指发生在肌肤浅表部位、范围较小的急性化脓性疾病，相当于西医的疖、头皮穿凿性脓肿、疖病等，中医诊断根据病因、证候的不同分为有头疖、无头疖、蝼蛄疖等。丹毒是患部皮肤突然发红成片、色如涂丹的急性感染性疾病，西医也称丹毒，有内丹毒、头火丹等。流痰是一种发于骨与关节间的慢性化脓性疾病，相当于西医的骨与关节结核。

疖、丹毒、流痰发生后，正邪交争决定着其发展与转归。在疖、丹毒、流痰的初、中期，若邪毒炽盛，又未能得到及时处理，可使邪毒走散，内攻脏腑，形成走黄；若人体气血虚弱，不能脱毒外达，可致疮形平塌、肿势不能控制、难溃、难腐等；如病情进一步发展，正不胜邪内犯脏腑，形成内陷。疖、丹毒、流痰后期，毒从外解，病邪衰退，理应渐趋痊愈，若气血大伤，脾胃生化之功不能恢复，再者肾气亦衰，可致生化乏源，阴阳两竭，同样可使毒邪内陷，危及生命。

疖、丹毒、流痰多既有局部症状又有全身症状，因此辨证要兼顾全身症状和局部症状。如流痰发病缓慢，局部不红不热，化脓也迟，溃后脓稀薄如痰，不易收口，以阳证阴证来辨属阴证。同时结合全身症状来辨，病的后期，如见日渐消瘦，精神委顿，面色无华，形体畏寒，心悸，失眠，自汗，舌淡红，苔薄白，脉细或虚大者，属气血两亏证；如见午后潮热，夜间盗汗，口燥咽干，食欲减退，或咳嗽，痰中带血，舌红少苔，脉细数者，属阴虚火旺证。

中医药治疗中同病异治、异病同治现象很普遍，疖、丹毒、流痰的证型较多，如暑热浸淫证、正虚邪恋证、肝脾湿火证等会涉及清暑化湿解毒药、清热凉血药、清热解毒药、扶正药、清肝泻火利湿药等，这些中成药在其他相关章节已列出，故此处不再赘述。这些中成药说明书主治中多没有明确标识可以治疗疖、丹毒、流痰，但如果说明书中的功能对应了疖、丹毒、流痰证型的治法，可根据实际情况判断处方的合理性。

疖、丹毒、流痰的治疗常须内治和外治相结合，有时还要配合西医西药治疗。内治法的总则为消、托、补。外治法根据疾病的初期、中期、后期分别辨证施治。

现代医学的疖、头皮穿凿性脓肿、疖病、丹毒、骨结核与关节结核等化脓性感染性疾病属于中医疮疡（疖、丹毒、流痰）的范畴，按照中医疮疡辨证论治。

一、适用范围

中医诊断为疮疡（疖、丹毒、流痰）的处方，西医诊断为疖、头皮穿凿性脓肿、疖病、丹毒、骨结核与关节结核等化脓性感染性疾病的处方。

涉及的具体中成药品种包括但不限于（按笔画排序）：十全大补丸、八珍丸、三仁合剂、三黄清解片、小儿化毒散、小败毒膏、小金胶囊、五福化毒丸、牛黄化毒片、牛黄醒消丸、丹参酮胶囊、六应丸、六味地黄丸、六神丸、龙胆泻肝丸、龙珠软膏、生肌八宝散、生肌玉红膏、外用紫金锭、西黄丸、创灼膏、阳和解凝膏、连翘败毒丸、拔毒生肌散、拔毒膏、金黄散、金匮肾气丸、金银花露、肤痔清软膏、肿节风片、京万红软膏、重楼解毒酊、复方黄柏液涂剂、活血解毒丸、梅花点舌丸、康复新液、清暑益气丸、提毒散、紫金锭、紫草软膏、锡类散、解毒生肌膏、新癀片、藿香正气水、蟾酥锭，以及相同通用名、相同给药途径的其他剂型。

二、适应证审核要点

1. 适应证审核要点一：诊断书写

此类中成药处方应包括提示疮疡的中医／西医诊断以及提示疮疡证型的中医诊断。缺少其中之一，即可视为临床诊断书写不全。

其中，提示疮疡诊断的中医诊断为"疖""丹毒""流痰"等及其等价诊断，提示疮疡的西医诊断为"疖""头皮穿凿性脓肿""丹毒""骨与关节结核"等体表化脓感染性疾病及其等价诊断。提示疮疡证型的中医证型诊断有以下几种情况。

其一，根据阴阳辨证，可分为阴证、阳证。

● 阴证：疮疡起病较缓，疮形平塌散漫，不疼或隐痛，或抽疼，皮色不变，或紫暗或沉黑，不热或微热；难消，难溃，难敛；病程长，溃则脓水清稀，脉沉细而无力。此外，还常伴见全身疲乏，面白，自汗，盗汗，纳呆等气血双虚的证候。

● 阳证：疮疡起病急，患处高肿局限，焮赤疼痛，色红活润泽，七日内肿不消则成脓，溃后脓稠色润，易消，易溃，易敛，病程短，并常伴形寒发热，口渴，便秘，溲赤，脉洪数而有力等。此外，患者精神、食欲尚可，预后较佳。

其二，根据脏腑辨证和六淫辨证体系，可分为 4 类。

● 热毒蕴结证："热毒炽盛证""火毒炽盛证"等及其等价诊断。

● 暑热浸淫证："暑湿炽盛证""暑热内郁证"等及其等价诊断。

● 肝脾湿火证："肝脾湿热证""湿火互结证"等及其等价诊断。

● 体虚毒恋证：包括"气虚毒恋证""血虚毒恋证""阴虚毒恋证""阳虚毒恋证"等。

其三，根据疾病发展阶段，可分为 3 类。

● 初起：初起即邪毒蕴结、经络阻塞、气血凝滞。

● 成脓：瘀久化热，腐肉成脓。

● 溃后：脓毒外泄，耗散正气。

2. 适应证审核要点二：诊断与用药相符

提示疖、丹毒、流痰证型的中医诊断应与治疗疖、丹毒、流痰类中成药的功效相匹配，具体如下。

其一，根据阴阳辨证，治疗药物分类包括：

● 治疗疮疡阴证的药物：说明书标注用于疮疡阴证，或者组方以温热药物为主（温热药物占比≥2/3）功效以温阳为主的治疗疮疡阴证的药物（阳和解凝膏等）。处方应书写疮疡相关诊断，否则应视为适应证不适宜。例如，诊断为"疮疡，阳证"而开具阳和解凝膏的处方，应视为适应证不适宜。

● 治疗疮疡阳证的药物：说明书标注用于疮疡阳证或者药物组方以寒凉药物为主（寒凉药物占比≥2/3）功效以清热为主的治疗疮疡阳证的药物（金黄散、活血解毒丸、五福化毒丸、拔毒生肌散等）。处方应书写疮疡阳证相关诊断，否则应视为适应证不适宜。例如，诊断为"疮疡，阴证"，处方开具五福化毒丸，应视为适应证不适宜。

其二，根据脏腑辨证和六淫辨证体系，治疗药物分类包括：

● 清热解毒药：说明书标注"清热解毒""泻火解毒"等功效的清热解毒药（连翘败毒丸、牛黄化毒片、梅花点舌丸等），处方应书写疮疡热毒蕴结相关诊断，或符合药品说明书和中医药基本理论的诊断，否则应视为适应证不适宜。例如，连翘败毒丸的说明书功效为"清热解毒，消肿止痛"，故诊断为"疮疡，热毒蕴结证"开具连翘败毒丸的处方，可视为合理处方。

● 清暑祛湿解毒药：说明书中标注"清暑利湿""清暑化湿""清热祛湿"等功效的清暑祛湿解毒药（甘露消毒丸、三仁合剂、清暑益气丸、藿香正气水等），处方应书写疮疡暑热浸淫相关诊断，或符合药品说明书和中医药基本理论的诊断,否则应视为适应证不适宜。例如,诊断为"风热毒蕴证"开具藿香正气水的处方,应视为适应证不适宜。

● 清肝泻火利湿药:说明书标识"清肝泄火""清肝泻热"等功效的清肝泻火利湿药(龙胆泻肝丸、大黄利胆片等),处方书写疮疡肝脾湿火证相关诊断,或符合药品说明书和中医药基本理论的诊断。例如,诊断为"丹毒,肝脾湿火证"开具龙胆泻肝丸的处方,应视为合理处方。

● 补益药:说明书中标注"补气""补血""气血双补""补阴""补阳""阴阳双补"等功效的补益药(补中益气丸、八珍丸、六味地黄丸、金匮肾气丸、十全大补丸等),处方诊断书写"疮疡,体虚毒恋证"相关诊断,或符合药品说明书和中医药基本理论的诊断。例如,诊断为"流痰,气血两虚证"开具十全大补丸的处方,应视为合理处方。

其三,根据疾病发展阶段,可分为疮疡初起、脓成、溃后三个不同发展阶段,治疗药物分类包括:

● 消散药:适用于肿疡初起而肿势局限尚未成脓者。例如,小金胶囊说明书明确标识"用于阴疽初起,皮色不变,肿硬作痛",故为诊断"疮疡,溃脓期"患者开具小金胶囊,则视为适应证不适宜。

● 提脓祛腐药:溃疡初起,脓栓未溶,腐肉未脱,或脓水不净,新肉未生的阶段。例如,创灼膏说明书功能"排脓,拔毒,去腐,生皮,长肉"故为诊断"疮疡,成脓"患者开具创灼膏,则不视为适应证不适宜。

● 生肌收口药:溃疡日久,腐肉难脱或腐肉已脱,脓水难净时。例如,拔毒生肌散用于疮疡阳证已溃,故为疮疡阳证初起的患者开具拔毒生肌散,则视为适应证不适宜。

3. 适应证审核要点三:分类管理

处方既未书写疮疡相关中医诊断又未书写疮疡相关西医诊断者,应视为适应证不适宜或无适应证用药。建议审核不通过,返回医师端修改。例如,诊断为"胃痛"开具紫金锭,应视为无适应证用药,返回医师端修改。

处方只书写提示疮疡证型的中医诊断、未书写疮疡相关西医诊断者,视为合理。例如,诊断为"热毒蕴结证"开具牛黄化毒片,应视为合理处方。

处方只书写疮疡相关西医诊断、未书写疮疡相关中医诊断者,应视为临床诊断书写不全或适应证不适宜。可视不同科室、不同医疗机构的具体要求决定是否返回医师端。不返回医师端的处方,应作为不合理处方进入处方点评流程。例如,对于中医科处方,诊断为"皮肤感染"开具复方黄柏液涂剂,可视为临床诊断书写不全,返回医师端修改。对于西医皮肤科处方,诊断为"疮疡"开具连翘败毒丸,亦为临床诊断书写不全,但可根据医疗机构具体情况,视为合理或不合理。同时,加强"西学中"培训,鼓励书写中医病证诊断。

三、药品遴选审核要点

1. 药品遴选审核要点一：儿童、老年人和妊娠哺乳期妇女

儿童、老年人和妊娠哺乳期妇女的用药审核应遵循药品说明书要求，说明书明确标注"禁用""忌用""不宜使用"的，均应视为药品遴选不适宜。建议选择同功效亚类的其他药品。例如，活血解毒丸说明书标注"孕妇禁用"，故为孕妇开具活血解毒丸，应视为药品遴选不适宜，建议返回医师端，可选择同类药品。

说明书标注"慎用"的，可根据医师执业类别、临床经验丰富程度以及患者的具体情况，分类审核。具有慎用人群用药经验的中医类别医师，为实际用药风险较低的慎用人群患者（例如，12岁以上体格发育正常的儿童、肝肾功能正常且无恶性基础疾病的老年人、非孕早期且各项健康指征良好的孕妇）开具此类药品时，可视为合理；其余情形，建议视为不合理。

说明书未明确要求的，或者仅标注"在医师指导下使用"的，可通过组方成分、功能主治做初步评估，可以参考表9-1进行审核。其中，治疗疔、丹毒、流痰类中成药涉及的妊娠禁忌药包括：《中国药典》标识禁用中药（罂粟壳、雄黄、麝香、轻粉、红粉、川乌、草乌、千金子、朱砂、水蛭、蜈蚣、阿魏等），慎用中药（乳香、没药、冰片、红花、芒硝、三七、木鳖子等），传统活血行气药（赤芍、川芎、当归等），其他可重点关注药品蟾酥、生天南星、重楼、艾叶等。

儿童应首选儿童专用中成药，无适用的儿童专用中成药时，也可选择非儿童专用中成药，但应注意是否含有儿童禁用或慎用的成分。疔、丹毒、流痰治疗中成药的特殊人群选药见表9-1。

表9-1　疔、丹毒、流痰治疗中成药的特殊人群选药

中成药名称	儿童（3~18岁）	老年人（60岁及以上）	孕妇	哺乳期妇女	其他
六应丸	建议可用，小儿酌减，有致14岁儿童消化道出血反应的案例	建议可用	建议禁用	说明书慎用	过敏体质者慎用；建议未经良好控制的严重慢性疾病患者在医师指导下服用
六神丸	新生儿禁用；说明书有1岁以上小儿剂量	建议可用	孕妇禁用	建议禁用	含雄黄、蟾酥；如红肿已将出脓或已穿烂，切勿再敷

续表

中成药名称	儿童 （3~18岁）	老年人 （60岁及以上）	孕妇	哺乳期妇女	其他
小败毒膏	建议可用，3岁以内患儿慎用	建议可用	说明书忌服	建议可用	对本品过敏者禁用；过敏体质者，体质虚弱、脾胃虚寒、大便溏者慎用
小金胶囊	小儿酌减	建议可用	说明书禁用	说明书禁用	运动员慎用；不可与人参制剂同服；脾胃虚弱者慎用
小儿化毒散	建议可用，有3个月~13岁患儿用药经验	建议可用	建议禁用	建议可用	建议未经良好控制的严重慢性疾病患者在医师指导下服用
三仁合剂	建议可用	建议可用	建议慎用	建议可用	过敏体质者慎用
清暑益气丸	建议可用	建议可用	说明书慎用	建议可用	忌辛辣油腻之品
藿香正气水	建议可用	建议可用	建议可用	建议可用	不宜在服药期间同时服用滋补性中药；酒精过敏者慎用
牛黄醒消丸	建议慎用	建议可用	说明书忌服	建议慎用	运动员慎用
牛黄化毒片	建议可用，小儿酌减	建议可用	建议慎用	建议可用	建议未经良好控制的严重慢性疾病患者在医师指导下服用
丹参酮胶囊	建议可用，小儿酌减，有1~9岁患儿用药经验	建议可用，有60~81岁患者用药经验	说明书禁用	建议可用	对本品过敏者禁用；过敏体质者慎用
五福化毒丸	建议可用	建议可用	建议慎用	建议慎用	建议未经良好控制的严重慢性疾病患者在医师指导下服用
龙珠软膏	建议可用，有5个月~12岁患儿用药经验	建议可用，有60~83岁患者用药经验	说明书慎用	建议可用	对本品过敏者禁用；过敏体质者，运动员慎用
生肌玉红膏	建议可用	建议可用，有60~94岁患者用药经验	建议禁用	建议可用，有产后3~4周用药经验	建议未经良好控制的严重慢性疾病患者在医师指导下服用

211

续表

中成药名称	儿童 （3~18岁）	老年人 （60岁及以上）	孕妇	哺乳期妇女	其他
紫金锭	建议可用，有1~14岁患儿用药经验	建议可用，有60~75岁患者用药经验	说明书禁用	建议可用	运动员慎用；含朱砂、雄黄，不宜过量、久服
生肌八宝散	建议可用	建议可用，有60~84岁患者用药经验	建议禁用	建议可用	建议未经良好控制的严重慢性疾病患者在医师指导下服用
创灼膏	建议可用，有1个月~5岁患儿用药经验	建议可用，有60~87岁患者用药经验	建议慎用	建议可用	对本品过敏者禁用；过敏体质者慎用；外用药，禁止内服
西黄丸	建议可用，有3~11岁患儿用药经验	建议可用，有92岁患者用药经验	说明书禁用	建议可用	运动员慎用，建议未经良好控制的严重慢性疾病患者在医师指导下服用
阳和解凝膏	建议可用，有7~13岁患儿用药经验	建议可用	建议禁用	建议可用	运动员慎用，建议未经良好控制的严重慢性疾病患者在医师指导下服用
连翘败毒丸	建议可用	建议可用	说明书忌用	建议可用	对本品过敏者禁用；过敏体质者，高血压、心脏病患者，运动员慎用；糖尿病、肝病、肾病等慢性疾病严重者在医师指导下服用
肿节风片	建议慎用	建议可用	说明书慎用	建议慎用	对本品过敏者禁用
京万红软膏	建议可用，有1~27天婴儿用药经验	建议可用	说明书慎用	建议可用	运动员慎用，建议未经良好控制的严重慢性疾病患者在医师指导下服用
拔毒膏	建议可用	建议可用	建议慎用	建议可用	建议未经良好控制的严重慢性疾病患者在医师指导下服用

续表

中成药名称	儿童 （3~18岁）	老年人 （60岁及以上）	孕妇	哺乳期妇女	其他
拔毒生肌散	建议可用，婴幼儿禁用，有13~18岁患儿用药经验	建议可用	说明书禁用	建议禁用	建议未经良好控制的严重慢性疾病患者在医师指导下服用
肤痔清软膏	建议可用，使用前做皮肤试验，有15天~13岁患儿用药经验	建议可用，有60~70岁患者用药经验	说明书禁用	建议可用	对本品过敏者禁用；过敏体质者慎用
金黄散	建议慎用，有1~7岁患儿用药经验	建议可用，有61~93岁患者用药经验	建议慎用	建议慎用	建议未经良好控制的严重慢性疾病患者在医师指导下服用
金银花露	建议可用	建议可用	建议可用	建议可用	脾虚大便溏者慎用；用药期间不宜同时服用滋补性中成药
三黄清解片	说明书有1岁以上患儿用法用量	建议可用	说明书禁用	建议禁用	不宜在服药期间同时服用滋补性中药；脾胃虚寒易泄泻者慎服；高血压、心脏病、糖尿病、肝病、肾病等慢性疾病严重者应在医师指导下服用
龙胆泻肝丸	建议可用	建议可用	说明书慎用	建议可用	年老体弱，大便溏软者慎用
大黄利胆片	建议慎用	建议可用	说明书忌用	建议慎用	过敏体质者慎用
复方黄柏液涂剂（外用）	建议可用，婴幼儿慎用，有1~9岁患儿用药经验	建议可用，有60~79岁患者用药经验	说明书慎用	建议可用	对本品过敏者禁用；过敏体质者慎用
活血解毒丸	建议慎用	建议可用	说明书忌服	建议慎用	疮疡阴证者禁用；疮疡成脓或已破溃者，脾胃虚弱者慎用

续表

中成药名称	儿童（3~18岁）	老年人（60岁及以上）	孕妇	哺乳期妇女	其他
重楼解毒酊	建议可用，有出生3天内新生儿用药经验	建议可用	建议禁用	建议可用	建议未经良好控制的严重慢性疾病患者在医师指导下服用
梅花点舌丸	建议可用，婴幼儿禁用，有14~18岁患儿用药经验	建议可用	说明书忌服	建议禁用	运动员慎用，建议未经良好控制的严重慢性疾病患者在医师指导下服用
康复新液（外用）	建议可用，有5个月~7岁患儿用药经验	建议可用，有60~93岁患者用药经验	建议慎用	建议可用	对本品及所含成分过敏者，哮喘患者禁用；过敏体质者慎用
紫草软膏	建议可用，有3~25天婴儿用药经验	建议可用	建议慎用	建议可用	建议未经良好控制的严重慢性疾病患者在医师指导下服用
外用紫金锭	建议慎用	建议可用	建议禁用	建议可用	过敏体质者慎用
提毒散	建议可用，有2~15岁患儿用药经验	建议可用，有60~84岁患者用药经验	建议慎用	建议可用	建议未经良好控制的严重慢性疾病患者在医师指导下服用
锡类散	建议可用，有1个月~7岁患儿用药经验	建议可用，有60~71岁患者用药经验	建议慎用	建议慎用	建议未经良好控制的严重慢性疾病患者在医师指导下服用
解毒生肌膏	建议可用，婴幼儿慎用	建议可用，有60~70岁患者用药经验	建议禁用	建议可用	建议未经良好控制的严重慢性疾病患者在医师指导下服用

续表

中成药名称	儿童 （3~18岁）	老年人 （60岁及以上）	孕妇	哺乳期妇女	其他
新癀片	说明书小儿酌减	建议慎用，有62~86岁患者用药经验	说明书禁用	说明书禁用	活动性溃疡病、消化道出血及有相关病史的患者，溃疡性结肠炎及有相关病史的患者，癫痫、帕金森病及精神病患者，支气管哮喘患者，血管神经性水肿患者，肝肾功能不全患者，对本品、阿司匹林或其他非甾体抗炎药过敏者禁用
蟾酥锭	建议可用，婴幼儿慎用	建议可用，有60~73岁患者用药经验	建议慎用	建议慎用	运动员慎用，建议未经良好控制的严重慢性疾病患者在医师指导下服用
十全大补丸	建议可用	建议可用	建议可用	建议可用	忌不易消化食物；感冒发热患者不宜服用
八珍丸	建议可用	建议可用	建议可用	建议可用	忌不易消化食物；感冒发热患者不宜服用
六味地黄丸	建议可用	建议可用	建议可用	建议可用	忌辛辣食物；不宜在服药期间服感冒药；服药期间出现食欲不振，胃脘不适，大便稀，腹痛等症状时，应去医院就诊
金匮肾气丸	建议可用	建议可用	说明书忌服	建议可用	忌房欲、气恼；忌食生冷食物
补中益气丸	建议可用	建议可用	建议可用	建议可用	本品不适用于恶寒发热表证者，暴饮暴食脘腹胀满实证者；不宜和感冒类药同时服用；高血压患者慎服；服本药时不宜同时服用藜芦或其制剂

注：建议可用的中成药也应在中医师指导下使用，并严格管控用法用量和疗程。

2. 药品遴选审核要点二：肝肾功能不全患者

肝肾功能不全患者的用药审核应遵循药品说明书要求，说明书标注"禁用""忌用"的，均视为药品遴选不适宜。

例如，新癀片说明书要求"肝肾功能不全者禁用"的，故为诊断中含有"慢性肝炎""肝功能异常""肾功能不全"等提示肝肾功能损害（无论是否明确为严重损害）的患者处方新癀片时，应当视为药品遴选不适宜，建议返回医师端，可选择同类药品。

说明书标注"肝肾功能不全者慎用"，可根据医师执业类别、临床经验丰富程度以及患者的具体情况，分类管理。例如，具有慎用人群用药经验的中医类别医师，为轻、中度肝肾功能异常的患者开具此类药品时，可视为合理；其余情形，建议视为不合理。

说明书未明确要求的，或者仅标注"在医师指导下使用"的，可通过组方成分做初步评估。即：

● 含有吲哚美辛的中西药复方制剂，老年患者用药易发生肾脏毒性，应加强关注。

● 除了中西药复方制剂，疖、丹毒、流痰治疗类中成药多含有潜在肝肾损害成分（如朱砂、雄黄、轻粉、红粉、千金子、川乌、草乌等），但多为外用且疗程固定，如说明书未明确标注，应严格控制用法用量、疗程，加强药学监测。

3. 药品遴选审核要点三：高血压、心脏病等特殊疾病患者

特殊疾病（例如高血压、心脏病、前列腺肥大等）患者的用药审核应遵循药品说明书要求，说明书标注"禁用""忌用"的，均可视为药品遴选不适宜。

说明书标注"慎用"的，可根据医师执业类别、临床经验丰富程度以及患者慢性疾病管理的水平，分类管理。具有慎用人群用药经验的中医类别医师，为慢性疾病管理良好的患者开具此类药品时，可视为合理；其余情形，建议视为不合理。

例如，金银花露说明书明确标注"脾虚大便溏者慎用"，故经验丰富的中医医师为诊断中含有"脾虚"的患者开具金银花露，可不视为药品遴选不适宜。

又如，连翘败毒丸说明书标注"高血压患者慎用"，故西医全科医师为诊断中含有"高血压"的患者开具连翘败毒丸，应视为药品遴选不适宜，可更换为同功效亚类的其他药品。

说明书未明确要求的，或者仅标注"在医师指导下使用"的，建议视为合理。

4. 药品遴选审核要点四：中西药复方制剂

含有化学药物成分的中西药复方制剂，应严格遵循其中化学药物成分的禁忌证进行药品遴选。例如，活动性溃疡病、消化道出血及有相关病史的患者,溃疡性结肠炎及有相关病史的患者,癫痫、帕金森病及精神病患者,支气管哮喘患者,血管神经性水肿患者,肝肾功能不全患者,对阿司匹林或其他非甾体抗炎药过敏者禁用吲哚美辛。所以,合并有以上疾病诊断的患者,在疮疡时处方含有吲哚美辛的新癀片,应视为药品遴选不适宜,建议返回医师端修改。

5. **药品遴选审核要点五:外用制剂剂型**

外用制剂不同剂型间的基质、辅料不同,不同类型的疮疡或疮疡的不同发病阶段选择不同。例如,溃疡是以局部皮肤破溃,疮面久不收口为特征的疮疡病,膏药吸收脓水能力弱,若溃疡脓水过多,淹及疮口,浸淫皮肤,反而引起湿疮,此种情况应换为其他剂型的药物。

四、联合用药审核要点

1. 联合用药审核要点一:重复用药

● 治疗同一证型的疮疡,且含有 3 个以上相同成分或含有相同成分的占比超过 30% 的两个中成药足量联用时,可视为重复用药。例如,牛黄上清丸与黄连上清丸均含有薄荷、菊花、荆芥穗、白芷、川芎、栀子、黄连、黄柏、黄芩、连翘、甘草、石膏,相同成分占比分别为 12/19(牛黄上清丸)和 12/17(黄连上清丸),都以黄连、黄芩、黄柏、荆芥穗、菊花等清热泻火解表药为主,且都具有清热泻火、疏风止痛的功效,故二者的足量联用属于重复用药。又如,紫草软膏与解毒生肌膏,均含有紫草、当归、白芷、乳香,相同成分占比分别为 4/7(紫草软膏)和 4/6(解毒生肌膏),且都具有化腐生肌、解毒止痛的功效,故二者足量联用属于重复用药。再如,小儿化毒散和连翘败毒散均含有大黄、赤芍、甘草、天花粉,相同成分占比分别为 4/12(小儿化毒散)和 4/18(连翘败毒散),但二者君药不同,小儿化毒散以清心解毒的牛黄为君药再加赤芍、乳香、没药、冰片等活血药以清热活血为主,连翘败毒散以解表的金银花、连翘为君药再加防风、白芷、桔梗、紫花地丁、蒲公英、玄参、浙贝母以解表清热为主,故可不认定为重复用药。

● 均含有紫草、当归、白芷的治疗疖、丹毒或流痰外用药,视为生肌玉红膏的衍生方,足量联用时,可视为重复用药。例如,紫草软膏和解毒生肌膏,且均以化腐生肌解毒为主,属于同一底方的衍生方,故足量使用属于重复用药。

● 成分完全包含的两个治疗疖、丹毒或流痰中成药足量联用时,可视为重复用药。例如,肿节风片成分为肿节风,而新癀片的成分为肿节风、三七、人工牛黄、肖梵天花、珍珠层粉、吲哚美辛等,新癀片的组方完全包含肿节风片,故二者的足量联用属于重复用药。

● 具有相同功效,含有相同毒性饮片的两个疮疡治疗类中成药相同给药途径足量联用时,可视为重复用药。例如,六神丸中含有蟾酥,蟾酥锭中也含有蟾酥,两药一个口服一个外用,给药途径不同,联用可不视为联合用药不适宜。再如六神丸中含有雄黄,紫金锭中也含有雄黄,两药足量口服给药时,应视为重复用药。

2. 联合用药审核要点二:药性冲突

● 药性纯粹的治疗阴证药与药性纯粹的治疗阳证药足量联用时,可视为药性冲突。例如,阳和解凝膏治疗疮疡初期阴证;金黄散治疗疮疡初期阳证,二者足量联用属于药性冲突。

● 收湿敛疮药与药性发散的药联用时,应根据疮疡的发病阶段谨慎使用。疖、丹毒后期疮疡已破溃,应提脓去腐、生肌收口,此时虽有表须使用药性发散的解表药,但也要慎重;再者使用发汗作用较强的解表药时,不要用量过大,发汗太过,耗伤阳气,损及津液,造成"亡阴""亡阳"的弊端,又汗为津液,汗血同源,故疮疡日久者,更应慎用。

3. 联合用药审核要点三:配伍禁忌

● 疮疡治疗类中成药与其他疾病治疗中成药的联用,存在违反十八反、十九畏配伍的,可不视为配伍禁忌,但应提醒临床医师加强监测。例如,连翘败毒丸含有浙贝母,二十五味松石丸含有乌头,连翘败毒丸与二十五味松石丸的联用,可不视为配伍禁忌,加强随访监测即可。

● 疮疡治疗类中成药的联用、疮疡治疗类中成药与其他疾病治疗中成药的联用,存在两个及两个以上毒性饮片联用时,视毒性饮片具体品种、用法用量和患者体质病情而定。例如,牛黄醒消丸含毒性饮片雄黄,小活络丸含毒性饮片制川乌、制草乌,所含毒性饮片种类较多、毒性较大;牛黄醒消丸药性偏凉,小活络丸药性偏热,两药联用存在药性冲突,且小活络丸主治病症为慢性疾病,故小活络丸与牛黄醒消丸联用,应视为不合理处方。

4. 联合用药审核要点四:中西药不当联用

● 含有吲哚美辛化学药成分的中西药复方制剂,与含有相同药理作用成分的西药联合使用时,应视为重复用药。

● 辅料含有乙醇的治疗疖、丹毒或流痰口服中成药与头孢类抗生素、硝基咪唑类抗菌药物(如甲硝唑)、中枢抑制药等易与乙醇发生相互作用的西药联合使用时,应视为配伍禁忌。

五、用法用量审核要点

(一)内服

1. 用法用量审核要点一:日总量控制

依据药品说明书,以每日最大量为基本审核单元,不超过每日最大量的处方，即视为合理处方。例如，为一般成人的气血不足体虚毒恋的疮疡，处方开具八珍丸【水丸，6g/袋】，一次2袋，一日1次（说明书一次1袋，1日2次）日总量与说明书常规量相符，应视为合理处方。

2. 用法用量审核要点二：超说明书剂量用药

对于不含有毒性饮片（例如雄黄、朱砂、乌头）的疮疡治疗类中成药，为一般成人（非特殊人群）开具说明书日最大量150%的用量，可不视为用法用量不适宜。

在规定的疗程范围内，含有毒性饮片（例如雄黄、朱砂、草乌）的疮疡治疗类中成药，或者特殊人群用药，或者疗程不可控或超长时间用药的处方，如果存在超说明书剂量用药，可根据药品特点和患者病情特点，分类界定和管理，加强药学监护。例如，为肝肾功能不全的疮疡患者开具五福化毒丸【水蜜丸，10g/100粒】，用药时长为2周，一次2丸，一日2次（说明书为一次1丸，一日2~3次），日总用量为说明书日最大量的133%，且患者为特殊人群，疗程也相对较长，故可视为用法用量不适宜。

3. 用法用量审核要点三：儿童与老年人用药

根据《中成药临床应用指导原则》，老年人用药，一般为常用量。儿童用药，应根据年龄进行减量。具体方法为："一般情况3岁以内服1/4成人量，3~5岁的可服1/3成人量，5~10岁的可服1/2成人量，10岁以上与成人量相差不大即可。"例如，连翘败毒丸【水丸，9g/袋】，说明书用法用量为一次1袋，一日1次，为6岁儿童处方"连翘败毒丸，一次1袋，一日1次"，应视为不合理处方。

（二）外用

1. 用法用量审核要点一：单次用量

疮疡的外用中成药包括乳膏、软膏、散剂、贴膏等，不同给药剂型的单次用量单位不一样。例如，乳膏和软膏可为重量单位"g"或长度单位"mm"，散剂可用重量单位"g"，贴膏剂为使用的数量"贴"等。单次用量一般不能为整包装单位支、袋、管等。故为此类疾病患者开具单次用量为1支（或1支整包装的重量，下同）、1袋、1管的处方，应视为用法用量不适宜。

2. 用法用量审核要点二：总量控制

外用剂型按照患处面积大小给药，以覆盖全部患处为宜，摊制形式有厚薄之分，在具体运用上各有所宜，应根据说明书内容、患者年龄、疮面大小等综合判定。膏剂一般给药1mm，薄型的膏药多适用于病情轻者或溃疡，宜勤换，1~2次/d；厚型的膏药，多适用于病情严重或肿疡脓成，宜少换，一般2~5日调换1次。例如，创灼膏【膏剂，35g/支】说明书明确标识"外用，涂敷患处，如分泌物较多，每日换药1次，分泌物较少，2~3日换药1次"。故为诊断"溃疡"患者处方，创灼膏，一次5g，一日1次为合理处方。

3. 用法用量审核要点三：给药途径

治疗疮疡治疗类中成药，有些既可外敷又可内服，有些给药途径只能内服，有些给药途径只能外敷，用药根据病情选择合适的药物、确定正确的给药途径。例如，小儿化毒散【散剂，0.6g/袋】，说明书明确标识"口服。一次 0.6 g，一日 1~2 次；三岁以内小儿酌减。外用，敷于患处"，故为诊断"疮疡"患者，处方"小儿化毒散，外用"为合理处方，处方"小儿化毒散，口服"亦为合理处方。又如，龙珠乳膏说明书明确标识"本品为外用药，禁止内服"，故为诊断"疮疡"患者处方"龙珠软膏，口服"，则为用法用量不适宜。

六、用药疗程审核要点

药品说明书有明确疗程要求的，以说明书要求为标准进行疗程审核。例如，六神丸说明书明确标识"另可外敷在皮肤红肿处，取丸十数粒，用冷开水或米醋少许，盛食匙中化散，敷搽四周，每日数次常保潮润，直至肿退为止"，故为诊断"疮疡"患者开具六神丸外用时，疗程为 2 周，可视为合理处方。

药品说明书没有明确疗程要求的，可参考疮疡的病程和疗效评价时间点进行审核。一般来看，疮疡的病程长短不一，短者数天可愈，长者此起彼伏，经年累月，用药疗程应根据患者年龄，疮面大小等综合判定。同时，根据文献资料，含毒性中药材的外用制剂，若疗程>7 天，建议每疗程间可停药 1 天。同时，也可根据临床治疗实际情况进行审核。例如，丹参酮胶囊说明书未提示明确疗程，根据文献报道，治疗痤疮通常以 4~8 周为疗效评价时间点，故为痤疮患者开具丹参酮胶囊 30 天的处方，可视为用药疗程适宜。

（杨寿圆 金 锐 郭红叶）

参 考 文 献

[1] 北京市卫生和计划生育委员会基层医疗机构处方点评工作组，北京中医药学会临床药学专业委员会青年委员组，北京中医药大学中药药物警戒与合理用药研究中心. 北京地区基层医疗机构中成药处方点评共识报告（2018 版）[J]. 中国医院药学杂志, 2018, 38(18): 1877-1887.

[2] 李曰庆. 中医外科学[M]. 北京：中国中医药出版社, 2002.

[3] 陈实功. 外科正宗[M]. 北京：中医古籍出版社, 1999: 2.

[4] 雷载权. 中药学[M]. 上海：上海科学技术出版社, 1995.

[5] 国家药典委员会. 中华人民共和国药典：2020 年版. 一部[M]. 北京：中国医药科技出版社, 2020.

[6] 张粹昌. 疮疡发病机制之探讨[J]. 中医中药导报, 2009, 6(7): 86.

[7] 张双强, 裴晓华, 张艳冉. 疮疡外治临床进展[J]. 世界中西医结合杂志, 2014, 9(11):

1252-1256.

[8] 颜燕艮，何振辉.古籍文献中以生肌类功效命名的外用古方浅析[J].广州中医药大学学报，2002，19（3）：234-235.

[9] 戴卫波，梅全喜.中药雄黄药用历史沿革及其安全性探讨[J].时珍国医国药，2012，23（7）：1836-1837.

[10] 王安慧，张慧杰，王彬，等.含乳香-没药药对中成药的临床应用及配伍分析[J].中成药，2020，42（11）：3014-3018.

[11] 安俊丽，常征.含兴奋剂成分的常用中药、中成药举隅[J].北京中医药，2008，27（7）：551-553.

[12] 吴倩.砷元素分析方法研究及其在六神丸安全性再评价中的应用[D].北京：清华大学，2007.

[13] 陆远富，时京珍，石京山，等.科学评价含雄黄、朱砂中成药的安全性[J].中国中药杂志，2011，36（24）：3402-3405.

[14] 项丽玲，苗明三，曹利华，等."有毒"中药外用安全性思考[J].中国中药杂志，2019，44（8）：1710-1714.

[15] 曹阳.六神丸中蟾酥的安全性再评价[D].沈阳：沈阳药科大学，2007.

[16] 张力，高思华，周超凡，等.从牛黄解毒片（丸）看含砷中成药的安全性问题[J].中国中药杂志，2006，31（23）：2010-2013.

[17] 徐晓静.小儿化毒制剂安全性评价方法的研究[D].哈尔滨：黑龙江中医药大学，2015.

[18] 刘好，骆骄阳，单利楠，等.含朱砂和雄黄小儿类中成药的药效与安全性研究进展[J].中成药，2018，40（10）：2261-2266.

[19] 胡春芳，刘建兴，林赛鹰，等.雄黄治疗皮肤病致人死亡1例[J].法医学杂志，2006，22（3）：237-238.

[20] 赵慧朵，程旭锋，郭迎树.活血解毒丸对急性乳腺炎患者炎症细胞因子的影响[J].中国实验方剂学杂志，2016，22（6）：163-166.

[21] 王伟.活血解毒丸联合阿莫西林分散片对急性乳腺炎的疗效及对淋巴细胞、炎症因子水平的影响[J].药物评价研究，2018，41（6）：1082-1085.

[22] 李晴，郑立君，郝振宏，等.肿节风片对结直肠癌术后化疗患者免疫功能的影响[J].上海医药，2008，29（9）：420-422.

[23] 陶雨晨，陆嘉惠，严世芸.严世芸辨治粒细胞肉瘤转化难治复发急性髓系白血病验案探析[J].上海中医药杂志，2020，54（9）：32-35.

[24] 刘清泉.对脓毒症中医病机特点及治法的认识[J].北京中医，2007，26（4）：198-200.

[25] 杨蕾.重楼解毒酊外涂治疗新生儿毒性红斑50例临床观察[J].中医儿科杂志，2020，16（1）：73-75

[26] 李娟.重楼解毒酊治疗小儿手足口病皮疹64例疗效观察[J].世界中西医结合杂志，

2012, 7（5）：428-429.

[27] 中国中医药信息学会外治分会. 中药乳膏剂临床外用技术规范（草案）[J]. 中国实验
方剂学杂志, 2020, 26（9）：81-84.

[28] 董玉梅. 皮肤科外用药物在临床应用的心得体会[J]. 医学信息（中旬刊）, 2011, 24
（8）：3986-3987.

[29] 苗苗, 刘治中. 浅谈中医外科用药原则[J]. 中国中医基础医学杂志, 2013, 19（8）：
879-880.

[30] 肖红丽, 刘靖, 宋文英. 消托补三原则指导学生对中医外科学中疮疡外用药物的选择
[J]. 中国中医药现代远程教育, 2014, 12（22）：113-114.

[31] 白国荣, 郭春林. 蒙药如意生肌长皮膏临床应用[J]. 中国民族医药杂志, 2000（2）：19.

[32] 魏冰. 丹参酮胶囊治疗痤疮的系统评价与 Meta 分析[D]. 承德：承德医学院, 2020.

第二节 瘿病（单纯性甲状腺肿、甲状腺结节、甲状腺功能亢进症）

瘿病是以颈前喉结两旁结块肿大为主症的疾病。瘿病的病因主要包括：情志内伤、饮食因素、水土因素、体质因素等，肝郁则气滞，脾伤则气结，气滞则津停，脾虚则酿生痰湿，痰气交阻，血行不畅，则气、血、痰壅结而成。气滞、痰凝、血瘀壅结颈前是瘿病的基本病机。治当理气化痰、消瘿散结。

现代医学的单纯性甲状腺肿、甲状腺结节、甲状腺功能亢进症、甲状腺炎、甲状腺腺瘤、甲状腺癌等疾病，属于中医瘿病范畴，按照中医瘿病辨证论治。

一、适用范围

中医诊断为瘿病，西医诊断为单纯性甲状腺肿、甲状腺结节、甲状腺功能亢进症、甲状腺炎、甲状腺腺瘤、甲状腺癌等的治疗处方。

涉及的具体中成药品种包括但不限于（按笔画排序）：大黄䗪虫丸、小金丸、五海瘿瘤丸、内消瘰疬丸、平消胶囊、西黄丸、百令胶囊、桂枝茯苓胶囊、夏枯草胶囊、柴胡舒肝丸、逍遥丸、消瘿五海丸、散结灵胶囊、雷公藤多苷片、鳖甲煎丸，以及相同通用名、相同给药途径的其他剂型。

二、适应证审核要点

1. 适应证审核要点一：诊断书写

此类中成药处方应包括提示瘿病的中医／西医诊断及提示瘿病证型的中医诊断。缺少其中之一，即可视为临床诊断书写不全。

其中，提示瘿病的中医诊断为"瘿气""瘿痈""瘿劳"及其等价诊断，提示

瘿病的西医诊断为"单纯性甲状腺肿""甲状腺结节""甲状腺功能亢进症""甲状腺炎""甲状腺腺瘤""甲状腺癌"及其等价诊断,提示瘿病证型的中医诊断分为以下 3 类。

- 痰结血瘀证:"痰瘀搏结证""瘀痰内阻证""瘀血阻络证""瘀血内停证"及其等价诊断。

- 气滞痰阻证:"气郁痰凝证""气滞痰阻证""气郁痰阻证""肝气瘀滞证"及其等价诊断。

- 气阴两虚证:"气阴两虚证""气血亏虚证""热毒壅结证"及其等价诊断。

2. 适应证审核要点二:诊断与用药相符

即,提示瘿病证型的中医诊断应与瘿病治疗类中成药的功效相匹配。包括:

- 以化瘀散结为主:说明书标注"散结消肿""活血祛瘀"等功效以活血化瘀为主的药(小金丸、大黄䗪虫丸、内消瘰疬丸、平消胶囊、桂枝茯苓胶囊、散结灵胶囊、鳖甲煎丸等),处方应书写痰结血瘀诊断,否则应视为适应证不适宜。例如,诊断为"热毒壅盛证"而开具平消胶囊的处方,应视为适应证不适宜。

- 以行气消痰为主:说明书标注"理气舒郁""化痰散结""化痰消瘿"等功效以行气消痰为主的药(消瘿五海丸、五海瘿瘤丸、柴胡舒肝丸、逍遥丸等),处方应书写气郁痰阻相关诊断,否则应视为适应证不适宜。例如,诊断为"气血亏虚证"而开具五海瘿瘤丸的处方,应视为适应证不适宜。

- 以滋阴清热为主:说明书标注"滋阴降火""清热化痰""清肝火"等功效以滋阴清热为主的药(西黄丸、夏枯草胶囊等),处方应书写等相关诊断,否则应视为适应证不适宜。例如,诊断为"痰结血瘀证"而开具夏枯草胶囊的处方,应视为适应证不适宜。

3. 适应证审核要点三:分类管理

处方既未书写瘿病相关中医诊断又未书写瘿病相关西医诊断者,应视为适应证不适宜或无适应证用药。建议审核不通过,返回医师端修改。例如,诊断为"糖尿病"开具消瘿五海丸,应视为无适应证用药,返回医师端修改。

处方只书写瘿病相关中医诊断、未书写瘿病相关西医诊断者,视为合理。例如,诊断为"瘀痰内阻证"开具五海瘿瘤丸,应视为合理处方。

处方只书写瘿病相关西医诊断、未书写瘿病相关中医诊断者,应视为临床诊断书写不全或适应证不适宜。可视不同科室、不同医疗机构的具体要求决定是否返回医师端。不返回医师端的处方,应作为不合理处方进入处方点评流程。例如,对于中医科处方,诊断为"甲状腺结节"开具五海瘿瘤丸,可视为临床诊断书写不全,返回医师端修改。对于西医内分泌科处方,诊断为"甲状腺结节"开具夏枯草胶囊,亦为临床诊断书写不全,但可根据医疗机构具体情况,视为合理或不合理。同时,加强"西学中"培训,鼓励书写中医病证诊断。

三、药品遴选审核要点

1. 药品遴选审核要点一:儿童、老年人和妊娠哺乳期妇女

儿童、老年人和妊娠哺乳期妇女的用药审核应遵循药品说明书要求,说明书明确标注"禁用"或"忌用"的,均应视为药品遴选不适宜。建议选择同功效亚类的其他药品。

例如,消瘿五海丸、五海瘿瘤丸、柴胡舒肝丸、小金丸、西黄丸、大黄䗪虫丸、桂枝茯苓胶囊、鳖甲煎丸等说明书标注"孕妇禁用",故为孕妇开具以上药品时,应视为药品遴选不适宜。

说明书标注"慎用"的,可根据医师执业类别、临床经验丰富程度以及患者的具体情况,分类审核。具有慎用人群用药经验的中医类别医师,为实际用药风险较低的慎用人群患者(例如,12岁以上体格发育正常的儿童、肝肾功能正常且无恶性基础疾病的老年人、非孕早期且各项健康指征良好的孕妇)开具此类药品时,可视为合理;其余情形,建议视为不合理。例如:夏枯草胶囊、内消瘰疬丸等说明书要求"妊娠慎用",可根据开具处方的医师或视科室、医疗机构的具体要求来决定处方是否合理。

说明书未明确要求的,或者仅标注"在医师指导下使用"的,可以参考表9-2进行审核。其中,瘿病治疗类中成药涉及的妊娠禁忌药包括:《中国药典》标识的禁用中药(麝香、马钱子粉、干漆、土鳖虫、水蛭、三棱、莪术),慎用中药(制草乌、桂枝、天花粉、乳香、没药、木鳖子、木香、制半夏、牡丹皮、玄明粉、凌霄花、桃仁),行气破滞类(枳壳、大黄),其他毒性中药(炒苦杏仁)等。

儿童应首选儿童专用中成药,无适用的儿童专用中成药时,也可选择非儿童专用中成药,但应注意是否含有儿童禁用或慎用的成分。瘿病治疗中成药的特殊人群选药见表9-2。

表9-2 瘿病治疗中成药的特殊人群选药

中成药名称	儿童(3~18岁)	老年人(60岁及以上)	孕妇	哺乳期妇女	其他
小金丸	建议可用,小儿酌减,有2~14岁患儿用药经验	建议可用,80岁以上慎用,有60~78岁患者用药经验	说明书禁用	建议禁用	运动员、过敏体质者、脾胃虚弱者、肝肾功能不全者慎用

续表

中成药名称	儿童 （3~18岁）	老年人 （60岁及以上）	孕妇	哺乳期妇女	其他
大黄䗪虫丸	建议可用，6岁以内患儿慎用	建议可用，有65~75岁患者用药经验	说明书禁用	建议可用	脾胃虚弱者及有出血倾向者慎用
内消瘰疬丸	建议可用	建议可用	说明书慎用	建议可用	疮疡阳证者慎用；建议未经良好控制的严重慢性疾病患者在医师指导下服用
五海瘿瘤丸	建议可用	建议可用	说明书忌服	建议可用	建议未经良好控制的严重慢性疾病患者在医师指导下服用
平消片	建议可用，6岁以内患儿慎用	建议可用	说明书禁用	建议可用	建议未经良好控制的严重慢性疾病患者在医师指导下服用
西黄丸	建议可用，有3~11岁患儿用药经验	建议可用，有92岁患者用药经验	说明书忌服	建议可用	建议未经良好控制的严重慢性疾病患者在医师指导下服用
百令胶囊	建议可用，有4.6~13.5岁患儿用药经验	建议可用	建议可用	建议可用	建议未经良好控制的严重慢性疾病患者在医师指导下服用
柴胡舒肝丸	建议可用	建议可用	建议禁用	建议可用	对本品过敏者禁用；过敏体质者慎用；高血压、心脏病、肝病、糖尿病、肾病等慢性疾病严重者及月经量多者应在医师指导下服用
消瘿五海丸	建议可用，小儿酌减	建议可用	说明书忌服	建议可用	建议未经良好控制的严重慢性疾病患者在医师指导下服用
夏枯草胶囊	建议可用	建议可用	建议慎用	建议慎用	建议未经良好控制的严重慢性疾病患者在医师指导下服用

续表

中成药名称	儿童 （3~18岁）	老年人 （60岁及以上）	孕妇	哺乳期妇女	其他
桂枝茯苓胶囊	建议可用，有2~12岁患儿用药经验	建议可用，有61~85岁患者用药经验	说明书忌服	建议慎用《中成药治疗盆腔炎性疾病后遗症临床应用指南（2020年）》；文献有产后恶露不尽用药而正常母乳喂养的经验	建议未经良好控制的严重慢性疾病患者在医师指导下服用
逍遥丸	建议可用，有3~14岁患儿用药经验	建议可用，有65~79岁患者用药经验	建议可用，文献有孕妇用药经验	建议可用	感冒时、月经过多者不宜服用本药
散结灵胶囊	建议可用，6岁以内患儿慎用	建议可用	说明书禁用	说明书禁用	严重心脏病，高血压，肝、肾疾病忌服
鳖甲煎丸	建议可用	建议可用，有60~80岁患者用药经验	说明书禁用	建议慎用	建议未经良好控制的严重慢性疾病患者在医师指导下服用

注：建议可用的中成药也应在中医师指导下使用，并严格管控用法用量和疗程。

2. 药品遴选审核要点二：肝肾功能不全患者

肝肾功能不全患者的用药审核应遵循药品说明书要求，说明书标注"禁用"或"忌用"的，均视为药品遴选不适宜。

例如，散结灵胶囊等说明书要求"严重心脏病、高血压，肝、肾疾病忌服"，故为诊断中含有"慢性肝炎""肝功能异常""肾功能不全"等提示肝肾功能损害（无论是否明确为严重损害）的患者开具散结灵胶囊时，应当视为药品遴选不适宜，建议返回医师端，可选择同类药品。

说明书标注"肝肾功能不全者慎用"或者标注"肝病、肾病严重者在医师指导下使用"，可根据医师执业类别、临床经验丰富程度以及患者的具体情况，分类管理。具有慎用人群用药经验的中医类别医师，为轻、中度肝肾功能异常的患者开具此类药品时，可视为合理；其余情形，建议视为不合理。例如：小金丸说明书要求"肝肾功能不全者慎用"，可根据开具处方的医师或视科室、医疗机构的具体要求来决定处方是否合理。

说明书未明确要求的，或者仅标注"在医师指导下使用"的，可通过组方成分做初步评估。即：

- 含有马钱子（如平消胶囊）成分的中成药具有潜在肝肾损害风险，建议视为药品遴选不适宜，选择同类其他药品。例如，平消胶囊有引起肝损害的个案报道，一般要加强监测即可。

3. 药品遴选审核要点三：高血压、心脏病等特殊疾病患者

特殊疾病（例如高血压、糖尿病、心脏病、前列腺肥大等）患者的用药审核应遵循药品说明书要求，说明书标注"禁用"或"忌用"的，均可视为药品遴选不适宜。

例如，散结灵胶囊说明书要求"严重心脏病、高血压忌服"，故为诊断"心衰""心功能不全""恶性心律失常"等提示心脏病的患者开具散结灵胶囊时，应当视为药品遴选不适宜。

说明书标注"慎用"的，可根据医师执业类别、临床经验丰富程度以及患者慢性疾病管理的水平，分类管理。具有慎用人群用药经验的中医类别医师，为慢性疾病管理良好的患者开具此类药品时，可视为合理；其余情形，建议视为不合理。

说明书未明确要求的，或者仅标注"在医师指导下使用"的，建议视为合理。

四、联合用药审核要点

1. 联合用药审核要点一：重复用药

- 治疗同一证型的瘿病，且含有 3 个以上相同成分或含有相同成分的占比超过 30% 的两个中成药足量联用时，可视为重复用药。例如，小金丸（胶囊）与西黄胶囊均含有人工麝香、制乳香、制没药，相同成分占比分别为 3/10（小金丸）和 3/4（西黄胶囊），无论从中医治疗疾病的范畴还是治疗的证型均几乎相同，故二者的足量联用属于重复用药。又如，散结灵胶囊与小金丸中均含有木鳖子、制草乌、枫香脂、乳香、没药、五灵脂（醋）、当归、地龙、香墨，相同成分占比分别为 9/10（小金丸）和 9/10（散结灵胶囊），故二者的足量联用属于重复用药。

- 成分完全包含的两个瘿病治疗中成药足量联用时，可视为重复用药。例如，五海瘿瘤丸含有海藻、海带、海螺（煅）、蛤壳、昆布、川芎、木香、夏枯草、海螵蛸和白芷，而消瘿五海丸的组方为海藻、海带、海螺、蛤壳、昆布、川芎、木香和夏枯草，五海瘿瘤丸的组方完全包含消瘿五海丸，故二者的足量联用属于重复用药。

● 具有相同功效，含有相同毒性饮片的两个瘿病治疗中成药足量联用时，可视为重复用药。例如，小金丸和散结灵胶囊均具有散结消肿的功效，均含有毒性中药成分制草乌和木鳖子，故二者的足量联用属于重复用药。又如，大黄䗪虫丸和平消胶囊均含有毒性中药干漆，故二者的足量联用属于重复用药。又如，大黄䗪虫丸和鳖甲煎丸均含有小毒中药土鳖虫，故二者的足量联用属于重复用药。

2. 联合用药审核要点二：药性冲突

● 以活血化瘀和行气消痰为主的瘿病治疗中成药，药性上多寒热并用，与其他药性偏热或偏凉的中成药联用，一般不视为寒热冲突。例如，小金丸含有热性药麝香、制草乌，又含有凉性药木鳖子，是属于寒热并用的中成药，与温性中成药香砂养胃丸足量联用不视为药性冲突。

3. 联合用药审核要点三：配伍禁忌

● 瘿病治疗类中成药与其他疾病治疗中成药联用，存在违反十八反、十九畏配伍的，可不视为配伍禁忌，但应提醒临床医师加强监测。如小金丸中含有草乌、五灵脂，与含贝母、瓜蒌、半夏、白蔹、白及、人参的汤剂或中成药联用，可不视为配伍禁忌。例如，小金丸（含制草乌和五灵脂）与百合固金颗粒（含川贝母），加强临床监测即可。

● 瘿病治疗类中成药的联用、瘿病治疗类中成药与其他疾病治疗中成药的联用，存在两个及两个以上毒性饮片联用时，视毒性饮片具体品种、用法用量和患者体质病情而定。例如，长期服用平消胶囊（马钱子粉和干漆）的患者联合使用大黄䗪虫丸（干漆、水蛭和土鳖虫），建议视为联合用药不适宜；又如，小金丸（木鳖子和制草乌）与鳖甲煎丸（土鳖虫）两药短期联用可不视为配伍禁忌，若老年患者长期足量联用，建议视为联合用药不适宜。

4. 联合用药审核要点四：中西药不当联用

● 现有证据显示，治疗瘿病的中成药常与治疗甲状腺疾病的左甲状腺素多有联用情况。例如，小金丸联合左甲状腺素片治疗结节性甲状腺肿，疗程6个月，能减轻解甲状腺及结节的肿大程度；又如，平消胶囊联合左甲状腺素钠片治疗单纯性甲状腺肿，疗程3个月，可提高对结节性甲状腺肿的疗效；内消瘰疬丸联合左甲状腺素钠片能缩小甲状腺结节，减轻临床症状，促使结节消除。因此，瘿病治疗类中成药与左甲状腺素钠联用时可视为合理应用。

五、用法用量审核要点

1. 用法用量审核要点一：日总量控制

依据药品说明书，以每日最大量为基本审核单元，不超过每日最大量的处方，即视为合理处方。例如，为一般成人"热毒壅结证"开具西黄丸【糊丸，1g/20 丸】，一次 2g，一日 2 次（说明书为一次 3g，一日 2 次），日总量小于说明书常规量，应视为合理处方。又如，为甲状腺疾病患者开具百令胶囊【胶囊剂，0.5g/ 粒】，一次 1 粒，一日 3 次（说明书为一次 2~6 粒，一日 3 次），日总量小于说明书常规量，应视为合理处方。

2. 用法用量审核要点二：超说明书剂量用药

在规定的疗程范围内，对于不含有毒性饮片（例如麝香、马钱子粉、干漆、土鳖虫、水蛭、虻虫、制草乌、木鳖子、苦杏仁）的瘿病治疗类中成药，为一般成人（非特殊人群）开具说明书日最大量 150% 的用量，可不视为用法用量不适宜。例如，为甲状腺结节开具百令胶囊【胶囊剂，0.5g/ 粒】，一次 8 粒，一日 3 次（说明书为一次 2~6 粒，一日 3 次），日总量为说明书日最大量的 133%，未超过 150%，可不视为用法用量不适宜，但应加强监测。

含有毒性饮片（如麝香、马钱子粉、干漆、土鳖虫、水蛭、虻虫、制草乌、木鳖子、苦杏仁）的瘿病治疗类中成药，或者特殊人群用药，或者疗程不可控或超长疗程用药时，如果存在超说明书剂量用药，可根据药品特点和患者病情特点，分类界定和管理，加强药学监护。例如，为 78 岁老年瘿病患者处方小金丸【糊丸，6g/100 丸】，用药时长为 90 日，一次 3g，一日 2 次（说明书用法为一次 1.2~3g，一日 2 次），药品含有毒性饮片，患者为老年人，处方疗程较长且开具了说明书日最大量，故可视为用法用量不适宜。

3. 用法用量审核要点三：儿童与老年人用药

根据《中成药临床应用指导原则》，老年人用药，一般为常用量。儿童用药，应根据年龄进行减量。具体方法为："一般情况 3 岁以内服 1/4 成人量，3~5 岁的可服 1/3 成人量，5~10 岁的可服 1/2 成人量，10 岁以上与成人量相差不大即可。"例如，为 8 岁患儿开具西黄丸【糊丸，1g/20 丸】，处方用量为一次 1.5g，一日 2 次（说明书为一次 3g，一日 2 次），应视为合理处方。

六、用药疗程审核要点

药品说明书有明确疗程要求的，以说明书要求为标准进行疗程审核。例如，桂枝茯苓胶囊说明书提示"前列腺增生疗程 8 周，其余适应证疗程 12 周"，所以，为甲状腺结节患者开具桂枝茯苓胶囊 30 天的处方，可视为用药疗程适宜。又如，百令胶囊说明书提示"8 周为 1 个疗程"，所以，开具百令胶囊 90 天的长时间用药处方，可视为用药疗程不适宜。

药品说明书没有明确疗程要求的，可参考瘿病的病程和疗效评价时间点进行审核，瘿病为慢性病证，虚证类瘿病疗程一般为 4 周，也可根据临床治疗实际情况进行审核。例如，小金丸说明书未提示明确疗程，根据文献报道，治疗甲状腺结节以 2~6 个月为疗效评价时间点,故开具小金丸 60 天的长时间用药处方,可视为用药疗程适宜。

（雷 雪 王 彬 郭红叶）

参 考 文 献

[1] 罗敏,顾燕云,李果,等.百令胶囊对自身免疫性甲状腺疾病(AITD)免疫调节作用[J].中国中医基础医学杂志,2006,12(4):261-262.

[2] 燕树勋,王颖,彭扣芝,等.雷公藤治疗自身免疫性甲状腺疾病[J].中医学报,2010,25(3):576-577.

[3] 蔡伟,陈兴莉,程小平,等.小金丸的安全性评价与合理使用[J].中国医院药学杂志,2013,33(10):819-820.

[4] 李波,金伶佳,吴美兰.雷公藤临床应用、毒性及减毒增效研究进展[J].中华中医药杂志,2020,35(7):3539-3541.

[5] 杨冬梅,刘俊.雷公藤多苷临床应用及不良反应的研究进展[J].中国医院药学杂志,2018,38(20):2185-2190.

[6] 李森辉,戴卫波,王珠强.平消胶囊(片)的不良反应文献分析[J].现代药物与临床,2018,33(11):3064-3068.

[7] 陆家凤,杨铭,徐斌,等.医院门诊小金丸使用的专项点评[J].中国医院药学杂志,2017,37(17):1763-1766.

[8] 蔡伟,陈兴莉,程小平,等.小金丸的安全性评价与合理使用[J].中国医院药学杂志,2013,33(10):819-820.

[9] 陈新彤.平消胶囊引起不良反应8例分析[J].中国中医药信息杂志,2011,18(6):101-102.

[10] 郑雅娟,仲妙春,孟可馨,等.小金丸配合优甲乐治疗结节性甲状腺肿的临床观察[J].中国中西医结合外科杂志,2013,19(3):297-298.

[11] 熊茜,冯碧,曹波,等.小金丸现代研究概况及关键问题分析[J].中国中药杂志,2018,43(24):4801-4807.

[12] 娄薇薇.内消瘰疬丸联合左甲状腺素钠片治疗良性甲状腺结节临床研究[J].新中医,2020,52(1):86-88.

[13] 司海燕,田甜,王国庆,等.平消胶囊联合左甲状腺素钠治疗结节性甲状腺肿的临床研究[J].现代药物与临床,2020,35(9):1804-1807.

[14] 周俊宇,师义.五海瘿瘤丸联合左旋甲状腺素钠片治疗甲状腺腺瘤的疗效及对血清甲状腺激素和免疫炎性因子的影响[J].现代中西医结合杂志,2017,26(18):2011-2014.

[15] 张征,张佳丽.小金丸及小金胶囊致45例不良反应分析[J].中国药物警戒,2012,9(4):242-244.

[16] 王文青,刘津,田佳鑫,等.小金胶囊点评规则探索与临床应用[J].中南药学,2020,
18(5):888-892.

[17] 田志平.小金丸用药分析及对本院合理用药的思考[D].北京:北京中医药大学,2019.

[18] 蔡伟,陈兴莉,程小平,等.小金丸的安全性评价与合理使用[J].中国医院药学杂志,
2013,33(10):819-820.

[19] 王西跃,邓丁梅,张爱玲,等.内消瘰疬丸治疗乳腺增生病的疗效及安全性分析[J].
慢性病学杂志,2017,18(7):766-768.

[20] 裴素娟.西替利嗪联合百令胶囊治疗 COPD 患者疗效及对外周血嗜酸性粒细胞、气道
功能以及血气指标的影响[J].实验与检验医学,2022,40(1):59-61.

[21] 秦玉生,姚秀云,王晓红.西黄丸治疗小儿肠系膜淋巴结炎疗效观察[J].中国中西医
结合儿科学,2016,8(2):193-195.

[22] 田志平,张冰,张丹,等.基于 Meta 分析的小金丸治疗甲状腺结节疗效与安全性评价
[J].药物流行病学杂志,2020,29(2):84-88.

第十章　妇产科病证治疗用药处方审核

第一节　月经不调（月经提前、月经推迟、经期延长、经水过多、经水过少等）

月经不调也称月经失调，指月经的周期、经期、经量异常的一类疾病，病种较多，是妇科常见病。病因可能是气血失调、脏腑功能失常，主要表现有月经周期不规律，出血量异常，经期前、后伴有各种临床症状等。月经不调的治则治法是调和气血，疏肝理气，此外还要根据患者寒热、虚实的不同体质进行辨证论治。中医理论认为，经血为血所化。如果血液得到温煦，就能通畅自如；血液遇寒就会让气血运行受到阻碍，发生月经骤止、痛经、闭经；血液感受热邪就会肆行无忌，产生月经量多、月经提前等症。所以，调经重在调和气血，让气血运行通顺。在月经的不同阶段，人的气血表象也不同，治疗重点和用药原则也不一样，因此此调经药的服用时间是疗效的关键。

现代医学的月经提前、月经推迟、经乱、经期延长、经水过多及经水过少等月经周期、经期或经量异常的疾病，属于中医月经不调范畴，按照中医月经不调辨证论治。

一、适用范围

中医诊断为月经不调，西医诊断为月经提前、月经推迟、经乱、经期延长、经水过多及经水过少等月经周期、经期或经量异常的阴道不规则出血或者阴道异常出血的治疗处方。

涉及的具体中成药品种包括但不限于（按笔画排序）：二至丸、七制香附丸、八宝坤顺丸、八珍益母丸、少腹逐瘀丸、乌鸡白凤丸、艾附暖宫丸、归脾丸、加味逍遥丸、妇科十味片、妇科调经片、补中益气丸、坤宝丸、固经丸、参茸白凤丸、逍遥丸、益母草颗粒、调经丸、清经胶囊，以及相同通用名、相同给药途径的其他剂型。

二、适应证审核要点

1. **适应证审核要点一：诊断书写**

此类中成药处方应包括提示月经不调的中医/西医诊断及提示月经不调

证型的中医诊断。缺少其中之一，即可视为临床诊断书写不全。

其中，提示月经不调的中医诊断为"月经先期""月经后期""月经先后无定期""月经过多""月经过少""痛经"及其等价诊断，提示月经不调的西医诊断为"不规则子宫出血""功能性子宫出血""闭经"及其等价诊断，月经不调证型的中医诊断分为以下5类。

- 血热证："血热内盛证""血热伤阴证"及其等价诊断。
- 血瘀证："血瘀气滞证""寒凝血瘀证"及其等价诊断。
- 肝肾阴虚证："肝肾阴亏证""肝肾虚火证"及其等价诊断。
- 肝郁脾虚证："肝郁气滞证""肝脾不调证"及其等价诊断。
- 气血两虚型："气血两伤证""气血亏虚证"及其等价诊断。

2. 适应证审核要点二：诊断与用药相符

即，提示月经不调证型的中医诊断应与月经不调治疗类中成药的功效相匹配，包括：

- 清热调经药：说明书标注"清热凉血""养阴清热""舒肝清热"等功效的清热调经药（清经胶囊、固经丸等），处方应书写血热型月经不调相关诊断，否则应视为适应证不适宜。例如，诊断为"肝郁脾虚证"而开具固经丸的处方，应视为适应证不适宜。

- 化瘀调经药：说明书标注"活血化瘀""行气活血""活血调经"等功效的化瘀调经药（调经丸、艾附暖宫丸、七制香附丸、少腹逐瘀丸等），处方应书写血瘀型月经不调相关诊断，否则应视为适应证不适宜。例如，诊断为"月经不调血热证"患者开具艾附暖宫丸的处方，应视为适应证不适宜。

- 滋补肝肾调经药：说明书标注"滋补肝肾""补益肝肾"等功效的滋补肝肾调经药（坤宝丸、二至丸等），处方应书写肝肾阴虚型月经不调相关诊断，否则应视为适应证不适宜。例如，诊断为"肝郁脾虚证"而开具坤宝丸的处方，应视为适应证不适宜。

- 疏肝健脾调经药：说明书标注"疏肝健脾"等功效的疏肝健脾药（逍遥丸、加味逍遥丸、补中益气丸、归脾丸等），处方应书写肝郁脾虚型月经不调的相关诊断，否则应视为适应证不适宜。例如，诊断为"肝郁气滞证"而开具逍遥丸的处方，应视为适应证适宜。

- 补气养血药：说明书标注"养血柔肝""补血调经""补气养血"等功效的养血调经药（妇科调经丸、妇科十味片、八珍益母丸、八宝坤顺丸、参茸白凤丸、乌鸡白凤丸等），处方应书写气血两虚型月经不调的相关诊断，否则应视为适应证不适宜。例如，诊断为"血瘀证"而开具参茸白凤丸的处方，应视为适应证不适宜。

3. 适应证审核要点三：分类管理

处方既未书写月经不调相关中医诊断又未书写月经不调相关西医诊断

者,应视为适应证不适宜或无适应证用药。建议审核不通过,返回医师端修改。例如,诊断为"糖尿病"开具妇科调经片,应视为无适应证用药,返回医师端修改。

处方只书写月经不调相关中医诊断、未书写月经不调相关西医诊断者,视为合理。例如,诊断为"气郁血滞证"开具调经丸,应视为合理处方。

处方只书写月经不调相关西医诊断、未书写月经不调相关中医诊断者,应视为临床诊断书写不全或适应证不适宜。可视不同科室、不同医疗机构的具体要求决定是否返回医师端。不返回医师端的处方,应作为不合理处方进入处方点评流程。例如,对于中医科处方,诊断为"月经不调"开具八珍益母丸,可视为临床诊断书写不全,返回医师端修改。对于西医妇科处方,诊断为"月经不调"开具八珍益母丸,亦为临床诊断书写不全,但可根据医疗机构具体情况,视为合理或不合理。同时,加强"西学中"培训,鼓励书写中医病证诊断。

三、药品遴选审核要点

1. 药品遴选审核要点一:适宜人群

月经不调一般不涉及孕妇、10 岁以下儿童、60 岁以上老人等特殊人群,一般为发病在 14 岁以上至绝经期前的女性。所以,14 岁以上月经不调患者均可使用。目前暂未看到儿童(18 岁以下)与成人(18 岁以上)用药禁忌情况,但是儿童选药时建议选用儿童专用药,尽量避免选择含有毒性成分的中成药。

需要注意的是,哺乳期妇女在产后 3~6 月可恢复月经情况,通常不规律,主要原因是哺乳期间体内的雌孕激素分泌不平衡、催乳素增高而雌激素降低导致的月经紊乱,这属于正常生理状况,不需用药。

2. 药品遴选审核要点二:肝肾功能不全患者

肝肾功能不全患者的用药审核应遵循药品说明书要求,说明书标注"禁用""忌用"的,均视为药品遴选不适宜。

说明书标注"肝肾功能不全者慎用"的,可根据医师执业类别、临床经验丰富程度以及患者的具体情况,分类管理。具有慎用人群用药经验的中医类别医师,为轻、中度肝肾功能异常的患者开具此类药品时,可视为合理;其余情形,建议视为不合理。

说明书未明确要求的,或者仅标注"在医师指导下使用"的,可通过组方成分做初步评估。即:

● 少数月经不调治疗类中成药含有制何首乌(如坤宝丸),根据文献报道,制何首乌有引起肝损害的案例报道,如果处方诊断含有"肝病""肝功能不全"及其等价诊断,应加强关注,不建议长期应用。一般认为,不对证和超长疗程服用是制何首乌导致肝损害的主要原因之一。

3. 药品遴选审核要点三：高血压、心脏病等特殊疾病患者

特殊疾病（例如高血压、糖尿病、心脏病等）患者的用药审核应遵循药品说明书要求，说明书标注"禁用""忌用"或"不宜服用"的，均可视为药品遴选不适宜。

说明书标注"慎用"的，可根据医师执业类别以及临床经验丰富程度，分类管理。具有慎用人群用药经验的中医类别医师，为患者开具此类药品时，可视为合理；其余情形，建议视为不合理。

说明书未明确要求的，或者仅标注"在医师指导下使用"的，建议视为合理。

4. 药品遴选审核要点四：中西药复方制剂

含有化学药物成分的中西药复方制剂，应严格遵循其中化学药物成分的禁忌证进行药品遴选。例如，碳酸钙禁用于高钙血症、高钙尿症、高尿酸血症、含钙肾结石或肾结石病史患者。所以，合并有以上疾病诊断的患者，在治疗月经不调时开具含有碳酸钙的妇科十味片，应视为药品遴选不适宜，建议返回医师端修改。

四、联合用药审核要点

1. 联合用药审核要点一：重复用药

● 治疗同一证型的月经不调，且含有 3 个以上相同成分或含有相同成分的占比超过 30% 的两个中成药足量联用时，可视为重复用药。例如，补中益气丸与归脾丸均含有炙黄芪、党参、炒白术、炙甘草、当归，相同成分占比分别为 5/8（补中益气丸）和 5/11（归脾丸），故二者的足量联用属于重复用药。又如，八珍益母丸与八宝坤顺丸均含有益母草、白术、茯苓、甘草、当归、白芍、川芎、熟地黄，相同成分占比分别为 8/9（八珍益母丸）和 8/17（八宝坤顺丸），且均以益母草、当归、川芎、白芍、熟地黄等养血调经中药为主导，故二者的足量联用属于重复用药。再如，妇康宁片与益母丸均含有当归，相同成分占比分别为 1/6（妇康宁片）和 1/4（益母丸），但二者君药不同，妇康宁片为养血调经的白芍，益母丸为活血调经的益母草，故可不认定为重复用药。

● 均含有柴胡、当归、白芍、炒白术、茯苓、炙甘草、薄荷、生姜的调经药，视为逍遥丸的衍生方，足量联用时，可视为重复用药。例如，加味逍遥丸与丹栀逍遥丸均含有柴胡、当归、白芍、炒白术、茯苓、炙甘草、薄荷、生姜，且均以疏肝解郁为主，属于同一底方的衍生方，故足量使用属于重复用药。

● 成分完全包含的两个调经中成药足量联用时，可视为重复用药。例如，妇科调经片与妇科十味片，妇科调经片含有熟地黄、当归、白芍、川芎、延胡索

（醋炙）、赤芍、香附（醋炙）、白术（麸炒）、大枣、甘草，而妇科十味片组方为熟地黄、当归、白芍、川芎、延胡索（醋炙）、赤芍、香附（醋炙）、白术、大枣、甘草、碳酸钙，妇科十味片的组方完全包含妇科调经片，故二者的足量联用属于重复用药；八珍益母丸与益母草颗粒（胶囊、片、膏、口服液），八珍益母丸的组方包含益母草颗粒（胶囊、片、膏、口服液）的成分益母草，故二者的足量联用属于重复用药。

2. 联合用药审核要点二：药性冲突

● 清热调经药与温经散寒调经药足量联用时，可视为药性冲突。例如固经丸全方由清热养阴中药组成，仅含有香附一味中药味辛、微苦、微甘、性平，故其为清热调经药；艾附暖宫丸以温经散寒为主，全方组成以温性中药为主，故其为温经散寒调经药。二者的足量联用属于药性冲突。

● 具有补益作用的调经类中成药，不宜与治疗感冒的解表药同服，联合使用时可视为药性冲突。如八珍益母丸、参茸白凤丸等。

3. 联合用药审核要点三：配伍禁忌

● 违反十八反、十九畏配伍的两个调经类中成药联用时，可不视为配伍禁忌，但应提醒临床医师加强监测。例如，参茸白凤丸、八宝坤顺丸、七制香附丸均含有人参，少腹逐瘀丸含有五灵脂，参茸白凤丸和少腹逐瘀丸两药联用时，可不视为配伍禁忌，加强随访监测即可。

● 月经不调治疗类中成药的联用、月经不调治疗类中成药与治疗其他疾病中成药的联用，存在两个及两个以上毒性饮片联用时，视毒性饮片具体品种、用法用量和患者体质病情而定。足量联用视为联合用药不适宜，减量联用可视为合理。含有不同毒性饮片的两个调经中成药联用时，可不视为联合用药不适宜。

4. 联合用药审核要点四：中西药不当联用

● 含有碳酸钙化学药成分的中西药复方制剂与含有相同药理作用成分的西药联合使用时，应视为重复用药。例如：含有碳酸钙的妇科十味片，与西药碳酸钙片足量联用时，应视为重复用药，建议更换药品或减量使用。

● 辅料含有蔗糖的中成药，含有甘草、鹿茸、大枣等具有潜在影响血糖作用的中成药与西药降血糖药联合使用时，应密切监测，但可不视为配伍禁忌。例如：妇科调经片与盐酸二甲双胍片、胰岛素等联合使用时，应密切监测。

五、用法用量审核要点

1. 用法用量审核要点一：日总量控制

依据药品说明书，以每日最大量为基本审核单元，不超过每日最大量的处方，即视为合理处方。例如：为一般成人"肝郁脾虚证"月经不调，处方开具逍遥丸【浓缩丸，3g/8 丸】，一次 6 丸，一日 3 次（说明书为一次 8 丸，一日 3 次），日总量小于说明书常规量，应视为合理处方。

2. 用法用量审核要点二：超说明书剂量用药

在规定的疗程范围内，不含有毒性饮片（如苦杏仁、生半夏）的调经中成药，为一般成人（非特殊人群）开具超过说明书日最大量150%的处方，可不视为用法用量不适宜，但应加强监测。例如，为月经不调患者开具益母草胶囊【胶囊剂，0.4g/ 粒】，一次 6 粒，一日 3 次（说明书为一次 2~4 粒，一日 3 次），日总量为说明书日最大量的150%，可不视为用法用量不适宜，但应加强监测。

六、用药疗程审核要点

药品说明书有明确疗程要求的，以说明书要求为标准进行疗程审核。例如，清经胶囊说明书提示"月经干净后服用 14 天，连续服用两个月经周期"，所以，开具清经胶囊 4 周的处方，可视为用药疗程不适宜。又如，少腹逐瘀丸说明书提示"治疗痛经，宜在经前 3~5 天开始服药，连服 1 周"，所以，开具少腹逐瘀丸 4 周的处方，可视为用药疗程不适宜。

药品说明书没有明确疗程要求的，可参考月经不调的病程和疗效评价时间点进行审核。一般来看，月经不调为慢性病证，治疗上应当本着"急则治标，缓则治本"的原则。若月经过多、经期延长以经期止血为主，于行经第 2~3 天开始服药，血止后 2~3 天停药；排卵期出血以辨证止血为主，非经期针对病因调经治疗，建议不超过 2~4 周；以舒肝解郁和补益气血为主，建议不超过 2~4 周，同时，也可根据临床治疗实际情况进行审核。例如，八珍益母丸说明书未提示明确疗程，从其补益气血的功效特点看，结合文献报道，开具八珍益母丸 4 周的处方，可视为用药疗程适宜。

（刘苗苗　王　彬　李　凡）

参 考 文 献

[1] 北京市卫生和计划生育委员会基层医疗机构处方点评工作组，北京中医药学会临床药学专业委员会青年委员组，北京中医药大学中药药物警戒与合理用药研究中心 . 北京地区基层医疗机构中成药处方点评共识报告（2018 版）[J]. 中国医院药学杂志，2018，38（18）：1877-1887.

[2] 周瑛瑛，程婷婷，林玲香 . 中成药在妇产科中的使用现状与应对策略[J]. 中医药管理杂志，2021，29（6）：125-127.

[3] 张静芬，董燕儿 . 常用调经中成药的临床应用与管理[J]. 中医药管理杂志，2020，28（1）：169-170.

[4] 谢晓燕 . 中成药与西药联合应用的问题分析[J]. 世界最新医学信息文摘，2018，18

(63): 167.

[5] 杨丽霞.浅谈中西药配伍禁忌[J].医学理论与实践,2019,32(2):188-189.

[6] 阮菲,陈红梅.中国药典2020年版妊娠禁忌相关中成药的分析与思考[J].中国现代应用药学,2021,38(6):651-654.

[7] 曹雪晓,任晓亮,王萌,等.制何首乌中主要药效/毒效成分的生物药剂学分类系统评价研究[J].中草药,2020,51(13):3451-3456.

[8] 张利敏.八珍益母丸治疗气血两虚型月经不调临床观察[J].光明中医,2021,36(14):2374-2377.

第二节　带下病(阴道炎、宫颈炎、盆腔炎、妇科肿瘤等)

带下病是指带下的量、色、味发生异常,并伴有全身或局部症状(如腰膝酸软,小腹坠痛,阴部瘙痒或干涩等)的疾病。"夫带下俱是湿症",故带下病缠绵,反复发作,不易速愈,其治疗重在调理肝脾肾任带的功能,治则以健脾、升阳、除湿、滋阴为主,佐以清热除湿、清热解毒、散寒除湿、活血化瘀等法。

现代医学的阴道炎、宫颈炎、盆腔炎、妇科肿瘤等疾病引起的带下增多或减少,属于中医带下病范畴,按照中医带下病辨证论治。

一、适用范围

中医诊断为带下病,西医诊断为阴道炎,宫颈炎、盆腔炎、卵巢早衰、妇科肿瘤等的治疗处方。

涉及的具体中成药品种包括但不限于(按笔画排序):乌鸡白凤丸、六味地黄丸、左归丸、龙胆泻肝丸、归芍调经胶囊、妇乐片、妇炎消胶囊、妇科千金胶囊、妇科白带片、抗妇炎胶囊、花红胶囊、金刚藤糖浆、盆炎净胶囊、洁尔阴洗液、宫血宁胶囊、宫炎平片、除湿白带丸、消糜栓、康妇炎胶囊、暖宫七味丸,以及相同通用名、相同给药途径的其他剂型。

二、适应证审核要点

1. 适应证审核要点:诊断书写

此类中成药处方应包括提示带下病的中医/西医诊断及提示带下病证型的中医诊断。缺少其中之一,即可视为临床诊断书写不全。

其中,提示带下病的中医诊断为"带下""白带""黄带""赤带""白崩"及其等价诊断,提示带下病的西医诊断为"阴道炎""宫颈炎""盆腔炎"等及其等价诊断,提示带下病证型的中医诊断分为以下4类。

- 脾虚证:"脾阳不振证""脾阳亏虚证""脾虚寒证"及其等价诊断。
- 湿热证:"湿热下注证""阴虚夹湿证""湿毒蕴结证"及其等价诊断。
- 肾阳虚证:"肾阳亏虚证""肾阳虚损证""肾虚寒证"及其等价诊断。
- 肾阴虚证:"肝肾两亏证""肝肾亏虚证"及其等价诊断。

2. 适应证审核要点二:诊断与用药相符

即,提示带下病证型的中医诊断应与带下病治疗类中成药的功效相匹配。包括:

- 健脾除湿止带药:说明书标注"健脾益气""升阳除湿""除湿止带"等功效的健脾除湿止带药(归芍调经胶囊、妇科白带片、除湿白带丸等),处方应书写脾虚带下相关诊断,否则应视为适应证不适宜。例如,诊断为"肾阳虚证"而开具归芍调经胶囊的处方,应视为适应证不适宜。

- 清热利湿止带药:说明书标注"清热利湿""燥湿止带""清热解毒"等功效的清热利湿止带药(龙胆泻肝丸、妇科千金胶囊、妇炎消胶囊、妇乐片、花红胶囊、康妇炎胶囊、金刚藤糖浆、宫炎平片、宫血宁胶囊、盆炎净胶囊、洁尔阴洗液、消糜栓等),处方应书写湿热带下相关诊断,否则应视为适应证不适宜。例如,诊断为"肾阴虚证"而开具妇炎消胶囊的处方,应视为适应证不适宜。

- 温肾固涩止带药:说明书标注"补肾固涩""温肾助阳""涩精止带"等功效的温肾固涩止带药(暖宫七味丸、乌鸡白凤丸等),处方应书写肾虚带下相关诊断,否则应视为适应证不适宜。例如,诊断为"脾虚证"而开具乌鸡白凤丸的处方,应视为适应证不适宜。

- 滋补肾阴止带药:说明书标注"滋阴益肾""补益肝肾""益精养血"等功效的滋肾益阴止带药(左归丸、六味地黄丸等),处方应书写肾阴虚带下相关诊断,否则应视为适应证不适宜。例如,诊断为"湿热证"而开具左归丸的处方,应视为适应证不适宜。

3. 适应证审核要点三:分类管理

处方既未书写带下相关中医诊断又未书写带下相关西医诊断者,应视为适应证不适宜或无适应证用药。建议审核不通过,返回医师端修改。例如,诊断为"冠心病"开具妇科千金胶囊,应视为无适应证用药,返回医师端修改。

处方只书写带下相关中医诊断、未书写带下相关西医诊断者,视为合理。例如,诊断为"湿热下注"开具抗妇炎胶囊,应视为合理处方。

处方只书写带下相关西医诊断、未书写带下相关中医诊断者,应视为临床诊断书写不全或适应证不适宜。可视不同科室、不同医疗机构的具体要求决定是否返回医师端。不返回医师端的处方,应作为不合理处方进入处方点评流程。例如,对于中医科处方,诊断为"盆腔炎"开具妇科白带片,可视为临床诊断书写不全,返回医师端修改。对于西医妇科处方,诊断为"盆腔炎"开具康妇炎胶囊,亦为临床诊断书写不全,但可根据医疗机构具体情况,视为合理或不合理。同时,加强"西学中"培训,鼓励书写中医病证诊断。

三、药品遴选审核要点

1. 药品遴选审核要点一: 儿童、老年人和妊娠哺乳期妇女

儿童、老年人和妊娠哺乳期妇女的用药审核应遵循药品说明书要求,说明书明确标注"禁用"或"忌用"的,均应视为药品遴选不适宜。建议选择同功效亚类的其他药品。例如,左归丸、归芍调经胶囊、妇科千金胶囊、妇炎消胶囊、花红胶囊等说明书标记"孕妇忌服",故为孕妇开具此类药品时,应视为药品遴选不适宜。

说明书标注"慎用"的,可根据医师执业类别、临床经验丰富程度以及患者的具体情况,分类审核。具有慎用人群用药经验的中医类别医师,为实际用药风险较低的慎用人群患者(例如,12 岁以上体格发育正常的儿童、肝肾功能正常且无恶性基础疾病的老年人、非孕早期且各项健康指征良好的孕妇)开具此类药品时,可视为合理;其余情形,建议视为不合理。例如:龙胆泻肝丸说明书要求"妊娠慎用",可根据开具处方的医师或视科室、医疗机构的具体要求来决定处方是否合理。

说明书未明确要求的,或者仅标注"在医师指导下使用"的,可以参考表 10-1 进行审核。其中,带下病治疗类中成药涉及的妊娠禁忌药包括:《中国药典》标识的慎用中药(肉桂、没药、益母草、红花、桃仁),传统活血行气药(川芎),毒性中药(川楝子、重楼、两面针、艾叶、五指毛桃、千斤拔)等。

儿童应首选儿童专用中成药,无适用的儿童专用中成药时,也可选择非儿童专用中成药,但应注意是否含有儿童禁用或慎用的成分。带下病治疗中成药的特殊人群选药见表 10-1。

表 10-1 带下病治疗中成药的特殊人群选药

中成药名称	儿童 (3~18岁)	老年人 (60岁及以上)	孕妇	哺乳期妇女	其他
乌鸡白凤丸	建议可用, 6 岁以下小 儿慎用	建议可用	说明书忌用	建议可用	感冒时不宜服用本品;糖尿病患者禁用
六味地黄丸	建议可用	建议可用	建议可用	建议可用	感冒发热患者不宜服用;高血压、心脏病、肝病、糖尿病、肾病等慢性疾病严重者应在医师指导下服用

续表

中成药名称	儿童 （3~18岁）	老年人 （60岁及以上）	孕妇	哺乳期妇女	其他
龙胆泻肝丸	建议可用， 6岁小儿慎用	说明书年老体弱者慎用，有62~80岁患者用药经验	说明书慎用	建议可用	高血压、心脏病、肝病、糖尿病、肾病等慢性疾病严重者在医师指导下服用
归芍调经胶囊	建议可用	建议可用	说明书禁用	建议可用	感冒患者、对本品过敏者禁用；过敏体质者慎用
左归丸	说明书禁用	建议可用，有60~82岁患者用药经验	说明书忌服	建议可用	感冒患者、对本品过敏者禁用；过敏体质者慎用
妇科千金胶囊	建议慎用	建议可用	说明书禁用	建议可用	对本品及所含成分过敏者禁用；建议未经良好控制的严重慢性疾病患者在医师指导下服用
妇炎消胶囊	建议可用	建议可用	说明书禁用	建议可用	建议未经良好控制的严重慢性疾病患者在医师指导下服用
妇乐片	建议慎用	建议可用	说明书慎用	建议可用	建议未经良好控制的严重慢性疾病患者在医师指导下服用
妇科白带片	建议可用	建议慎用	建议可用	建议可用	对本品过敏者禁用；过敏体质者慎用；建议未经良好控制的严重慢性疾病患者在医师指导下服用
花红胶囊	建议可用，6岁以下小儿慎用	建议可用	说明书禁用	说明书慎用	糖尿病患者、带下清稀者禁用；妇女经期慎用
康妇炎胶囊	建议慎用	建议可用	说明书忌服	建议可用	建议未经良好控制的严重慢性疾病患者在医师指导下服用
金刚藤糖浆	建议可用，6岁以下小儿慎用	建议可用	说明书禁用	建议可用	血虚腹痛及寒湿带下者慎用

续表

中成药名称	儿童 （3~18岁）	老年人 （60岁及以上）	孕妇	哺乳期妇女	其他
宫炎平片	建议慎用	建议可用	建议慎用	建议可用	建议未经良好控制的严重慢性疾病患者在医师指导下服用
宫血宁胶囊	建议慎用	建议可用	说明书忌用	建议可用	胃肠道疾病患者慎用或减量服用
盆炎净胶囊	建议可用，6岁以下小儿慎用	建议可用	说明书禁用	建议可用	月经期间或患有其他出血症者、带下清稀者禁用
除湿白带丸	建议可用，6岁以下小儿慎用	建议可用	建议慎用	建议可用	感冒患者、对本品过敏者禁用；过敏体质者慎用；建议未经良好控制的严重慢性疾病患者在医师指导下服用
洁尔阴洗液	建议慎用	建议可用	说明书禁用	建议可用	经期、皮肤破溃处禁用；外阴白色病变、糖尿病所致的瘙痒不宜使用
消糜栓	建议慎用	建议可用	说明书忌用	建议可用	建议未经良好控制的严重慢性疾病患者在医师指导下服用
康妇炎胶囊	建议可用，6岁以下小儿慎用	建议可用	说明书禁用	建议可用	便溏或月经量多者、带下清稀者不宜服用
暖宫七味丸	建议可用，6岁以下小儿慎用	建议可用	说明书忌用	建议可用	感冒患者、对本品过敏者禁用；过敏体质者慎用；建议未经良好控制的严重慢性疾病患者在医师指导下服用

注：建议可用的中成药也应在中医师指导下使用，并严格管控用法用量和疗程。

2. 药品遴选审核要点二：肝肾功能不全患者

肝肾功能不全患者的用药审核应遵循药品说明书要求，说明书标注"禁用"或"忌用"的，均视为药品遴选不适宜。

说明书标注"肝肾功能不全者慎用"或者标注"肝病、肾病严重者在医师指导下使用"，可根据医师执业类别、临床经验丰富程度以及患者的具体情况，分类管理。具有慎用人群用药经验的中医类别医师，为轻、中度肝肾功能异常的患者开具此类药品时，可视为合理；其余情形，建议视为不合理。

说明书未明确要求的，或者仅标注"在医师指导下使用"的，可通过组方成分做初步评估。即：

● 含川楝子（有小毒，如肤乐片），具有潜在肝、肾损害风险的中成药，因具有明确的肝损伤风险，建议视为药品遴选不适宜，选择同类其他药品。

3. **药品遴选审核要点三：高血压、心脏病等特殊疾病患者**

特殊疾病（例如高血压、糖尿病、心脏病等）患者的用药审核应遵循药品说明书要求，说明书标注"禁用"或"忌用"的，均可视为药品遴选不适宜。

说明书标注"慎用"的，可根据医师执业类别、临床经验丰富程度以及患者慢性疾病管理的水平，分类管理。具有慎用人群用药经验的中医类别医师，为慢性疾病管理良好的患者开具此类药品时，可视为合理；其余情形，建议视为不合理。

说明书未明确要求的，或者仅标注"在医师指导下使用"的，建议视为合理。

四、联合用药审核要点

1. **联合用药审核要点一：重复用药**

● 治疗同一证型的带下病，且含有 3 个以上相同成分或含有相同成分的占比超过 30% 的两个中成药足量联用时，可视为重复用药。例如，妇科白带片和除湿白带丸均含有白术、山药、白芍、车前子、党参、苍术、陈皮、荆芥和柴胡，相同成分占比分别为 9/10（妇科白带片）和 9/16（除湿白带丸），故二者的足量联用属于重复用药。又如，归芍调经胶囊和妇科白带片均含有白术、柴胡和白芍，相同成分占比分别为 3/7（归芍调经胶囊）和 3/10（妇科白带片），故二者的足量联用属于重复用药。

2. **联合用药审核要点二：药性冲突**

● 具有清热利湿、清肝泻火功效，治疗带下病的中成药的药性偏凉，与具有温补功效的滋补药（由人参、熟地黄、阿胶等滋补中药组成）联合使用时，可视为药性冲突。例如，金刚藤糖浆清热解毒为凉性药，乌鸡白凤丸以补气养血为主，整体药性偏温，两药足量联用属于药性冲突。

● 具有补益功效的止带药（如乌鸡白凤丸、左归丸、除湿白带丸等）与治疗感冒的解表药联合使用时，可视为药性冲突。如乌鸡白凤丸与感冒清热颗粒足量联用时属于药性冲突。

3. 联合用药审核要点三：配伍禁忌

● 带下病治疗类中成药与其他疾病治疗中成药联用，存在十八反、十九畏配伍的，可不视为配伍禁忌，但应提醒临床医师加强监测。如服用乌鸡白凤丸期间不宜喝茶和吃萝卜，不宜同时服用藜芦、五灵脂、皂荚或其制剂，即，乌鸡白凤丸与小金丸（含五灵脂）联用时可不视为配伍禁忌，加强随访监测即可。

● 带下病治疗类中成药的联用、带下病治疗类中成药与治疗其他疾病中成药的联用，存在两个及两个以上毒性饮片联用时，视毒性饮片具体品种、用法用量和患者体质病情而定。

五、用法用量审核要点

1. 用法用量审核要点一：日总量控制

依据药品说明书，以每日最大量为基本审核单元，不超过每日最大量的处方，即视为合理处方。例如：为一般成人"脾虚湿盛证"处方开具除湿白带丸【水丸，1g/20 丸】，一次 4g，一日 2 次（说明书为一次 6~9g，一日 2 次），日总量小于说明书常规量，应视为合理处方。

2. 用法用量审核要点二：超说明书剂量用药

在规定的疗程范围内，对于不含有毒性饮片的带下病治疗类中成药，为一般成人（非特殊人群）开具说明书日最大量 150% 的用量，可不视为用法用量不适宜。例如：为一般成人"慢性盆腔炎"患者处方开具妇科千金胶囊【胶囊剂，0.4g/ 粒】，一次 3 粒，一日 3 次（说明书为一次 2 粒，一日 3 次），日总量为说明书日最大量 150%，应视为合理处方。

含有毒性饮片（例如川楝子、重楼、两面针、艾叶、五指毛桃、千斤拔）的带下病治疗类中成药，或者特殊人群用药（主要是指肝肾功能异常人群），或者存在疗程不可控或超长时间用药，如果出现超说明书剂量用药，则可根据药品特点和患者病情特点，分类界定和管理，加强药学监护。例如，为 74 岁慢性肝病合并盆腔炎患者开具宫炎平片【片剂，0.26g/ 片】，用药时长为 4 周，一次 5 片，一日 3 次（说明书为一次 3~4 片，一日 3 次），日总量为说明书日最大量的 125%，且药品含有毒性饮片，患者存在肝功能异常，疗程也相对较长，故应认定为用法用量不适宜。

3. 用法用量审核要点三：给药途径

带下病用药，多为内服药与外用药联合应用，外用栓剂用法为"阴道给药"，外用洗剂为"外用，阴道或外阴清洗"，若只书写"外用"，可根据医疗机构实际情况，视为合理或不合理。例如，洁尔阴洗液用法只书写"外用"并不准确，可视为用法用量不适宜，应明确"涂擦患处或擦洗外阴"。

六、用药疗程审核要点

药品说明书有明确疗程要求的，以说明书要求为标准进行疗程审核。例如，妇科千金胶囊说明书提示"14 天为 1 个疗程"，所以，开具妇科千金胶囊30 天的处方，可视为用药疗程不适宜。又如，花红胶囊说明书提示"7 天为1 个疗程，必要时可连服 2~3 疗程，每疗程之间休息 3 天"，所以，开具花红胶囊14 天的处方，可视为用药疗程适宜。

药品说明书没有明确疗程要求的，可参考带下病的病程和疗效评价时间点进行审核。一般来看，带下病以湿邪为主，迁延不愈，以 7~14 天为 1 个疗程，也可根据临床治疗实际情况进行审核。例如，宫炎平片说明书未提示明确疗程，根据文献报道，治疗慢性盆腔炎通常以 1 个月为疗效评价时间点，故为慢性盆腔炎患者开具宫炎平片 4 周的处方，可视为用药疗程适宜。

（李　娜　王　彬　李　凡）

参 考 文 献

[1] 金锐，王宇光，林晓兰.中成药处方案例点评[M].　北京：北京科学技术出版社，2021：337-339，350-353.

[2] 谈勇.中医妇科学[M].4 版.北京：中国中医药出版社，2016：135-143.

[3] 王兰翠.妇科千金胶囊联合野菊花栓治疗慢性盆腔炎 40 例[J].中国药业，2011，20（6）：78-79.

[4] 晏绿金，文莉，干国平，等.菝葜活性部位抗炎机理研究[J].中药材，2008，32（8）：1235-1237.

[5] 范婷婷，马晓玲，金全芳.活血化瘀散结汤联合宫炎平片治疗慢性盆腔炎的疗效及复发率观察[J].四川中医，2020，38（6）：167-170.

第三节　更年期综合征

更年期综合征是指妇女在绝经前后由卵巢功能衰退引起的一系列以自主神经系统功能紊乱为主，伴有神经心理症状的一组证候群，又称"围绝经期综合征""绝经期综合征"。中医称之为"经断前后诸证"，亦称"绝经前后诸证"。更年期综合征辨证要点为绝经前后，天癸将绝，肾气渐虚，肾阴阳失调，波及其他脏腑，而其他脏腑病变，久必及肾，故本病之本在肾，常累及心、肝、脾等多脏。男性也可有更年期综合征表现。辨证多为肝肾阴虚、肾虚肝郁、心肾不交、肾阴阳两虚，通常以肾阴虚者居多。治疗原则为调理肾中阴阳。分别以滋养肝肾、育阴潜阳，滋肾养阴、疏肝解郁，滋阴降火、交通心肾，温肾扶阳、滋肾养阴为治法。

现代医学的围绝经期综合征、绝经期综合征等病,属于中医经断前后诸证范畴,按照中医经断前后诸证辨证论治。

一、适用范围

中医诊断为"经断前后诸证",亦称"绝经前后诸证";西医诊断为"围绝经期综合征""绝经期综合征"的治疗处方。

涉及的具体中成药品种包括但不限于(按笔画排序):女珍颗粒、六味地黄丸、龙凤宝胶囊、加味逍遥丸、妇宁康片、杞菊地黄丸、更年安片、更年灵胶囊、更年舒片、灵莲花颗粒、坤宝丸、坤泰胶囊、逍遥丸,以及相同通用名、相同给药途径的其他剂型。

二、适应证审核要点

1. 适应证审核要点一:诊断书写

此类中成药处方应包括提示更年期综合征的中医／西医诊断及提示更年期综合征证型的中医诊断。缺少其中之一,即可视为临床诊断书写不全。

其中,提示更年期综合征的中医诊断为"经断前后诸证""绝经前后诸证"及其等价诊断,提示更年期综合征的西医诊断为"围绝经期综合征""绝经期综合征"及其等价诊断,提示更年期综合征证型的中医诊断分为以下3类。

- 阴虚火旺证:"肝肾阴亏证""肾阴虚证""肝肾火旺证"及其等价诊断。
- 肝郁气滞证:"肝郁证""气滞证"及其等价诊断。
- 肾阴阳两虚证:"肾虚""肾阴阳两虚证"及其等价诊断。

2. 适应证审核要点二:诊断与用药相符

即,提示更年期综合征证型的中医诊断应与更年期综合征治疗类中成药的功效相匹配,包括:

- 养阴清热药:说明书标注"滋阴清热""养阴""清虚热"等功效的养阴清热药(六味地黄丸、杞菊地黄丸、更年安片、坤宝丸、坤泰胶囊、知柏地黄丸、更年欣胶囊等),处方应书写阴虚火旺、肝肾阴虚相关诊断,否则应视为适应证不适宜。例如,诊断为"肝郁气滞证"而开具六味地黄丸的处方,应视为适应证不适宜。

- 疏肝解郁药:说明书标注"疏肝解郁""疏肝理气"等功效的疏肝解郁药(逍遥丸、加味逍遥丸等),处方应书写肝郁气滞相关诊断,否则应视为适应证不适宜。例如,诊断为"肾气虚证"而开具加味逍遥丸的处方,应视为适应证不适宜。

● 阴阳双补药：说明书标注"补肾温阳""补肾助阳"等功效的阴阳双补药（妇宁康片、龙凤宝胶囊、更年灵胶囊、更年舒片等），处方应书写肾阴阳两虚相关诊断，否则应视为适应证不适宜。例如，诊断为"脾虚湿盛证"而开具妇康宁片的处方，应视为适应证不适宜。

3. 适应证审核要点三：分类管理

处方既未书写更年期综合征相关中医诊断又未书写更年期综合征相关西医诊断者，应视为适应证不适宜或无适应证用药，建议审核不通过，返回医师端修改。例如，诊断为"糖尿病"开具坤泰胶囊，应视为无适应证用药，返回医师端修改。

处方只书写更年期综合征相关中医证型诊断、未书写更年期综合征相关西医诊断者，视为合理。例如，诊断为"阴虚火旺证"开具知柏地黄丸，应视为合理处方。

处方只书写更年期综合征相关西医诊断、未书写更年期综合征相关中医诊断者，应视为临床诊断书写不全或适应证不适宜，可视不同科室、不同医疗机构的具体要求决定是否返回医师端。不返回医师端的处方，应作为不合理处方进入处方点评流程。例如，对于中医科处方，诊断为"更年期综合征"开具坤泰胶囊，可视为临床诊断书写不全，返回医师端修改。对于西医妇产科处方，诊断为"绝经期综合征"开具杞菊地黄丸，可根据医疗机构具体情况，视为合理或不合理。

三、药品遴选审核要点

1. 药品遴选审核要点一：年龄与性别特点

更年期综合征指更年期因自身调节能力较差，而产生一系列以自主神经功能紊乱为主，伴有神经心理症状，如潮热汗出、失眠、烦躁、抑郁、乏力、骨关节疼痛及记忆力减退等，其特点为男女都可发病，男性更年期一般开始于40~45岁，波动于40~55岁之间。女性年龄范围一般见于45~55岁，波动于40~65岁之间，所以18岁的青年诊断为更年期综合征，可视为诊断不合理处方，55岁男性诊断为更年期综合征，可视为诊断合理处方。

2. 药品遴选审核要点二：肝肾功能不全患者

肝肾功能不全患者的用药审核应遵循药品说明书要求，说明书标注"禁用""忌用"的，均视为药品遴选不适宜。

说明书标注"肝肾功能不全者慎用"，可根据医师执业类别、临床经验丰富程度以及患者的具体情况，分类管理。

说明书未明确要求的，或者仅标注"在医师指导下使用"的，可通过组方成分做初步评估。即：

● 说明书未标注但含有何首乌类成分的中成药，为肝功能异常的患者处方时，可视为药品遴选不适宜，例如，为"肝功能损害"患者开具更年安片处方时，可根据药品特点和患者病情视为合理或不合理。同时加强药学监护，应注意与肝损伤有关的临床表现，如发现肝生化指标异常或出现全身乏力、食欲不振、厌油、恶心、尿黄、目黄、皮肤黄染等可能与肝损伤有关的临床表现时，或原有肝生化检查异常，肝损伤临床症状加重时，应立即停药并去医院就诊。

3. 药品遴选审核要点三：高血压、糖尿病特殊疾病患者

● 特殊疾病（例如高血压、糖尿病、心脏病、肝病、肾病、十二指肠溃疡等）患者的用药审核应遵循药品说明书要求，说明书标注"禁用""忌用"的，均可视为药品遴选不适宜。

● 说明书标注"慎用"的，可根据医师执业类别、临床经验丰富程度以及患者慢性疾病管理的水平，分类管理。例如，谷维素慎用于胃及十二指肠溃疡患者，所以，含有谷维素的更年舒片、更年灵胶囊在以上患者人群中均慎用。此外更年灵胶囊中含维生素 B_1，维生素 B_1 不能与鞣质类中药（五味子、大黄、石榴皮、虎杖等）同服，联用时应加强监测。

说明书未明确要求的，或者仅标注"在医师指导下使用的""遵医嘱"，建议视为合理。

四、联合用药审核要点

1. 联合用药审核要点一：重复用药

● 治疗同一证型的更年期综合征，且含有 3 个以上相同成分或含有相同成分的占比超过 30% 的两个中成药足量联用时，可视为重复用药。例如，六味地黄丸与左归丸均含有熟地黄、山茱萸、山药，相同成分占比分别为 3/6（六味地黄丸）和 3/8（左归丸），二者的足量联用属于重复用药。

● 具有衍生方关系的治疗更年期综合征的中成药足量联用时，可视为重复用药。例如，杞菊地黄丸可作为六味地黄丸的衍生方，均含有熟地黄、山茱萸、牡丹皮、山药、茯苓和泽泻，足量联用时，可视为重复用药。

2. 联合用药审核要点二：药性冲突

● 药性滋腻的治疗更年期综合征的中成药与感冒治疗类中成药联合使用时，可视为药性冲突。例如，六味地黄丸与金花清感颗粒联合使用时，应视为药性冲突。

3. 联合用药审核要点三：配伍禁忌

● 治疗更年期综合征的中成药与其他疾病治疗中成药的联用，存在违反十八反、十九畏配伍的，可不视为配伍禁忌，但应提醒临床医师加强监测。例如，妇宁康片中含人参，三七血伤宁胶囊含有藜芦，妇宁康片与三七血伤宁胶囊的联用,可不视为配伍禁忌,但应加强随访监测。

● 治疗更年期综合征的中成药的联用、治疗更年期综合征的中成药与治疗其他疾病中成药的联用,存在两个及两个以上毒性饮片联用时,视毒性饮片具体品种、用法用量和患者体质病情而定。例如,妇宁康片含有毒性饮片蛇床子,牛黄解毒片含有毒性饮片雄黄,若患者长期足量联用,建议视为联合用药不适宜。

4. 联合用药审核要点四:中西药不当联用

● 辅料含有蔗糖、蜂蜜的中成药,含有甘草、大枣等具有潜在影响血糖作用的中成药与西药降血糖药联合使用时,应密切监测,但可不视为配伍禁忌。例如,六味地黄丸与盐酸二甲双胍片联合使用时,要加强血糖监测。

五、用法用量审核要点

1. 用法用量审核要点一:日总量控制

依据药品说明书,以每日最大量为基本审核单元,不超过每日最大量的处方,即视为合理处方。例如,为一般成人的肝肾阴虚型更年期综合征,处方开具坤宝丸【水蜜丸,10g/100 粒】,一次 30 粒,一日 2 次(说明书为一次 50 粒,一日 2 次),日总量小于说明书常规量,应视为合理处方。

2. 用法用量审核要点二:超说明书剂量用药

在规定的疗程范围内,不含有毒性饮片(如蛇床子)的更年期综合征治疗中成药,为非特殊人群开具说明书日最大量 150% 的用量,可不视为用法用量不适宜,但应加强监测。例如,为更年期综合征患者开具六味地黄丸【大蜜丸,9g/ 丸】,一次 1 丸,一日 3 次(说明书为一次 1 丸,一日 2 次),日总量为说明书日最大量的 150%,可不视为用法用量不适宜,但应加强监测。

六、用药疗程审核要点

药品说明书有明确疗程要求的,以说明书要求为标准进行疗程审核。例如,坤泰胶囊说明书提示“2~4 周为 1 个疗程”,所以,开具坤泰胶囊 14 天的处方,可视为用药疗程适宜。又如,百草妇炎清栓说明书提示“6 天为 1 个疗程”,所以,开具百草妇炎清栓 14 天的处方,可视为用药疗程不适宜。

药品说明书没有明确疗程要求的,可参考更年期综合征的病程和疗效评价时间点进行审核。一般来看,更年期综合征为慢性病证,疗程为 2~4 周,也可根据临床治疗实际情况进行审核。例如,更年安片说明书未提示明确疗程,根据文献报道,治疗更年期综合征以 3 个月为疗效评价时间点,故开具更年安片 30 天的处方,可视为用药疗程适宜。

(张　梅　李丹丹　李　凡)

参 考 文 献

[1] 国家药典委员会.中华人民共和国药典:2020年版.一部[M].北京:中国医药科技出版社,2020.

[2] 雷载权.中药学[M].上海:上海科学技术出版社,1995.

[3] 黄振东.哪些中成药不宜与磺胺药同服[J].中成药研究,1985(5):44.

[4] 李映辉.中西药联合应用文献整理及处方分析研究[D].广州:广州中医药大学,2011.

[5] 张俊玲.药物的配伍反应与配伍禁忌的研究[J].中国医药指南,2013,11(33):286-287.

[6] 王青松.中西药合用配伍禁忌[J].浙江中医药大学学报,2008,32(5):676.

[7] 李宏军.男性更年期健康:流行病学研究及应对策略[C]//中华中医药学会,中医杂志社.首届岐黄男科论坛大会报告及论文汇编,2011:36-44.

[8] 中国妇幼保健协会妇女保健专科能力建设专业委员会.更年期女性心理健康管理专家共识[J].中国妇幼健康研究,2021,32(8):1083-1089.

[9] 吴庆文,陈长香,李建民,等.女性更年期综合征影响因素分析[J].中国公共卫生,2010,26(5):517-518.

[10] 葛容辉.更年安片治疗妇女更年期综合征的临床效果观察[J].中国现代药物应用,2020,14(23):137-139.

第四节　癥瘕和乳癖（子宫肌瘤、卵巢肿瘤、盆腔炎性包块、乳腺增生等）

癥瘕是指妇女下腹胞中有结块伴或痛或胀或出血。癥，是指结块坚实，固定不移，痛有定处，多属血瘀；瘕，是指结块位置不固定，可能时有时无，痛无定处，多属气滞。现代医学的子宫肌瘤、卵巢囊肿、子宫内膜异位症结节包块、盆腔炎性包块、陈旧性宫外孕等均包括在癥瘕的范畴。

乳癖是指乳中有结节，可能伴坠痛或不痛，皮肤颜色不变，与情志有关。现代医学的乳腺增生、乳腺囊性病、乳腺纤维腺瘤病等都属于乳癖的范畴。

癥瘕、乳癖发病之标为气滞、血瘀、痰凝，发病之本为正气虚弱、冲任失调。二者病因、病机方面基本相同，病位都在肝、脾、肾，治疗用中成药多具有疏肝理气、破血消癥、散结止痛等功效，临床在辨证分型的基础上可异病同治。

一、适用范围

中医诊断为癥瘕，西医诊断为子宫肌瘤、卵巢囊肿、子宫内膜异位症结节包块、盆腔炎性包块、陈旧性宫外孕的处方。

中医诊断为乳癖，西医诊断为乳腺增生、乳腺囊性病、乳腺纤维腺瘤病的处方。

涉及的具体中成药品种包括但不限于（按笔画排序）：大黄䗪虫胶囊、小金胶囊、止痛化癥胶囊、丹莪妇康煎膏、丹黄祛瘀胶囊、加味逍遥丸、妇科回生丸、金刚藤丸、乳块消胶囊、乳核散结胶囊、乳康片、乳增宁片、乳癖消胶囊、乳癖散结颗粒、宫瘤宁片、宫瘤清颗粒、桂枝茯苓丸、夏枯草片、散结镇痛胶囊，以及相同通用名，相同给药途径的其他剂型。

二、适应证审核要点

1. 适应证审核要点一：诊断书写

此类中成药处方应包括提示癥瘕或乳癖的中医／西医诊断及提示癥瘕或乳癖证型的中医诊断。缺少其中之一，即可视为临床诊断书写不全。

其中，提示癥瘕或乳癖的中医诊断为"癥瘕""积聚""乳癖"及其等价诊断，提示癥瘕或乳癖的西医诊断为"子宫肌瘤""卵巢囊肿""盆腔炎性包块"或"乳腺增生"及其等价诊断，提示癥瘕或乳癖证型的中医诊断分为以下5类。

- 瘀血阻络证："瘀血伤络证""瘀阻经络证"及其等价诊断。
- 湿热瘀阻证："湿热瘀结证""湿热血瘀证"及其等价诊断。
- 气虚血瘀证："气虚血滞证""气虚瘀滞证"及其等价诊断。
- 肝郁气滞证："气滞血瘀证""肝气郁结证"及其等价诊断。
- 寒凝湿滞证："寒湿证""湿寒证"及其等价诊断。

2. 适应证审核要点二：诊断与用药相符

即，提示癥瘕或乳癖证型的中医诊断应与癥瘕或乳癖治疗类中成药的功效相匹配，包括：

- 活血化瘀药：说明书标注有"活血祛瘀""破血消癥"等功效的活血化瘀药（桂枝茯苓丸、大黄䗪虫胶囊、宫瘤清颗粒等），处方应书写瘀血阻络、瘀血停滞或气滞血瘀证等相关诊断，否则应视为适应证不适宜。例如，诊断为"肝郁气滞证"而开具大黄䗪虫胶囊的处方，应视为适应证不适宜。
- 清热散结药：说明书标注有"清热解毒""养血清热"等功效的清热散结药（金刚藤丸、夏枯草片、乳癖消胶囊等），处方应书写湿热瘀阻、痰热瘀阻或痰热互结证等相关诊断，否则应视为适应证不适宜。例如，诊断为"气血两亏"而开具夏枯草片的处方，应视为适应证不适宜。
- 益气活血药：说明书标注有"益气活血"等功效的益气活血药（丹黄祛瘀胶囊、止痛化癥胶囊、妇科回生丸等），处方应书写气虚血瘀证等相关诊断，否则应视为适应证不适宜。例如，诊断为"热毒蕴结证"而开具止痛化癥胶囊的处方,应视为适应证不适宜。

● 疏肝理气药:说明书标注有"疏肝理气""疏肝解郁"等功效的疏肝活血药(散结镇痛胶囊、乳核散结胶囊等),处方应书写肝郁气滞证等相关诊断,否则应视为适应证不适宜。例如,诊断为"寒痰停滞证"而开具乳核散结胶囊的处方,应视为适应证不适宜。

● 温化寒痰药:说明书功效标注有"散结消肿"等,主治包括"阴疽初起"等适应证(小金胶囊等),处方应书写寒湿证等相关诊断,否则应视为适应证不适宜。例如,诊断为"肝气郁滞证"而开具小金胶囊的处方,应视为适应证不适宜。

3. 适应证审核要点三:分类管理

处方既未书写癥瘕或乳癖相关中医诊断又未书写癥瘕或乳癖相关西医诊断者,应视为适应证不适宜或无适应证用药。建议审核不通过,返回医师端修改。

例如,诊断为"腰腿痛"开具止痛化癥胶囊,应视为无适应证用药,返回医师端修改。

处方只书写癥瘕或乳癖相关中医诊断、未书写癥瘕或乳癖相关西医诊断者,视为合理。例如,诊断为"瘀血阻滞证"开具丹莪妇康煎膏,应视为合理处方。

处方只书写癥瘕或乳癖相关西医诊断、未书写癥瘕或乳癖相关中医诊断者,应视为临床诊断书写不全或适应证不适宜。可视不同科室、不同医疗机构的具体要求决定是否返回医师端。不返回医师端的处方,应作为不合理处方进入处方点评流程。例如,对于中医科处方,诊断为"乳癖"开具桂枝茯苓丸,可视为临床诊断书写不全,返回医师端修改。对于西医妇科处方,诊断为"子宫肌瘤"开具丹黄祛瘀胶囊,可根据医疗机构具体情况,视为合理或不合理。

三、药品遴选审核要点

1. 药品遴选审核要点一:儿童、老年人和妊娠哺乳期妇女

18 岁以下儿童使用治疗癥瘕中成药仅限于已规律来潮患者。经期患者、妊娠期患者均不应使用具有破血逐瘀、散结消癥功效的药物,哺乳期妇女、老年人及儿童用药审核应严格遵循药品说明书要求,说明书明确标注"禁用""忌用"或"不宜使用"的,均应视为药品遴选不适宜。建议选择同功效亚类的其他药品。

说明书标注"慎用"的,可根据医师执业类别、临床经验丰富程度以及患者的具体情况,分类审核。具有慎用人群用药经验的中医类别医师,为实际

用药风险较低的慎用人群患者(例如,已经规律月经来潮且未处于月经期的儿童、无基础疾病的老年人)开具此类药品时,可视为合理;其余情形,建议视为不合理。

　　说明书未明确要求的,或者仅标注"在医师指导下使用"的,可以参考表10-2进行审核。其中,癥瘕和乳癖治疗类中成药涉及的妊娠禁忌药包括:《中国药典》标识的禁用中药(土鳖虫、干漆、全蝎、蜈蚣、草乌、麝香、三棱、莪术),慎用中药(木鳖子、桃仁、红花、乳香、没药、肉桂、三七、大黄、漏芦、天花粉、蒲黄、枳实、薏苡仁);传统活血行气药(川芎、鸡血藤、五灵脂、皂角刺),毒性中药(川楝子)等。

　　儿童应首选儿童专用中成药,无适用的儿童专用中成药时,也可选择非儿童专用中成药,但应注意是否含有儿童禁用或慎用的成分。癥瘕和乳癖治疗中成药的特殊人群选药见表10-2。

表 10-2　癥瘕和乳癖治疗中成药的特殊人群选药

中成药名称	儿童 (3~18岁)	老年人 (60岁及以上)	孕妇	哺乳期妇女	其他
大黄䗪虫胶囊	建议慎用	建议禁用	说明书禁用	建议禁用	皮肤过敏者停服;脾胃虚弱者及有出血倾向者慎用
小金胶囊	建议慎用	建议可用,有55~80岁患者使用案例	说明书禁用	建议禁用	过敏体质者慎用;脾胃虚弱者慎用;运动员慎用;肝肾功能不全者慎用
丹黄祛瘀胶囊	建议慎用	建议慎用	说明书忌用	建议慎用	过敏体质者慎用
丹莪妇康煎膏	建议慎用	建议慎用	说明书禁用	建议慎用	糖尿病患者禁用
止痛化癥胶囊	建议禁用	建议禁用	说明书忌用	建议禁用	过敏体质者慎用
妇科回生丸	建议可用	建议可用	说明书忌用	建议慎用	过敏体质者慎用
金刚藤丸	建议可用	建议可用	说明书禁用	建议慎用	过敏体质者慎用
乳核散结胶囊	建议可用	建议可用	建议慎用	建议慎用	过敏体质者慎用
乳癖散结颗粒	建议可用	建议可用	说明书忌用	建议慎用	月经量过多者,经期慎用

续表

中成药名称	儿童 （3~18岁）	老年人 （60岁及以上）	孕妇	哺乳期妇女	其他
乳癖消胶囊	建议可用	建议可用	说明书慎用	建议慎用	过敏体质者慎用
乳块消胶囊	建议慎用	建议可用	说明书忌用	建议慎用	过敏体质者慎用
乳康片	建议慎用	建议慎用	说明书慎用，妊娠期的前三个月禁用	建议慎用	女性患者宜于月经来潮前10~15天开始服用
乳增宁片	建议慎用	建议慎用	说明书慎用	建议慎用	忌食辛辣刺激性食物
宫瘤宁片	建议可用	建议可用	说明书忌用	建议慎用	月经期暂停服用
宫瘤清颗粒	建议可用	建议可用	说明书忌用	建议慎用	经期停服
夏枯草片	建议可用	建议可用	建议慎用	建议慎用	过敏体质者慎用
桂枝茯苓丸	建议可用	建议可用	说明书忌用	建议慎用	经期停服
散结镇痛胶囊	建议可用	建议可用	说明书禁用	建议慎用	过敏体质者慎用

注：建议可用的中成药也应在中医师指导下使用，并严格管控用法用量和疗程。

2. 药品遴选审核要点二：肝肾功能不全患者

肝肾功能不全患者的用药审核应遵循药品说明书要求，说明书标注"禁用""忌用"或"不宜使用"的，均视为药品遴选不适宜。

说明书标注"肝肾功能不全者慎用"或者标注"肝病、肾病严重者在医师指导下使用"，可根据医师执业类别、临床经验丰富程度以及患者的具体情况，分类管理。

说明书未明确要求的，或者仅标注"在医师指导下使用"的，可通过组方成分做初步评估。

● 根据文献报道，金刚藤胶囊、丹莪妇康煎膏、乳癖消片、小金胶囊等中成药具有肝损伤风险。其中，金刚藤胶囊，长期服用（十余年）发生肝毒性；金刚藤糖浆与丹莪妇康煎膏联合用药，17天后出现肝毒性；另有一例，单独服用丹莪妇康煎膏数天后表现出肝损害的临床特征；小金胶囊与乳癖消片合用近2个月出现肝功能异常，经评估确定为药物性肝损伤。因此，如果诊断为"肝病""肝功能损伤"等，足量使用以上药品，可判定为药品遴选不适宜。

3. 药品遴选审核要点三：高血压、心脏病等特殊疾病患者

特殊疾病（例如高血压、糖尿病、心脏病等）患者的用药审核应遵循药品

说明书要求,说明书标注"禁用""忌用"的,均可视为药品遴选不适宜。

例如,丹莪妇康煎膏说明书标注"糖尿病患者禁用",故为诊断中含有"糖尿病"的患者开具丹莪妇康煎膏,视为药品遴选不适宜。

说明书标注"慎用"的,可根据医师执业类别、临床经验丰富程度以及患者慢性疾病管理的水平,分类管理。具有慎用人群用药经验的中医类别医师,为慢性疾病管理良好的患者开具此类药品时,可视为合理;其余情形,建议视为不合理。

说明书未明确要求的,或者仅标注"在医师指导下使用"的,建议视为合理。

四、联合用药审核要点

1. 联合用药审核要点一: 重复用药

● 治疗同一证型的癥瘕或乳癖,且含有 3 个以上相同成分或含有相同成分的占比超过 30% 的两个中成药足量联用时,可视为重复用药。例如,大黄䗪虫胶囊和宫瘤清颗粒均含有熟大黄、土鳖虫(炒)、水蛭(制)、桃仁、黄芩、地黄、白芍、甘草,相同成分占比分别为 8/11(宫瘤清颗粒)和 8/12(大黄䗪虫胶囊),且熟大黄为二者的君药,故足量联用属于重复用药。

● 成分完全包含的两个中成药足量联用时,可视为重复用药。例如,夏枯草片含有夏枯草,乳康片含有夏枯草、丹参、三棱、莪术、乳香、没药、玄参、牡蛎、浙贝母、瓜蒌、海藻、黄芪、白术、炒鸡内金、天冬,且夏枯草为君药,故足量联用属于重复用药。

2. 联合用药审核要点二: 药性冲突

● 治疗癥瘕或乳癖的中成药,药性偏于寒凉的药物和药性偏于温热的药物联用,可视为药性冲突。例如,金刚藤丸功效为清热解毒、消肿散结,药性偏于寒凉;小金胶囊功效散结消肿、化瘀止痛,用于阴疽初起,药性偏于温热。二者联用时,应视为药性冲突。

3. 联合用药审核要点三: 配伍禁忌

● 癥瘕或乳癖治疗类中成药与其他疾病治疗中成药的联用,存在违反十八反、十九畏配伍的,可不视为配伍禁忌,但应提醒临床医师加强监测。例如,大黄䗪虫胶囊、宫瘤清颗粒等含有甘草,乳核散结胶囊、乳康片等含有海藻,联用时可不视为配伍禁忌,但应加强随访监测。

● 癥瘕或乳癖治疗类中成药的联用、癥瘕或乳癖治疗类中成药与治疗其他疾病中成药的联用,存在两个及两个以上毒性饮片联用时,视毒性饮片具体品种、用法用量和患者体质病情而定。例如,止痛化癥胶囊含有毒性饮片蜈蚣、川楝子、全蝎,大黄䗪虫胶囊含有毒性饮片土鳖虫、蛴螬、干漆、苦杏

255

仁,同时二者均有活血消癥通经的作用,若为老年人开具上述两种药物足量联用时,可视为联合用药不适宜。

4. 联合用药审核要点四:中西药联用

● 辅料含有蔗糖、蜂蜜的中成药,含有甘草、大枣等具有潜在影响血糖作用的中成药与西药降血糖药联合使用时,应密切监测,但可不视为配伍禁忌。例如,宫瘤清颗粒含甘草,与降血糖药如盐酸二甲双胍片联合使用时,要加强血糖监测。但说明书明确标注"糖尿病患者禁用"的药物,如丹莪妇康煎膏,若与降血糖药如格列美脲片联合使用时,应当视为配伍禁忌。

五、用法用量审核要点

1. 用法用量审核要点一:日总量控制

依据药品说明书,以每日最大量为基本审核单元,不超过每日最大量的处方,即视为合理处方。例如,为一般成人的气滞血瘀证乳癖,处方开具乳癖散结颗粒【颗粒剂,4g/袋】,一次1袋,一日2次(说明书为一次1袋,一日3次),日总量小于说明书常规量,应视为合理处方。

2. 用法用量审核要点二:超说明书剂量用药

在规定的疗程范围内,不含有毒性饮片(如川楝子、蜈蚣)的癥瘕或乳癖治疗类中成药,为一般成人(非特殊人群)开具说明书日最大量150%的用量,可不视为用法用量不适宜。例如,为肝郁气滞型乳腺增生患者开具加味逍遥丸【水丸,6g/100丸】,一次6g,一日3次(说明书为一次6g,一日2次),日用量为说明书日最大量的150%,可不视为用法用量不适宜。

对于含有毒性饮片(例如川楝子、蜈蚣)的癥瘕或乳癖治疗类中成药,或者对于特殊人群用药(主要是指肝肾功能异常人群),或者存在疗程不可控或超长时间用药时,如果出现超说明书剂量用药,则可根据药品特点和患者病情特点,分类界定和管理,加强药学监护。例如,为存在肝功能异常的乳腺增生患者开具乳块消胶囊【胶囊剂,0.3g/粒】,用药时长为2周,一次8粒,一日3次(说明书为一次4~6粒,一日3次),日总量为说明书日最大量的133%,且药品含有毒性饮片,故可认定为用法用量不适宜。

3. 用法用量审核要点三:儿童与老年人用药

根据《中成药临床应用指导原则》,老年人用药,一般为常用量。儿童用药,应根据年龄进行减量。具体方法为:"一般情况3岁以内服1/4成人量,3~5岁的可服1/3成人量,5~10岁的可服1/2成人量,10岁以上与成人量相差不大即可。"例如,为16岁"气滞血瘀证"癥瘕患儿开具散结镇痛胶囊【硬胶囊剂,0.4g/粒】,处方用量为一次4粒,一日3次(说明书为一次4粒,一日3次),应视为合理处方。

六、用药疗程审核要点

药品说明书有明确疗程要求的，以说明书要求为标准进行疗程审核。例如，丹莪妇康煎膏说明书提示"自月经前第 10~15 天开始，连服 10~15 天为 1 个疗程，经期可不停药"，所以，开具丹莪妇康煎膏 14 天的处方，可视为用药疗程适宜。又如，宫瘤宁片说明书提示"3 个月经周期为 1 个疗程"，所以，开具宫瘤宁片 4 周的处方，也可视为用药疗程适宜。

药品说明书没有明确疗程要求的，可参考症瘕和乳癖的病程和疗效评价时间点进行审核。一般来看，癥瘕和乳癖均为慢性病证，癥瘕治疗过程中，可能以月经来潮周期计算疗程，因此疗程较长。说明书未明确标注的，建议以 30 天为 1 个疗程，也可根据临床治疗实际情况进行审核。例如，宫瘤清胶囊说明书未提示明确疗程，根据文献报道，治疗子宫肌瘤时以 3~6 个月为疗效评价时间点，故开具宫瘤清胶囊 3 个月的长时间用药处方，可视为用药疗程适宜。

（王　蕾　李　凡）

参 考 文 献

[1] 国家药典委员会.中华人民共和国药典临床用药须知：2010 年版.中药成方制剂卷[M].北京：中国医药科技出版社，2011.

[2] 金锐，赵奎君，郭桂明，等.中成药临床合理用药处方点评北京共识[J].中国中药杂志，2018，43（5）：1049-1053.

[3]《中成药治疗优势病种临床应用指南》标准化项目组.中成药治疗盆腔炎性疾病后遗症临床应用指南（2020 年）[J].中国中西医结合杂志，2021，41（3）：286-299.

[4] 王静远.乳癖的中医体质分布及其与胞宫癥瘕发病的相关性研究[J].浙江中医杂志，2015，50（2）：79-80.

[5] 张春敏.乳癖与癥瘕的"异病同治"心得[J].中医药临床杂志，2009，21（6）：501-502.

[6] 陈济民，潘秀群.乳癖和癥瘕的关系[J].浙江中医药大学学报，2008，32（6）：714-715.

[7] 高阳，王桂倩，谢雁鸣，等.基于中医"异病同治"的桂枝茯苓胶囊临床整合证据链的研究[J].中国中药杂志，2020，45（10）：2304-2309.

[8] 何佳英.桂枝茯苓胶囊辅助治疗寒凝血瘀型子宫内膜异位症的临床观察[J].中国中西医结合杂志，2021，41（2）：240-242.

[9] 张雪花，周德生.大黄䗪虫丸临床应用进展[J].河南中医，2007，27（11）：87-88.

[10] 商威，张立新.丹黄祛瘀胶囊中药保护治疗盆腔炎性疾病后遗症临床研究[J].世界中医药，2017，12（10）：2362-2366.

[11] 程晟.金刚藤胶囊及丹莪妇康煎膏致重症肝炎[J].药物不良反应杂志，2009，11（1）：

69-70.

[12] 张艳华,凌士华.金刚藤糖浆长期应用引起肝损害[J].药物不良反应杂志,2008,10(3):219.

[13] 刘初红.金刚藤颗粒联合桂枝茯苓胶囊治疗卵巢囊肿的临床疗效[J].深圳中西医结合杂志,2018,28(10):41-42.

[14] 郭刚,邱德文,杜江.苗药金刚藤的研究[C]//中国民族医药学会.2003全国苗医药学术研讨会特辑,2003:246-248.

[15] 朱丽红.子宫肌瘤的中、西医研究现状(进展)及杨家林教授论治子宫肌瘤的经验附:宫瘤清胶囊治疗子宫肌瘤的临床观察[D].成都:成都中医药大学,2001.

[16] 蔡伟,陈兴莉,程小平,等.小金丸的安全性评价与合理使用[J].中国医院药学杂志,2013,33(10):819-820.

[17] 孟召秀.小金丸与乳癖消片并用致胆汁淤积性肝炎[J].药物不良反应杂志,2004,6(4):256-257.

[18] 魏绍斌,解娟,孙晓盈.中成药在妇科临床应用现状和存在的问题[J].中国计划生育和妇产科,2015,7(2):1-4.

[19] 海健,伍招云,毛杰,等.男性儿童乳房发育38例临床分析[J].中国当代儿科杂志,2010,12(6):433-435.

[20] 孔荣华.疏肝健脾法治疗女童单纯性乳房发育的临床研究[D].广州:广州中医药大学,2007.

[21] 刘鸿,刘亚平.桂枝茯苓胶囊联合散结镇痛胶囊治疗卵巢囊肿[J].基层医学论坛,2013,17(5):633-634.

[22] 朱艳艳,沈治祥,汤志奇,等.小金胶囊治疗老年男性乳腺发育症的疗效评价[J].老年医学与保健,2018,24(4):427-430.

[23] 练景灏.桂枝茯苓丸合肾气丸治疗肾虚血瘀证血管性认知障碍的临床观察[D].长沙:湖南中医药大学,2021.

[24] 钟毅征,黄嘉华,潘美均,等.宫瘤清胶囊联合米非司酮治疗子宫肌瘤有效性的Meta分析[J].中国药房,2020,31(2):221-226.

第十一章　儿科病证治疗用药处方审核

第一节　小儿感冒（小儿普通感冒、小儿流行性感冒、小儿上呼吸道感染）

小儿感冒是儿童常见外感病，四季均可发病，但气候突变和冬春季节更易发生，临床表现发热、鼻塞流涕、咳嗽等。小儿腠理疏薄，表卫不固；自主能力差，穿、脱衣不及时，容易感受外邪，且正气尚虚，选方用药，不可如成人峻猛。小儿感冒后，易于传变，热证较多；肺气娇嫩，热邪伤肺，易感冒夹痰；脾胃不足，饮食不节，易感冒夹滞；肝气未盛，不耐高热，易感冒夹惊。治疗以疏风解表为基本原则，根据不同的证型分别采用辛温解表、辛凉解表、清暑解表等治法。注意发汗不宜太过，防止津液耗损。除内服药物外，还常使用针灸、刮痧等方法治疗。

现代医学的小儿普通感冒、小儿流行性感冒、小儿上呼吸道感染等病，属于中医小儿感冒范畴，按照中医小儿感冒辨证论治。

一、适用范围

中医诊断为小儿外感，西医诊断为普通感冒、上呼吸道感染等的治疗处方。

涉及的具体中成药品种包括但不限于（按笔画排序）：十滴水、儿感清口服液、小儿风热清口服液、小儿双清颗粒、小儿百寿丸、小儿至宝丸、小儿宝泰康颗粒、小儿咽扁颗粒、小儿宣肺止咳颗粒、小儿退热口服液、小儿热速清口服液、小儿柴桂退热口服液、小儿豉翘清热颗粒、小儿清感灵颗粒、小儿感冒宁糖浆、小儿感冒颗粒、小儿解表止咳口服液、小儿解表颗粒、双黄连口服液、安儿宁颗粒、荆防颗粒、香苏正胃丸、保济口服液、感冒清热颗粒、感冒疏风颗粒、藿香正气口服液，以及相同通用名、相同给药途径的其他剂型。

二、适应证审核要点

1. 适应证审核要点一：诊断书写

此类中成药处方应包括提示感冒的中医/西医诊断及提示感冒证型的中医诊断。缺少其中之一，即可视为临床诊断书写不全。

其中，提示感冒的中医诊断为"小儿感冒""伤风""时行感冒"及其等价诊断，提示感冒的西医诊断为"普通感冒""上呼吸道感染"及其等价诊断，提示感冒证型的中医诊断分为以下 5 类。

- 风寒感冒："风寒表证""风寒袭表证""风寒束表证"及其等价诊断。
- 风热感冒："风热表证""风热在表证""热伤风证"及其等价诊断。
- 寒热夹杂感冒："寒热夹杂证""表寒里热证"及其等价诊断。
- 暑湿感冒："暑湿袭表证""暑湿在卫证""暑湿蕴结证"及其等价诊断。
- 复合感冒："感冒夹湿证""感冒夹滞证""感冒夹痰证"及其等价诊断。

2. 适应证审核要点二：诊断与用药相符

即，提示感冒证型的中医诊断应与感冒治疗类中成药的功效相匹配，包括：

- 辛温解表药：说明书标注"辛温解表""疏风散寒""解表散寒"等功效的辛温解表药（荆防颗粒、感冒疏风颗粒等），处方应书写风寒感冒相关诊断，否则应视为适应证不适宜。例如，诊断为"风热外感"而开具感冒疏风颗粒的处方，应视为适应证不适宜。

- 辛凉解表药：说明书标注"疏散风热""辛凉解表""清热解毒"等功效的辛凉解表药（小儿感冒颗粒、小儿解表颗粒、小儿退热颗粒、小儿柴桂退热口服液、小儿热速清口服液、小儿双清颗粒、小儿解表止咳口服液、小儿宝泰康颗粒、小儿咽扁颗粒、双黄连栓等），处方应书写风热感冒相关诊断，否则应视为适应证不适宜。例如，诊断为"风寒感冒"而开具小儿感冒颗粒的处方，应视为适应证不适宜。

- 寒热并用感冒药：说明书同时标注"散寒解表""发汗散寒""清热透表""清热化痰"等功效的寒热并用解表药（儿感清口服液、小儿清感灵片、小儿清热感冒片、感冒清热颗粒等），处方应书写寒热夹杂、寒包火相关诊断，或者符合药品说明书的相应诊断，否则应视为适应证不适宜。例如，诊断为"风热感冒"而开具儿感清口服液的处方，应视为适应证不适宜。

- 祛暑解表药：说明书标注"清暑""祛暑解表""解表化湿"等功效的祛暑解表药（香苏正胃丸、藿香正气口服液、保济口服液、十滴水等），处方应书写暑湿感冒相关诊断，否则应视为适应证不适宜。例如，诊断为"风寒感冒"而开具保济口服液的处方，应视为适应证不适宜。

- 复合感冒解表药：常常在解表同时合并有"化痰""消食""止惊"等功效的复合感冒解表药，处方应书写复合感冒相关诊断，或符合药品说明书感冒类型的主要诊断，否则应视为适应证不适宜，相关药品包括小儿百寿丸（夹滞夹痰）、小儿至宝丸（夹惊）、小儿豉翘清热颗粒（夹滞）、小儿宣肺止咳颗粒（夹痰）、安儿宁颗粒（夹痰）等。例如，诊断为"风寒感冒"而开具小儿豉翘清热颗粒的处方，应视为适应证不适宜；诊断为"风热感冒"而开具小儿豉翘清热颗粒的处方，诊断为"风热夹滞证"而开具小儿豉翘清热颗粒的处方，均可视为适应证适宜。

3. 适应证审核要点三：分类管理

处方既未书写感冒相关中医诊断又未书写感冒相关西医诊断者，应视为适应证不适宜或无适应证用药，建议审核不通过，返回医师端修改。例如，诊断为"腹痛"而开具小儿感冒宁糖浆的处方，可视为无适应证用药。

处方只书写感冒相关中医诊断、未书写感冒相关西医诊断者，视为合理。例如，诊断为"寒热夹杂证"而开具小儿清感灵片的处方，应视为合理。

处方只书写感冒相关西医诊断、未书写感冒相关中医诊断者，应视为临床诊断书写不全或适应证不适宜，可视不同科室、不同医疗机构的具体要求判定。不返回医师端的处方，应作为不合理处方进入处方点评流程。例如，西医儿科诊断为"上呼吸道感染"或"发热"而开具小儿柴桂退热颗粒的处方，亦为临床诊断书写不全，但可根据医疗机构具体情况，视为合理或不合理。同时，加强"西学中"培训，鼓励书写中医病证诊断。

三、药品遴选审核要点

1. 药品遴选审核要点一：儿童

小儿感冒应首选小儿专用中成药，也可选择标注"小儿酌减"或"儿童在医师指导下使用"的一般中成药。为儿童患者开具说明书明确标注"儿童禁用"或"儿童忌用"的中成药，应视为药品遴选不适宜，建议选择同功效亚类的其他药品。例如，祖卡木颗粒的说明书明确提示"儿童禁用"，所以为12岁感冒患儿开具处方祖卡木颗粒，应视为药品遴选不适宜。

说明书标注"儿童慎用"的中成药，可根据医师执业类别、临床经验丰富程度以及患者的具体情况，分类审核。具有慎用人群用药经验的中医类别医师，为实际用药风险较低的慎用人群患者（例如，10岁以上体格发育正常的儿童）开具此类药品时，可视为合理；其余情形，建议视为不合理。

说明书未明确要求的，或者仅标注"在医师指导下使用"的，可视为合理。

2. 药品遴选审核要点二：肝肾功能不全、糖尿病等特殊疾病患儿

特殊疾病（例如肝肾功能不全者、糖尿病、脾虚易泄泻等）儿童患者的用药审核应遵循药品说明书要求，说明书标注"禁用"或"忌用"，可视为药品遴选不适宜。例如，小儿宝泰康颗粒说明书提示"糖尿病患儿禁服"，所以，为诊断含有"2型糖尿病"的感冒患儿开具小儿宝泰康颗粒，应视为药品遴选不适宜。

说明书标注"慎用"的，可根据医师执业类别、临床经验丰富程度以及患

者的具体情况,分类审核,方法同上。例如,小儿咽扁颗粒说明书提示"脾虚易腹泻者慎用",所以,西医儿科为诊断为"急性呼吸道感染,腹泻"的 8 岁患儿开具小儿咽扁颗粒,应视为药品遴选不适宜。

说明书未明确要求的,或者仅标注"在医师指导下使用"的,可参考成分进行审核:

● 为肝功能不全的患儿开具含有朱砂、雄黄、川楝子、千里光等成分的小儿感冒治疗类中成药时,可视为药品遴选不适宜,建议换用其他相同或相似功效品种。例如,为诊断有"肝功能异常"的患儿开具小儿至宝丸(朱砂、雄黄),可视为药品遴选不适宜。

● 为肾功能不全的患儿开具含有朱砂、雄黄、细辛、马兜铃等成分的小儿感冒治疗类中成药时,可视为药品遴选不适宜,建议换用其他相同或相似功效药品。例如,为诊断有"肾功能异常"的患儿开具小儿解表止咳口服液(含南坪细辛),可视为药品遴选不适宜。

四、联合用药审核要点

1. 联合用药审核要点一:重复用药

● 治疗同一证型的小儿感冒,且含有 3 个以上相同成分或含有相同成分的占比超过 30% 的两个中成药足量联用时,可视为重复用药。例如,小儿热速清口服液、小儿风热清口服液和小儿退热口服液均用于风热感冒,均含有柴胡、黄芩、金银花、连翘和板蓝根这 5 个相同成分且为组方中的君臣药,故其中任意两个中成药的足量联用可视为重复用药。

● 具有衍生方关系的两个小儿感冒治疗类中成药的足量联用可视为重复用药。例如,小儿感冒宁糖浆与小儿风热清口服液均含有金银花、连翘、牛蒡子、荆芥穗、桔梗和薄荷等,且均以疏风清热止咳为主,属于银翘散的衍生方,故二者的足量联用属于重复用药。

● 成分具有完全包含关系的两个小儿感冒治疗类中成药足量联用时,可视为重复用药。例如,双黄连口服液含有金银花、连翘和黄芩,而小儿解表颗粒组方中包含金银花、黄芩和连翘,小儿解表颗粒的组方完全包含双黄连口服液,故二者的足量联用属于重复用药。

2. 联合用药审核要点二:药性冲突

● 药性纯粹的辛温解表药与药性纯粹的辛凉解表药足量联用时,可视为药性冲突。例如,感冒疏风颗粒以麻黄、苦杏仁、桂枝、白芍(酒炙)、紫苏叶、防风、桔梗、生姜、独活等温热性中药组成,只有白芍(酒炙)、性微寒,用于治疗风寒感冒,故其为药性纯粹的辛温解表药;小儿热速清口服液含柴胡、黄芩、板蓝根、葛根、金银花、水牛角、连翘、大黄,以清热解毒为主,全方由寒凉性中药组成,用于风热感冒,故其为药性纯粹的辛凉解表药。感冒疏风颗粒和小儿热速清口服液的足量联用属于药性冲突。

● 小儿感冒治疗类中成药与具有滋补功效的滋补药(由熟地黄、阿胶、女贞子等滋补中药组成)和药性温热的温补药(由红参、鹿茸、淫羊藿等温补中药组成)联合使用时,属于解表药与滋补药的不当联用,可视为药性冲突。例如,小儿风热清口服液与六味地黄口服液的足量联用,应视为药性冲突。

3. 联合用药审核要点三:配伍禁忌

● 小儿感冒治疗类中成药与其他疾病治疗中成药的联用,存在违反十八反、十九畏配伍的,可不视为配伍禁忌,但应提醒临床医师加强监测。

● 小儿感冒治疗类中成药的联用、小儿感冒治疗类中成药与其他疾病治疗中成药的联用,存在两个及两个以上毒性饮片联用时,应视毒性饮片具体品种、用法用量和患者体质病情而确定是否为配伍禁忌。例如,小儿至宝丸(含雄黄、朱砂、白附子和全蝎)与安儿宁颗粒(含乌头)的足量联用,由于涉及毒性成分较多,存在较高安全风险。所以,可视为联合用药不适宜。

五、用法用量审核要点

1. 用法用量审核要点一:日总量控制

小儿感冒治疗类中成药的用法用量审核,应以每日最大量为基本审核单元,不超过相应年龄段每日最大量的处方,即视为合理处方。例如,小儿解表颗粒【颗粒剂,8g/袋】的说明书用法用量为"一岁至二岁一次半袋(4g),一日2次;三岁至五岁一次半袋(4g),一日3次;六岁至十四岁一次1袋(8g),一日2~3次",所以,为5岁感冒患儿处方开具一次1袋,一日2次的用量,应视为用法用量不适宜。

2. 用法用量审核要点二:分年龄段用药

小儿感冒治疗类中成药应根据不同年龄段而采用不同的用法用量,说明书有各年龄段及体重段用法用量的,应遵循说明书要求。说明书没有儿童各年龄段及体重段用法用量的,可参考《中成药临床应用指导原则》进行换算:"一般情况3岁以内服1/4成人量,3~5岁的可服1/3成人量,5~10岁的可服1/2成人量,10岁以上与成人量相差不大即可。"例如,小儿至宝丸【大蜜丸,1.5g/丸】,说明书用法用量为"一次1丸,一日2~3次",所以,为5岁感冒停食的患儿开具"一次2丸,一日2次"的处方,应视为用法用量不适宜。

六、用药疗程审核要点

药品说明书有明确疗程要求的,以说明书要求为标准进行疗程审核。

药品说明书没有明确疗程要求的,可参考感冒的病程和疗效评价时间点进行审核。一般来看，小儿感冒为急性病证，且儿童发病传变快，所以，小儿感冒药应严格控制疗程，连续用药不宜超过 7 天。处方用药时长超过 7 天的，可视为用药疗程不适宜。例如，为诊断为"风寒感冒"的 8 岁患儿开具儿感清口服液 10 天，应视为用药疗程不适宜。

（吴丽丽　李　凡　金　锐）

参 考 文 献

[1] 金锐，王宇光，薛春苗，等．中成药处方点评的标准与尺度探讨（十）：儿童用药[J]．中国医院药学杂志，2017，37（11）：1003-1008．

[2] 崔钦利，刘艳，郑克志．小儿感冒冲剂、退热片与息斯敏合用致体温下降过低 1 例[J]．青岛医药卫生，1994（4）：34．

[3] 贾传春，王秀娟．朱砂及其制剂的合理应用[J]．中国中医药信息杂志，1999，6（10）：39-40．

[4] 赵宇燕．儿童医院中西药联合应用的现状[J]．光明中医，2014，29（2）：408-415．

第二节　小儿泄泻（小儿急慢性胃肠炎、小儿消化不良等）

　　小儿泄泻是儿科临床常见病、多发病，一年四季均可发生，尤其是夏秋两季的腹泻发病率高，发病年龄多为 6 个月至 2 岁，其基本病因由感受外邪（暑湿邪和寒湿邪）、内伤饮食、脾胃虚弱、脾肾阳虚等导致脾胃运化失常。主要病机为脾胃受损，升降失司，水谷不分，混杂而下。治疗原则为运脾化湿，实证以祛邪为主，虚证以扶正为主。除内服药物之外，还常使用推拿、外治、针灸等法治疗。

　　现代医学的小儿急慢性胃肠炎、小儿消化不良等病，属于中医小儿泄泻范畴，按照中医感冒辨证论治。

一、适用范围

　　中医诊断为小儿泄泻，西医诊断为小儿急慢性肠炎、小儿消化不良、肠易激综合征、功能性腹泻等的治疗处方。

　　涉及的具体中成药品种包括但不限于（按笔画排序）：丁桂儿脐贴、儿泻停颗粒、儿泻康贴膜、小儿七星茶颗粒、小儿止泻片、小儿肠胃康颗粒、小儿香橘丸、小儿健脾颗粒、小儿腹泻宁糖浆、双苓止泻口服液、肠炎宁糖浆、肠胃宁片、启脾丸、附子理中丸、参苓白术散、香连丸、健儿消食口服液、婴儿健脾散、葛根芩连丸、醒脾养儿颗粒，以及相同通用名、相同给药途径的其他剂型。

二、适应证审核要点

1. 适应证审核要点一：诊断书写

此类中成药处方应包括提示泄泻的中医／西医诊断及提示泄泻证型的中医诊断。缺少其中之一，即可视为临床诊断书写不全。

其中，提示泄泻的中医诊断为"小儿泄泻""暴泻""久泻""飧泄"及其等价诊断，提示泄泻的西医诊断为"小儿急慢性肠炎""小儿消化不良""肠易激综合征""功能性腹泻"及其等价诊断，提示泄泻证型的中医诊断分为以下5类。

- 风寒泻："寒湿困脾证""寒湿蕴脾证"及其等价诊断。
- 脾肾阳虚泻："脾肾虚寒证""脾肾阳衰证"及其等价诊断。
- 脾虚泻："脾胃气虚证""脾胃阴虚证""脾胃亏虚证"及其等价诊断。
- 湿热泻："肠道湿热证""肠胃湿热证""湿热蕴肠证"及其等价诊断。
- 伤食泻："饮食停滞证""食滞肠胃证""食积肠胃证"及其等价诊断。

2. 适应证审核要点二：诊断与用药相符

即，提示泄泻证型的中医诊断应与泄泻治疗类中成药的功效相匹配，包括：

- 散寒祛湿药：说明书标注"温中散寒""散寒止泻"等功效的散寒祛湿药（儿泻康贴膜、藿香正气口服液），处方应书写寒湿泄泻相关诊断，否则应视为适应证不适宜。例如，诊断为"脾肾阳虚腹泻"而开具藿香正气口服液的处方，应视为适应证不适宜。
- 温补脾肾药：说明书标注"温肾健脾""温阳健脾"等功效的温补脾肾药（附子理中丸、肠胃宁片、小儿健脾颗粒、丁桂儿脐贴等），处方应书写脾肾阳虚泄泻相关诊断，否则应视为适应证不适宜。例如，诊断为"风寒腹泻"而开具附子理中丸的处方，应视为适应证不适宜。
- 健脾益气药：说明书标注"健脾和胃""健脾开胃""醒脾开胃"等功效的健脾益气药（小儿肠胃康颗粒、参苓白术颗粒、启脾丸、醒脾养儿颗粒、小儿健脾颗粒、小儿腹泻宁糖浆、小儿止泻片等），处方应书写脾虚泄泻相关诊断，否则应视为适应证不适宜。例如，诊断为"湿热腹泻"而开具启脾丸的处方，应视为适应证不适宜。
- 清热利湿药：说明书标注"清热燥湿""祛湿清热"等功效的清热利湿药（儿泻停颗粒、双苓止泻口服液、肠炎宁糖浆、葛根芩连丸、香连丸等），处方应书写湿热泄泻相关诊断，否则应视为适应证不适宜。例如，诊断为"脾虚腹泻"而开具葛根芩连丸，应视为适应证不适宜。
- 消食和胃药：说明书标注"健脾消食""消失导滞""消滞和胃"等功效的消食和胃药（婴儿健脾散、小儿香橘丸、健儿消食口服液、小儿肠胃康颗粒、小儿七星茶颗粒等），处方应书写伤食泄泻相关诊断，否则应视为适应证不适宜。例如，诊断为"湿热腹泻"而处方婴儿健脾散的处方，应视为适应证不适宜。

3. 适应证审核要点三：分类管理

处方既未书写小儿泄泻/泄泻相关中医诊断又未书写小儿泄泻/泄泻相关西医诊断者，应视为适应证不适宜或无适应证用药。建议审核不通过，返回医师端修改。例如，诊断为"头晕"开具启脾丸，应视为无适应证用药，返回医师端修改。

处方只书写小儿泄泻/泄泻相关中医诊断、未书写小儿泄泻/泄泻相关西医诊断者，视为合理。例如，诊断为"湿热泻"处方开具儿泻停颗粒，应视为合理处方。

处方只书写小儿泄泻/泄泻相关西医诊断、未书写小儿泄泻/泄泻相关中医诊断者，应视为临床诊断书写不全或适应证不适宜。可视不同科室、不同医疗机构的具体要求决定是否返回医师端。不返回医师端的处方，应作为不合理处方进入处方点评流程。例如，对于中医科处方，诊断为"腹泻"开具醒脾养儿颗粒可视为临床诊断书写不全，返回医师端修改。对于西医消化科处方，诊断为"腹泻"开具儿泻停颗粒，亦为临床诊断书写不全，但可根据医疗机构具体情况，视为合理或不合理。同时，加强"西学中"培训，鼓励书写中医病证诊断。

三、药品遴选审核要点

1. 药品遴选审核要点一：儿童

儿童用药审核应遵循药品说明书要求，说明书明确标注"禁用""忌用"，均应视为药品遴选不适宜。儿童应首选儿童专用中成药，无适用的儿童专用中成药时，也可选择非儿童专用中成药，但应注意是否符合中医药理论、是否含有儿童禁用或慎用的成分。例如，肠胃宁片含有补骨脂、罂粟壳等成分，说明书明确标识儿童慎用，故经验丰富的中医儿科医师为诊断"脾肾阳虚泻"的患儿开具肠胃宁片的处方，可不视为不合理处方。

2. 药品遴选审核要点二：糖尿病等特殊疾病患儿

特殊疾病（例如糖尿病等）患儿的用药审核应遵循药品说明书要求，说明书标注"禁用""忌用"的，均可视为药品遴选不适宜。例如，醒脾养儿颗粒说明书明确标识"糖尿病患儿禁服"，故为诊断中含有糖尿病的泄泻患儿开具醒脾养儿颗粒，应视为药品遴选不适宜，建议返回医师端，可选择同类药品。

说明书标注"慎用"的，可根据医师执业类别、临床经验丰富程度以及患者慢性疾病管理的水平，分类管理。具有慎用人群用药经验的中医类别医师，为慢性疾病管理良好的患者开具此类药品时，可视为合理；其余情形，建议视为不合理。例如，健脾颗粒说明书明确标识"糖尿病患者慎用"，故中医儿科医师为诊断"泄泻"的糖尿病患儿开具健脾颗粒，可不视为不合理处方。

说明书未明确要求的，或者仅标注"在医师指导下使用"的，建议视为合理。

3. 药品遴选审核要点三：中西药复方制剂

含有化学药物成分的中西药复方制剂，应严格遵循其中化学药物成分的禁忌证进行药品遴选。例如，盐酸小檗碱禁用于溶血性贫血患者及葡萄糖-6-磷酸脱氢酶缺乏症患者，所以，葡萄糖-6-磷酸脱氢酶缺乏症患儿，治疗腹泻的处方含有盐酸小檗碱的小儿肠胃康颗粒，应视为药品遴选不适宜，建议返回医师端修改。

四、联合用药审核要点

1. 联合用药审核要点一：重复用药

● 治疗同一证型的小儿泄泻，且含有 3 个以上相同成分或含有相同成分的占比超过 30% 的两个中成药足量联用时，可视为重复用药。例如，丁桂儿脐贴和儿泻康贴膜两药均为外用贴剂均含有丁香、肉桂，相同成分占比对于丁桂儿脐贴为 2/3，对于儿泻康贴膜为 1/2，故二者足量联用属于重复用药。

● 成分完全包含的两个小儿泄泻治疗类中成药足量联用时，可视为重复用药。

● 具有相同功效，含有相同毒性饮片的两个感冒治疗类中成药足量联用时，可视为重复用药。

2. 联合用药审核要点二：药性冲突

● 药性温热的散寒祛湿药与药性寒凉的清热利湿药足量联用时，可视为药性冲突。例如，纯阳正气丸功能温中散寒，组方整体药性偏热，葛根芩连丸功能清热解毒，组方整体药性偏凉，二者的足量联用属于药性冲突。

● 具有滋补功效的小儿泄泻治疗类中成药与治疗感冒的解表药联合使用时，可视为药性冲突。例如，启脾丸与小儿风热清口服液联用，可视为药性冲突。

3. 联合用药审核要点三：配伍禁忌

● 小儿泄泻治疗类中成药与其他疾病治疗中成药的联用，存在违反十八反、十九畏配伍的，可不视为配伍禁忌，但应提醒临床医师加强监测。例如，小儿腹泻宁糖浆含甘草，济生橘核丸含海藻，小儿腹泻宁糖浆和济生橘核丸的联用，可不视为配伍禁忌，加强随访监测即可。

● 小儿泄泻治疗类中成药的联用、小儿泄泻治疗类中成药与其他疾病治疗中成药的联用，存在两个及两个以上毒性饮片联用时，视毒性饮片具体品种、用法用量和患儿体质病情而定。例如，小儿香橘丸含有半夏（制），小儿止泻片含有罂粟壳，小儿退热口服液含有重楼，脾虚泻的患儿在风热感冒期间短期（不超过 7 天）开具小儿香橘丸联用小儿退热口服液，可不视为配伍禁忌，但应加强监测；脾虚湿热泄泻的患儿，短期处方（不超过 7 天）开具小儿香橘丸联用小儿止泻片，可不视为配伍禁忌，但应加强监测。

4. 联合用药审核要点四：中西药不当联用

● 含有盐酸小檗碱化学药成分的中西药复方制剂，与含有相同药理作用成分的西药联合使用时，应视为重复用药。例如，含有盐酸小檗碱的小儿肠胃康颗粒，与西药盐酸小檗碱联合使用时，应视为重复用药。又如，含有碳酸氢钠的婴儿健脾散，与西药碳酸氢钠片联合使用时，应视为重复用药。

● 辅料含有乙醇的腹泻类中成药与头孢类抗生素、硝基咪唑类抗菌药物（如甲硝唑）、中枢抑制药等易与乙醇发生相互作用的西药联合使用时，应视为配伍禁忌。例如，藿香正气水含有 40%~50% 的乙醇，与头孢呋辛联用时，应视为配伍禁忌，返回医师端修改。

● 辅料含有蔗糖的中成药，含有甘草、大枣等具有潜在影响血糖作用的中成药与西药降血糖药联合使用时，应密切监测，但可不视为配伍禁忌。例如，小儿健脾颗粒，处方含有大枣，辅料为蔗糖，同时开具甘精胰岛素注射液的处方，可不视为配伍禁忌，加强随访监测即可。

五、用法用量审核要点

1. 用法用量审核要点一：日总量控制

小儿泄泻治疗类中成药的用法用量审核，应以每日最大量为基本审核单元，不超过相应年龄段每日最大量的处方，即视为合理处方。例如，为 8 岁脾虚型小儿腹泻，开具小儿腹泻宁糖浆【糖浆剂，10ml/ 瓶】，一次 5ml，一日 3 次（说明书为 10 岁以上儿童一次 10ml，一日 2 次；10 岁以下儿童酌减），8 岁患儿的日用量低于 10 岁小儿说明书每日最大量，属于酌减范围，故应视为用法用量适宜。

2. 用法用量审核要点二：分年龄段用药

小儿疾病治疗应首选带有儿童用法用量的儿童专用中成药，选用非儿童专用中成药时，应根据《中成药临床应用指导原则》进行减量，"一般情况 3 岁以内服 1/4 成人量，3~5 岁的可服 1/3 成人量，5~10 岁的可服 1/2 成人量，10 岁以上与成人量相差不大即可"，不符合说明书规定或指导原则的，即视为不合理处方。例如，为 4 岁"脾肾阳虚泻"患儿开具附子理中丸【浓缩丸，每 8 丸相当于原生药 3g】，处方一次 8 丸，一日 3 次（说明书为一次 8~12 丸，一日 3 次），应视为用法用量不适宜。

六、用药疗程审核要点

药品说明书有明确疗程要求的,以说明书要求为标准进行疗程审核。例如,儿泻停颗粒说明书提示"3 天为 1 个疗程",所以,为腹泻患者开具儿泻停颗粒 14 天,可视为用药疗程不适宜。

药品说明书没有明确疗程要求的,可参考泄泻的病程和疗效评价时间点进行审核,一般来看,小儿泄泻按病程分类可分为急性腹泻、迁延性腹泻和慢性腹泻。急性腹泻:病程<2 周。迁延性腹泻:病程 2 周至 2 个月。慢性腹泻:病程>2 个月,疗程审核应注意,处方诊断为"急性腹泻",处方连续用药疗程不宜超过 14 天,超过 14 天的,可视为用药疗程不适宜;处方诊断为"迁延性腹泻"或"慢性腹泻"的,连续用药疗程可根据实际情况审核。例如,小儿肠胃康颗粒说明书未明确疗程信息,根据文献报道,小儿肠胃康颗粒治疗小儿消化不良性腹泻的疗程通常为 3~9 天,所以,为此类疾病患儿开具小儿肠胃康颗粒 7 天的处方,应视为用药疗程适宜。

（赵艳欣　杨寿圆　李　凡）

参 考 文 献

[1] 北京市卫生和计划生育委员会基层医疗机构处方点评工作组,北京中医药学会临床药学专业委员会青年委员组,北京中医药大学中药药物警戒与合理用药研究中心.北京地区基层医疗机构中成药处方点评共识报告(2018 版)[J].中国医院药学杂志,2018,38(18):1877-1887.

[2] 韩新民,汪受传,虞舜,等.小儿泄泻中医诊疗指南[J].中医儿科杂志,2008(4):1-3.

[3] 房志鑫,王建彬.中成药辨证治疗小儿腹泻[J].河南中医,2013,33(12):2225-2226.

[4] 林晓兰,王育琴.中成药治疗小儿腹泻的临床疗效评价[J].中国自然医学杂志,2001,3(1):61-62.

[5] 李晴晴,王明明.小儿泄泻的中医药治疗概况[J].中国民间疗法,2020,28(11):107-109.

[6] 张文.参苓白术散加减治疗小儿腹泻 45 例临床报告[J].当代医学,2009,15(7):141-142.

[7] 丁文武,武旭.小儿泄泻特点及其分型施治[J].中医药学刊,2002,20(6):842.

[8] 张琳.小儿腹泻应用小儿肠胃康颗粒治疗的临床疗效和安全性[J].世界最新医学信息文摘(连续型电子期刊),2018,18(10):125.

[9] 《中成药治疗优势病种临床应用指南》标准化项目组.中成药治疗小儿腹泻病临床应用指南(2021 年)[J].中国中西医结合杂志,2022,42(8):915-921.

[10] 蓝玉,张孝文,王佳丽,等.《活幼心书》小儿腹泻辨治思路探析[J].国际中医中药杂志,2022,44(2):223-225.

[11] 丁杨,朱萱萱,管恩泽.中医药治疗小儿迁延性腹泻的研究进展[J].中华中医药学刊,2008,26(11):2430-2432.

[12] 杨琳.止泻资生颗粒治疗小儿迁延性腹泻(脾肾阳虚)的临床观察[D].哈尔滨:黑龙江中医药大学,2018.

[13] 马融,付竹,曾宪涛,等.小儿肠胃康颗粒治疗小儿腹泻疗效及安全性的Meta分析[J].世界中医药,2017,12(8):1936-1940.

第十二章　骨伤科病证治疗用药处方审核

第一节　痹病(风湿性关节炎、类风湿关节炎、骨关节炎)

痹病是以肢体关节、筋骨、肌肉等处发生疼痛、酸楚、重着、麻木,或关节屈伸不利、僵硬、肿大、变形及活动障碍为主症的疾病。主要病因病机为外感风、寒、湿、热之邪,乘虚侵袭机体,痹阻肢体筋脉,或内伤痰湿浊瘀,深入关节筋骨,经脉气血运行不畅,发为痹病。久则耗伤气血,伤及肝肾,甚则影响脏腑。以祛邪通络、宣痹止痛为基本治则。久痹正虚者应重视扶正,以补益肝肾、益气和血为法。

现代医学的风湿性关节炎、类风湿关节炎、骨关节炎、强直性脊柱炎、痛风、坐骨神经痛、肩关节周围炎等病,属于中医痹病范畴,按照中医痹病辨证论治。

一、适用范围

中医诊断为痹病,西医诊断为风湿性关节炎、类风湿关节炎、骨关节炎、强直性脊柱炎、痛风、坐骨神经痛、肩关节周围炎等的治疗处方。

涉及的具体中成药品种包括但不限于(按笔画排序):小活络丸、云南白药膏、风湿骨痛胶囊、风湿祛痛胶囊、四妙丸、当归拈痛丸、伤湿止痛膏、关节止痛膏、尪痹片、附桂骨痛胶囊、虎力散片、金乌骨通胶囊、狗皮膏、骨龙胶囊、追风透骨丸、活血止痛膏、益肾蠲痹丸、消痛贴膏、通络开痹片、盘龙七片、湿热痹颗粒、滑膜炎颗粒、寒湿痹颗粒、疏风定痛丸、痹祺胶囊、瘀血痹片、麝香壮骨膏、麝香祛风湿膏,以及相同通用名、相同给药途径的其他剂型。

二、适应证审核要点

1. 适应证审核要点一:诊断书写

<u>此类中成药处方应包括提示痹病的中医/西医诊断及提示痹病证型的中医诊断。缺少其中之一,即可视为临床诊断书写不全。</u>

其中,提示痹病的中医诊断为"风湿病""风湿痹病""痹病""痹病"及其等价诊断,提示痹病的西医诊断为"风湿性关节炎""类风湿关节炎""骨关节

271

炎""强直性脊柱炎""痛风""坐骨神经痛""肩关节周围炎"及其等价诊断。提
示痹病证型的中医诊断分为以下4类。

● 风寒湿痹证:"寒盛痹痛证""风寒湿阻证""行痹""寒胜痛痹病"及其等
价诊断。

● 肝肾亏虚证:"肝肾不足证""尪痹""肝肾两虚证"及其等价诊断。

● 湿热痹阻证:"湿热阻痹病""湿热痹证"及其等价诊断。

● 瘀血痹阻证:"瘀血痹证""瘀血痹闭证"及其等价诊断。

2. 适应证审核要点二:诊断与用药相符

即,提示痹病证型的中医诊断应与痹病治疗类中成药的功效相匹配,
包括:

● 祛风散寒药:说明书标注"祛风通络""温经散寒""祛寒除湿"等功效的
祛风散寒药(疏风定痛丸、虎力散片、骨龙胶囊、小活络丸、追风透骨丸、风湿
骨痛胶囊、寒湿痹颗粒、附桂骨痛胶囊、关节止痛膏、伤湿止痛膏、麝香壮骨
膏、狗皮膏等),处方应书写痛痹相关诊断,否则应视为适应证不适宜。例如,
诊断为"气血两虚证"而开具小活络丸的处方,应视为适应证不适宜。

● 补虚通痹药:说明书标注"补肝肾""强筋骨""祛风湿"等功效的补虚通
痹药(尪痹片、痹祺胶囊、益肾蠲痹丸、金乌骨通胶囊等),处方应书写尪痹相
关诊断,否则应视为适应证不适宜。例如,诊断为"湿热痹"而开具痹祺胶囊
的处方,应视为适应证不适宜。

● 清热通痹药:说明书标注"清热通络""祛风除湿"等功效的清热通痹药
(四妙丸、湿热痹颗粒、风湿祛痛胶囊、滑膜炎颗粒、当归拈痛丸等),处方应书
写湿热痹相关诊断,否则应视为适应证不适宜。例如,诊断为"瘀血痹"而开
具四妙丸的处方,应视为适应证不适宜。

● 活血通痹药:说明书标注"活血化瘀""通络止痛"等功效的活血通痹药
(瘀血痹片、盘龙七片、通络开痹片、活血止痛膏、麝香祛风湿膏、消痛贴膏、云
南白药膏等),处方应书写瘀血痹相关诊断,否则应视为适应证不适宜。例如,
诊断为"寒痛证"而开具瘀血痹片的处方,应视为适应证不适宜。

3. 适应证审核要点三:分类管理

处方既未书写痹病相关中医诊断又未书写痹病相关西医诊断者,应视为
适应证不适宜或无适应证用药,建议审核不通过,返回医师端修改。例如,诊
断为"糖尿病"开具盘龙七片,应视为无适应证用药,返回医师端修改。

处方只书写提示痹病类型的相关中医诊断、未书写痹病相关西医诊断者,
视为合理。例如,诊断为"行痹"开具疏风定痛丸,应视为合理处方。

处方只书写痹病相关西医诊断、未书写痹病相关中医诊断者,应视为临床
诊断书写不全或适应证不适宜,可视不同科室、不同医疗机构的具体要求决定

是否返回医师端。不返回医师端的处方,应作为不合理处方进入处方点评流程。例如,对于中医科处方,诊断为"痹病"开具瘀血痹片,可视为临床诊断书写不全,返回医师端修改。对于西医风湿免疫科处方,诊断为"类风湿关节炎"开具风湿祛痛胶囊,可根据医疗机构具体情况,视为合理或不合理。

三、药品遴选审核要点

1. 药品遴选审核要点一:儿童、老年人和妊娠哺乳期妇女

儿童、老年人和妊娠哺乳期妇女的用药审核应遵循药品说明书要求,说明书明确标注"禁用""忌用"或"不宜使用"的,均应视为药品遴选不适宜,建议选择同功效亚类的其他药品。例如,小活络丸说明书标注"孕妇禁用",故为孕妇开具小活络丸,应视为药品遴选不适宜。

说明书标注"慎用"的,可根据医师执业类别、临床经验丰富程度以及患者的具体情况,分类审核。具有慎用人群用药经验的中医类别医师,为实际用药风险较低的慎用人群患者(例如,12 岁以上体格发育正常的儿童、肝肾功能正常且无恶性基础疾病的老年人)开具此类药品时,可视为合理;其余情形,建议视为不合理。

说明书未明确要求的,或者仅标注"在医师指导下使用"的,可以参考表 12-1 进行审核。其中,痹病治疗类中成药涉及的妊娠禁忌药包括:《中国药典》标识的禁用中药(全蝎、土鳖虫、蜈蚣),传统活血行气药(赤芍、川芎),毒性中药(马钱子、川乌、草乌、天南星等)和其他重点关注中药细辛(含马兜铃酸)等。痹病治疗中成药的特殊人群选药见表 12-1。

表 12-1　痹病治疗中成药的特殊人群选药

中成药名称	儿童 (3~18 岁)	老年人 (60 岁及以上)	孕妇	哺乳期妇女	其他
小活络丸	建议慎用	建议慎用	说明书禁用	建议慎用	建议未经良好控制的严重慢性疾病患者在医师指导下服用
风湿骨痛胶囊	建议慎用	建议慎用,有60~94 岁患者用药经验	说明书禁用	建议禁用	运动员慎用;建议未经良好控制的严重慢性疾病患者在医师指导下服用
风湿祛痛胶囊	建议慎用	建议慎用	说明书禁用	建议慎用	过敏性体质者慎用;建议未经良好控制的严重慢性疾病患者在医师指导下服用

中成药名称	儿童 （3~18岁）	老年人 （60岁及以上）	孕妇	哺乳期妇女	其他
四妙丸	建议慎用	建议慎用，有60~75岁患者用药经验	说明书慎用	建议慎用	建议未经良好控制的严重慢性疾病患者在医师指导下服用
当归拈痛丸	建议可用，有6~15岁患儿用药经验	建议可用	建议慎用	建议可用	建议未经良好控制的严重慢性疾病患者在医师指导下服用
尪痹片	建议慎用	建议可用	说明书禁用	建议慎用	建议未经良好控制的严重慢性疾病患者在医师指导下服用
附桂骨痛胶囊	建议慎用	建议慎用，有60~75岁患者用药经验	说明书禁用	说明书禁用	出血倾向者、阴虚内热者禁用
虎力散片	建议慎用	建议慎用	说明书禁用	说明书禁用	严重心脏病，高血压，肝、肾疾病患者忌服
金乌骨通胶囊	建议慎用	建议慎用	说明书禁用	建议慎用	热痹者不适用（主要表现为关节肿痛如灼、痛处发热，痛无定处，口干唇燥）
追风透骨丸	建议慎用	建议慎用	说明书禁用	说明书禁用	风热痹者忌服；肝肾功能不全者慎用
骨龙胶囊	建议可用，小儿慎用	建议可用	建议慎用	建议可用	建议未经良好控制的严重慢性疾病患者在医师指导下服用
益肾蠲痹丸	说明书婴幼儿禁用、儿童慎用	说明书慎用，有60~70岁患者用药经验	说明书禁用	建议慎用	肾功能不全者禁用；妇女月经期经行量多停用；过敏体质和湿热偏盛者慎用
通络开痹片	建议慎用	建议慎用	说明书禁用	建议慎用	运动员慎用；建议未经良好控制的严重慢性疾病患者在医师指导下服用

续表

中成药名称	儿童 （3~18岁）	老年人 （60岁及以上）	孕妇	哺乳期妇女	其他
盘龙七片	建议慎用	建议慎用	说明书禁用	说明书禁用	严重心脏病，高血压，肝、肾疾病忌服
湿热痹颗粒	建议慎用	建议慎用	建议禁用	建议慎用	建议未经良好控制的严重慢性疾病患者在医师指导下服用
寒湿痹颗粒	建议慎用	建议慎用	说明书禁用	建议慎用	高热者禁用；建议未经良好控制的严重慢性疾病患者在医师指导下服用
滑膜炎颗粒	建议可用	建议可用，有60~80岁患者用药经验	说明书慎用	建议可用	寒湿痹阻、脾胃虚寒者慎用
疏风定痛丸	建议慎用，文献有引起5岁患儿痉挛反应	建议慎用	说明书禁用	建议慎用	体弱者慎服；建议未经良好控制的严重慢性疾病患者在医师指导下服用
瘀血痹片	建议慎用	建议慎用	说明书禁用	建议慎用	有出血倾向者慎用；建议未经良好控制的严重慢性疾病患者在医师指导下服用
痹祺胶囊	建议慎用	建议慎用	说明书禁用	建议慎用	运动员慎用；建议未经良好控制的严重慢性疾病患者在医师指导下服用
活血止痛膏	说明书禁用	建议慎用	说明书禁用	说明书慎用	糖尿病严重者、有出血倾向者慎用；青光眼、前列腺肥大患者应在医师指导下使用
麝香祛风湿膏	建议慎用	建议慎用	说明书禁用	说明书慎用	对本品过敏者禁用；过敏体质者慎用；青光眼、前列腺肥大患者应在医师指导下使用

续表

中成药名称	儿童 （3~18岁）	老年人 （60岁及以上）	孕妇	哺乳期妇女	其他
关节止痛膏	建议慎用	建议慎用	说明书禁用	说明书慎用	对本品过敏者禁用；过敏体质者、皮肤病患者慎用；青光眼、前列腺肥大患者应在医师指导下使用
伤湿止痛膏	婴幼儿禁用； 儿童建议慎用	建议慎用	说明书禁用	说明书慎用	皮肤破溃、皮损或感染处禁用；糖尿病严重者慎用；青光眼、前列腺肥大患者应在医师指导下使用
麝香壮骨膏	建议慎用	建议慎用	说明书禁用	说明书慎用	开放性伤口、皮肤破溃或感染处忌用；皮肤病患者、运动员慎用
狗皮膏	建议慎用	建议慎用	孕妇忌贴腰部和腹部	建议慎用	运动员慎用
消痛贴膏	建议慎用	建议慎用	说明书慎用	建议慎用	开放性创伤忌用，如出现轻度刺激反应，可缩短贴敷时间至8小时，如出现明显水肿、水疱等重度皮肤刺激反应或过敏反应，应马上停药，并在医师指导下使用
云南白药膏	建议慎用	建议慎用	说明书禁用	建议慎用	皮肤及黏膜破溃、化脓者、对本品过敏者禁用；过敏体质慎用

注：建议可用的中成药也应在中医师指导下使用，并严格管控用法用量和疗程。

2. 药品遴选审核要点二：肝肾功能不全患者

肝肾功能不全患者的用药审核应遵循药品说明书要求，说明书标注"禁用""忌用"的，均视为药品遴选不适宜。例如，虎力散片说明书要求"肝、肾疾病忌服"，故为诊断中含有"慢性肝炎""慢性肾炎"等提示肝、肾功能损害（无论是否明确为严重损害）的患者开具虎力散片时，应当视为药品遴选不适宜，建议返回医师端，可选择同类药品。

说明书标注"肝肾功能不全者慎用"，可根据医师执业类别、临床经验丰富程度以及患者的具体情况，分类管理。例如，追风透骨丸说明书要求"肝肾功能不全者慎用"，若具有慎用人群用药经验的中医类别医师，为轻、中度肝肾功能异常的患者开具此类药品时，可视为合理；其余情形，建议视为不合理。

说明书未明确要求的，或者仅标注"在医师指导下使用"的，可通过组方成分做初步评估。即：

● 个别痹病治疗类中成药含有细辛（如追风透骨丸、寒湿痹颗粒），如果处方诊断含有"肾病""肾功能不全"及其等价诊断，根据患者病情，综合判断并加强药学监护。

3. 药品遴选审核要点三：高血压、糖尿病等特殊疾病患者

特殊疾病（例如高血压、糖尿病、心脏病、前列腺肥大等）患者的用药审核应遵循药品说明书要求，说明书标注"禁用""忌用"的，均可视为药品遴选不适宜。例如，盘龙七片说明书标注"高血压患者忌服"，故西医全科医师为诊断中含有"高血压"的痹病患者开具盘龙七片，应视为药品遴选不适宜，可更换为同样具有活血化瘀功效的瘀血痹片。

说明书标注"慎用"的，可根据医师执业类别、临床经验丰富程度以及患者慢性疾病管理的水平，分类管理。

说明书未明确要求的，或者仅标注"在医师指导下使用的""遵医嘱"，建议视为合理。

四、联合用药审核要点

1. 联合用药审核要点一：重复用药

● 治疗同一证型的痹病，且含有 3 个以上相同成分或含有相同成分的占比超过 30% 的两个中成药足量联用时，可视为重复用药。例如，小活络丸与盘龙七片均含有川乌、草乌、乳香（制）和没药（制），相同成分占比分别为 4/6（小活络丸）和 4/29（盘龙七片），且川乌、草乌为毒性饮片，故二者的足量联用属于重复用药。又如，通络开痹片与疏风定痛丸均含有马钱子粉、牛膝、木瓜和防风，相同成分占比分别为 4/8（通络开痹片）和 4/15（疏风定痛丸），且均以马钱子粉毒性饮片为主导，故二者的足量联用属于重复用药。

● 具有衍生方关系的痹病治疗类中成药足量联用时，可视为重复用药。例如，追风透骨丸可作为小活络丸的衍生方，均含有胆南星、制川乌、制草乌、地龙、乳香(制)和没药(制),追风透骨丸和小活络丸足量联用时,可视为重复用药。

● 针对同一病损部位,同时开具两个具有相同功效的外用贴膏剂,可视为**重复用药**。例如,诊断为左膝关节炎,同时开具活血止痛膏和消痛贴膏,可视为重复用药。

2. 联合用药审核要点二: 药性冲突

● 药性纯粹的祛寒通痹药与药性纯粹的清热通痹药足量联用时,可视为**药性冲突**。例如,寒湿痹颗粒全方由温热性中药组成,仅含有白芍一味微寒性中药,故其为药性纯粹的祛寒通痹药;湿热痹颗粒以清热通络为主,全方多由寒凉性中药组成,仅含有苍术、防风两味温性中药,故其为药性较纯粹的清热通痹药。二者的足量联用属于药性冲突。

● 药性滋腻的治疗痹病的中成药与治疗感冒中成药联合使用时,可视为**药性冲突**。例如,益肾蠲痹丸与金花清感颗粒联合使用时,应视为药性冲突。

3. 联合用药审核要点三: 配伍禁忌

● 痹病治疗类中成药与其他疾病治疗中成药的联用,存在违反十八反、十九畏配伍的,可不视为配伍禁忌,但应提醒临床医师加强监测。例如,小活络丸含有川乌,半硫丸含有半夏,小活络丸与半硫丸的联用,可不视为配伍禁忌,但应加强随访监测。

● 痹病治疗类中成药的联用、痹病治疗类中成药与治疗其他疾病中成药的联用,存在两个及两个以上毒性饮片联用时,视毒性饮片具体品种、用法用量和患者体质病情而定。例如,风湿骨痛胶囊含有毒性饮片川乌、草乌,牛黄解毒片含有毒性饮片雄黄,若老年患者长期足量联用,建议视为联合用药不适宜。

4. 联合用药审核要点四: 中西药不当联用

● 含有附子、川乌、草乌的中成药与西药抗高血压药联用,由于药性辛温具有一定升压作用,同时用药疗程相对较长,应密切监测,但可不视为配伍禁忌。例如,风湿骨痛胶囊与苯磺酸氨氯地平片联用,应加强监测。

● 辅料含有蔗糖、蜂蜜的中成药,含有甘草等具有潜在影响血糖作用的中成药与西药降血糖药联合使用时,应密切监测,可不视为配伍禁忌。例如,风湿骨痛片与盐酸二甲双胍片联合使用时,要加强血糖监测。

五、用法用量审核要点

1. 用法用量审核要点一: 日总量控制

依据药品说明书,以每日最大量为基本审核单元,不超过每日最大量的处方,即视为合理处方。例如,为一般成人的寒湿闭阻型痹病,处方开具风湿骨痛胶囊【胶囊剂，0.3g/粒】，一次2粒，一日3次（说明书为一次2~4粒，一日2次），日总量未超过说明书日最大量，应视为合理处方。

2. 用法用量审核要点二：超说明书剂量用药

在规定的疗程范围内，对于不含有毒性饮片（如川乌、草乌、马钱子、天南星）的痹病治疗类中成药，为一般成人（非特殊人群）开具说明书日最大量150%的用量，可不视为用法用量不适宜。例如，为湿热痹患者开具四妙丸【水丸，6g/袋】，用药时长2周，一次6g，一日3次（说明书为一次6g，一日2次），日用量为说明书日最大量的150%，可不认定为用法用量不适宜。

含有毒性饮片（如川乌、草乌、马钱子、天南星）的痹病治疗类中成药，或者特殊人群用药，或者疗程不可控或超长疗程用药时，一般应严格遵循说明书用法用量使用，并加强药学监护。例如，为风寒痹病患者开具虎力散胶囊【胶囊剂，0.3g/粒】，口服，一次1粒，一日3次（说明书为一次1粒，一日1~2次），日用量为说明书日最大量的150%，由于该药以制草乌为君药，故应判定为用法用量不适宜。

3. 用法用量审核要点三：儿童与老年人用药

根据《中成药临床应用指导原则》，老年人用药，一般为常用量。儿童用药，应根据年龄进行减量。具体方法为："一般情况3岁以内服1/4成人量，3~5岁的可服1/3成人量，5~10岁的可服1/2成人量，10岁以上与成人量相差不大即可。"例如，为8岁"湿热闭阻"型痹病幼儿开具滑膜炎颗粒【颗粒剂，每1g相当于饮片3g】，处方用量为一次半袋，一日3次（说明书成人为一次1袋，一日3次），应视为合理处方。

4. 用法用量审核要点四：中药外用贴膏剂

根据《北京地区基层医疗机构中成药处方点评共识报告（2018版）》，一般的中药外用贴膏剂（面积≥35cm²）单次用量不宜超过2贴，单日总量不宜超过4贴，多部位贴敷也需注意总量控制，对于含铅基质外用贴膏剂（黑膏药）、含化学成分（例如水杨酸甲酯、苯海拉明等）的中药贴膏剂，使用应更为谨慎。说明书有明确用法用量规定的，以说明书为主。例如，为一般成人的寒湿瘀阻型痹病，处方开具关节止痛膏，一次1片，持续12小时，一日1次（说明书为一次1~2片，持续12小时，一日1次），日总量小于说明书常规量，应视为合理处方。又如，例如，为一般成人的气血瘀滞型痹病，处方开具狗皮膏，一次3片，一日2次，日总量超过4贴，应视为不合理处方。

六、用药疗程审核要点

药品说明书有明确疗程要求的，以说明书要求为标准进行疗程审核。例如，风湿祛痛胶囊说明书提示"风湿性关节炎4周为1个疗程，类风湿关节炎

8周为1个疗程"，所以，为风湿性关节炎患者开具风湿祛痛胶囊30天的处方，可视为用药疗程适宜。

药品说明书没有明确疗程要求的，可参考痹病的病程和疗效评价时间点进行审核，一般来看，痹病为慢性病证，内服药品的疗程为2~4周，外用贴膏剂的疗程为1~2周，也可根据临床治疗实际情况进行审核。例如，尪痹片说明书未提示明确疗程，根据文献报道，治疗类风湿关节炎以3~6个月为疗效评价时间点，故为类风湿关节炎患者开具尪痹片30天的处方，可视为用药疗程适宜。

（方玲子 李丹丹 李 凡）

参 考 文 献

[1] 王育杰.常见病中成药疗法[M].北京：人民卫生出版社.2009：250.

[2] 许保海.治疗痹病中成药的合理应用[J].中国医院用药评价与分析，2011，11（11）：1055-1056.

[3] 舒遵华，丁庆刚，孙牧，等.痹症的中医治疗规范[J].世界最新医学信息文摘，2019，19（77）：183-184.

[4] 北京市卫生和计划生育委员会基层医疗机构处方点评工作组，北京中医药学会临床药学专业委员会青年委员组，北京中医药大学中药药物警戒与合理用药研究中心.北京地区基层医疗机构中成药处方点评共识报告（2018版）[J].中国医院药学杂志，2018，38（18）：1877-1887.

[5] 金锐，张冰.中成药处方点评的理论与实践[M].北京：人民卫生出版社.2019.

[6] 葛振华，房德敏，李陆.1例疑似盘龙七片药物性肝损害患者病例分析[J].天津药学，2019，31（2）：13-14.

[7] 赵英.虎力散联合接骨七厘片治疗肋骨骨折导致严重肝损害一例[J].上海医药，2016，37（6）：39，56.

[8] 张清，白云静，纪泉，等.虎力散胶囊外敷治疗膝骨关节炎的有效性与安全性研究[J].中华关节外科杂志（电子版），2015，9（5）：603-607.

[9] 梁秀军，商亚珍，宋鸿儒，等.穿山龙总皂苷对小鼠的急性毒性实验[J].承德医学院学报，2010，27（2）：117-118.

[10] 陈成，唐靖一.中药影响华法林作用的研究进展[J].吉林中医药，2012，32（8）：855-859.

[11] 金锐，王宇光，薛春苗，等.中成药处方点评的标准与尺度探索（七）：中西药相互作用[J].中国医院药学杂志，2015，35（19）：1713-1718.

[12] 王宇光，金锐.《北京地区基层医疗机构中成药处方点评共识报告（2018版）》的解读[J].中南药学，2019，17（8）：1207-1209.

[13] 李克嵩,姜泉,唐晓颇,等.尪痹片为主治疗类风湿关节炎有效性的 Meta 分析[J].中医药导报,2020,26(10):165-170.

第二节 骨痿(骨质疏松症)

骨质疏松症归于中医学"骨痿"的范畴。骨痿之病,是由肾精亏虚,骨枯髓减,骨骼失荣所致的一类常见的骨科疾病,随着社会老龄化趋势的加剧,骨痿的发病率逐渐上升,主要症状表现为腰脊不举,下肢痿弱或瘦削,足不任身等,一般病程根据个人体质而不同。骨痿(骨质疏松症)的治则治法是在补益肝肾的基础上,应当益气温经、温补脾肾、活血化瘀、虚瘀兼治。依个人体质不同,则骨痿(骨质疏松症)所表现的证型不同,根据不同的证型选择不同的治疗药物。

现代医学的骨质疏松,属于中医骨痿范畴,按照中医骨痿辨证论治。

一、适用范围

中医诊断为骨痿,西医诊断为骨质疏松的治疗处方。

涉及的具体中成药品种包括但不限于(按笔画排序):六味地黄丸、右归丸、龙牡壮骨颗粒、仙灵骨葆胶囊、芪骨胶囊、肾骨胶囊、金天格胶囊、参苓白术散、骨疏康胶囊、桂附地黄丸、淫羊藿总黄酮胶囊、强骨胶囊,以及相同通用名、相同给药途径的其他剂型。

二、适应证审核要点

1. 适应证审核要点一:诊断书写

此类中成药处方应包括提示骨痿(骨质疏松)的中医/西医诊断及提示骨痿证型的中医诊断。缺少其中之一,即可视为临床诊断书写不全。

其中,提示骨痿的中医诊断为"骨痿""肾痿"及其等价诊断,提示骨质疏松的西医诊断为"骨质疏松"及其等价诊断,提示骨痿证型的中医诊断分为以下4类。

- 肾阳虚证:"肾阳亏虚证""肾阳虚损证""虚寒证"及其等价诊断。
- 肾阴虚证:"肝肾阴亏证""肝肾虚火证"及其等价诊断。
- 血瘀证:"气滞血瘀证""血虚挟瘀证"及其等价诊断。
- 脾胃虚证:"脾胃亏虚证""脾胃虚弱证"及其等价诊断。

2. 适应证审核要点二:诊断与用药相符

即,提示骨痿证型的中医诊断应与骨痿治疗类中成药的功效相匹配。

包括:

● 以治疗肾阳虚为主的骨痿药：说明书标注"补肾壮阳""强筋健骨"等功效的以治疗肾阳虚为主的骨痿药（右归丸、桂附地黄丸、淫羊藿总黄酮胶囊、强骨胶囊等），处方应书写肾阳虚骨痿相关诊断，否则应视为适应证不适宜。例如，诊断为"血瘀证"而开具右归丸的处方，应视为适应证不适宜。

● 以治疗肾阴虚为主的骨痿药：说明书标注"滋养肝肾""强筋健骨"等功效的以治疗肾阴虚为主的骨痿药（六味地黄丸、仙灵骨葆胶囊、芪骨胶囊、肾骨胶囊等），处方应书写肝肾阴虚骨痿相关诊断，否则应视为适应证不适宜。例如，诊断为"肾阳虚证"而开具六味地黄丸的处方，应视为适应证不适宜。

● 以治疗血瘀为主的骨痿药：说明书标注"强筋壮骨""滋补肝肾""补肾益气，活血壮骨"等功效的以治疗血瘀为主骨痿药（金天格胶囊、骨疏康胶囊等），处方应书写肾虚血瘀骨痿相关诊断，否则应视为适应证不适宜。例如，诊断为"肾阳虚证"而开具金天格胶囊的处方，应视为适应证不适宜。

● 以治疗脾胃虚为主的骨痿药：说明书标注"健脾、益气""和胃健脾""强筋壮骨"等功效的以治疗脾胃虚为主的骨痿药（参苓白术散、龙牡壮骨颗粒等），处方应书写脾胃虚弱骨痿相关诊断，否则应视为适应证不适宜。例如，诊断为"血瘀证"而开具参苓白术散的处方，应视为适应证不适宜。

3. 适应证审核要点三：分类管理

处方既未书写骨痿相关中医诊断又未书写骨痿相关西医诊断者，应视为适应证不适宜或无适应证用药。建议审核不通过，返回医师端修改。例如，诊断为"糖尿病"开具芪骨胶囊，应视为无适应证用药，返回医师端修改。

处方只书写骨痿相关中医诊断、未书写骨痿相关西医诊断者，视为合理。例如，诊断为"脾胃虚弱证"开具参苓白术散，应视合理处方。

处方只书写骨痿相关西医诊断、未书写骨痿相关中医诊断者，应视为临床诊断书写不全或适应证不适宜。可视不同科室、不同医疗机构的具体要求决定是否返回医师端。不返回医师端的处方，应作为不合理处方进入处方点评流程。对于中医科处方，诊断为"骨质疏松"开具强骨胶囊，可视为临床诊断书写不全，返回医师端修改。对于西医骨科处方，诊断为"骨质疏松"开具仙灵骨葆胶囊，亦为临床诊断书写不全，但可根据医疗机构具体情况，视为合理或不合理。同时，加强"西学中"培训，鼓励书写中医病证诊断。

三、药品遴选审核要点

1. 药品遴选审核要点一：儿童、老年人和妊娠哺乳期妇女

儿童、老年人和妊娠哺乳期妇女的用药审核应遵循药品说明书要求，说

明书明确标注"禁用"或"忌用"的，均应视为药品遴选不适宜。建议选择同功效亚类的其他药品。例如，仙灵骨葆胶囊说明书标注"孕妇禁用"，故为孕妇开具仙灵骨葆胶囊，应视为药品遴选不适宜，建议返回医师端，可选择同类药品。

说明书标注"慎用"的，可根据医师执业类别、临床经验丰富程度以及患者的具体情况，分类审核。具有慎用人群用药经验的中医类别医师，为实际用药风险较低的慎用人群患者（例如，12岁以上体格发育正常的儿童、肝肾功能正常且无恶性基础疾病的老年人、非孕早期且各项健康指征良好的孕妇）开具此类药品时，可视为合理；其余情形，建议视为不合理。例如：右归丸、金天格胶囊、参苓白术散、骨疏康胶囊、淫羊藿总黄酮胶囊、强骨胶囊说明书要求"妊娠慎用"，可根据开具处方的医师或视科室、医疗机构的具体要求来决定处方是否合理。

说明书未明确要求的，或者仅标注"在医师指导下使用"的，可以参考表12-2进行审核。

其中，骨痿（骨质疏松）治疗类中成药涉及的妊娠禁忌药包括：《中国药典》标识的慎用中药（附子），传统活血行气药（牡丹皮），毒性中药（附子）和其他重点关注中药（何首乌）等。

儿童应首选儿童专用中成药，无适用的儿童专用中成药时，也可选择非儿童专用中成药，但应注意是否含有儿童禁用或慎用的成分。骨痿中成药的特殊人群选药见表12-2。

表12-2　骨痿中成药的特殊人群选药

中成药名称	儿童（3~18岁）	老年人（60岁及以上）	孕妇	哺乳期妇女	其他
六味地黄丸	建议可用，有2~8岁患儿用药经验	建议可用，有60~90患者用药经验	建议可用，文献有妊娠16周的用药经验	建议可用	感冒发热患者不宜服用；高血压、心脏病、肝病、糖尿病、肾病等严重者应在医师指导下服用
仙灵骨葆胶囊	建议慎用	建议可用，有60~84岁患者用药经验	说明书禁用	建议慎用	重症感冒期间、有肝病史或肝生化指标异常者禁用；多种慢性疾病的老年患者，合并用药时应在医师指导下服用

续表

中成药名称	儿童 （3~18岁）	老年人 （60岁及以上）	孕妇	哺乳期妇女	其他
龙牡壮骨颗粒	建议可用，有6个月~5岁患儿用药经验	建议可用	建议可用	建议可用	感冒发热患者不宜服用；婴儿和糖尿病患儿应在医师指导下服用
右归丸	建议慎用，有4.6~13岁患儿用药经验	建议慎用，有60~80岁患者用药经验	建议慎用	建议慎用	建议未经良好控制的严重慢性疾病患者在医师指导下服用
芪骨胶囊	建议慎用	建议慎用，有63~84岁患者用药经验	建议慎用	建议慎用	肝肾功能不全者禁用；阴虚火旺者慎用
肾骨胶囊	建议可用	建议可用，有60~91岁患者用药经验	建议可用	建议可用	建议未经良好控制的严重慢性疾病患者在医师指导下服用
金天格胶囊	建议慎用	建议可用，有60~85岁患者用药经验	建议慎用	建议慎用	建议未经良好控制的严重慢性疾病患者在医师指导下服用
参苓白术散	建议可用，有新生儿、2~10岁患儿用药经验	建议可用，有60~80岁患者用药经验	建议慎用	建议慎用	感冒发热患者不宜服用；高血压、心脏病、肝病、糖尿病、肾病等慢性疾病严重者应在医师指导下服用
骨疏康胶囊	建议慎用	建议可用，有63~93岁患者用药经验	建议慎用	建议慎用	发热患者、对本品过敏者禁用；过敏体质者慎用；年老体虚者、高血压患者应在医师指导下服用
桂附地黄丸	建议可用，有5~12.6岁患儿的用药经验	建议可用，有60~85岁患者用药经验	建议慎用	建议可用	感冒发热患者、阴虚内热者不宜服用；高血压、心脏病、肝病、糖尿病、肾病等慢性疾病严重者应在医师指导下服用

中成药名称	儿童 （3~18岁）	老年人 （60岁及以上）	孕妇	哺乳期妇女	其他
淫羊藿总黄酮胶囊	建议慎用	建议可用,有60~77岁患者用药经验	建议慎用	建议慎用	感冒、阴虚阳亢者禁用;有窦性心动过缓病史者慎用
强骨胶囊	建议慎用	建议可用,有60~88岁患者用药经验	建议慎用	建议慎用	感冒发热患者不宜服用;高血压、心脏病、肝病、糖尿病、肾病等慢性疾病严重者应在医师指导下服用

注:建议可用的中成药也应在中医师指导下使用,并严格管控用法用量和疗程。

2. 药品遴选审核要点二:肝肾功能不全患者

肝肾功能不全患者的用药审核应遵循药品说明书要求,说明书标注"禁用"或"忌用"的,均视为药品遴选不适宜。

例如,仙灵骨葆胶囊、芪骨胶囊说明书要求"严重肝肾功能不全者禁用",故为诊断中含有"慢性肝炎""肝功能异常""肾功能不全"等提示肝肾功能损害(无论是否明确为严重损害)的患者开具仙灵骨葆胶囊时,应当视为药品遴选不适宜,建议返回医师端,可选择同类药品。

说明书标注"慎用"的,可根据医师执业类别、临床经验丰富程度以及患者的具体情况,分类审核。具有慎用人群用药经验的中医类别医师,为实际用药风险较低的慎用人群患者(例如,12岁以上体格发育正常的儿童、肝肾功能正常且无恶性基础疾病的老年人、非孕早期且各项健康指征良好的孕妇)开具此类药品时,可视为合理;其余情形,建议视为不合理。

说明书未明确要求的,或者仅标注"在医师指导下使用"的,可通过组方成分做初步评估。即:

● 含有何首乌或补骨脂的骨痿类中成药,具有潜在肝损伤风险,可根据医师执业类别、临床经验丰富程度以及患者的具体情况分类管理;若患者存在肝功能不全的情况(如诊断中有肝药酶升高、肝功能不全、肾功能不全等描述)仍处方开具此类中成药,应加强使用时的药学监护,亦可选择同功效亚类的其他药品。根据文献报道,存在含有补骨脂的仙灵骨葆胶囊致不良反应引起肝损害的个案,应加强监护。

3. 药品遴选审核要点三:高血压、心脏病等特殊疾病患者

特殊疾病(例如高血压、糖尿病、心脏病、前列腺肥大等)患者的用药审核应遵循药品说明书要求,说明书标注"禁用"或"忌用"的,均可视为药品遴选

不适宜。

说明书标注"慎用"的，可根据医师执业类别、临床经验丰富程度以及患者慢性疾病管理的水平，分类管理。具有慎用人群用药经验的中医类别医师，为慢性疾病管理良好的患者开具此类药品时，可视为合理；其余情形，建议视为不合理。

说明书未明确要求的，或者仅标注"在医师指导下使用"的，建议视为合理。

4. 药品遴选审核要点四：中西药复方制剂

含有化学药物成分的中西药复方制剂，应严格遵循其中化学药物成分的禁忌证进行药品遴选。例如，维生素 D_2 禁用于高血钙症、维生素 D 增多症、高磷血症伴肾性佝偻病患者；乳酸钙制剂、葡萄糖酸钙制剂禁用于高钙血症、高钙尿症、含钙肾结石或有肾结石病史患者。龙牡壮骨颗粒中含有维生素 D_2、乳酸钙、葡萄糖酸钙。因此，龙牡壮骨颗粒禁用于以上患者，以上患者处方中有龙牡壮骨颗粒，应视为药物遴选不适宜。

四、联合用药审核要点

1. 联合用药审核要点一：重复用药

● 治疗同一证型的骨痿，且含有 3 个以上相同成分或含有相同成分的占比超过 30% 的两个中成药足量联用时，可视为重复用药。例如，右归丸与桂附地黄丸均含有肉桂、附子、熟地黄、山茱萸、山药，相同成分占比分别为 5/10（右归丸）和 5/8（附桂地黄丸），两药联用时为重复用药。

● 成分完全包含的两个骨痿中成药足量联用时，可视为重复用药。例如，芪骨胶囊含有淫羊藿、制何首乌、黄芪、石斛、肉苁蓉、骨碎补、菊花，而淫羊藿总黄酮胶囊的组方为淫羊藿总提取物，芪骨胶囊的组方完全包含淫羊藿总黄酮胶囊，故二者的足量联用属于重复用药。

2. 联合用药审核要点二：药性冲突

● 药性温热的骨痿类中成药与药性寒凉的其他中成药联合使用时，可视为药性冲突。例如，右归丸含有熟地黄、肉桂、炮附片等温热性中药，是药性纯粹的热性中成药，牛黄解毒片以清热解毒为主，全方药性寒凉。二者的足量联用属于药性冲突。

● 药性滋腻的骨痿治疗类中成药与治疗感冒中成药联合使用时，可视为药性冲突。例如，右归丸与金花清感颗粒联合使用时，应视为药性冲突。

3. 联合用药审核要点三：配伍禁忌

● 骨痿治疗类中成药与其他疾病治疗中成药联用，存在违反十八反、十九畏配伍的，可不视为配伍禁忌，但应提醒临床医师加强监测。例如，参苓白术散中含有人参，小金丸中含有五灵脂，若两药联用时，可不视为配伍禁忌，加强随访监测即可。

● 骨痿治疗类中成药的联用、骨痿类中成药与其他疾病治疗中成药的联用,存在两个及两个以上毒性饮片联用时,视毒性饮片具体品种、用法用量和患者体质病情而定。例如,右归丸中含有毒性饮片附子(炮附片),脑心通含有毒性饮片全蝎和水蛭,右归丸与脑心通联合使用,视为合理。

4. 联合用药审核要点四:中西药不当联用

● 含有维生素 D_2、乳酸钙、葡萄糖酸钙等化学药成分的中西药复方制剂(例如龙牡壮骨颗粒),与含有相同药理作用成分的西药联合使用时,应视为重复用药。例如,含有维生素 D_2、乳酸钙、葡萄糖酸钙的龙牡壮骨颗粒与西药葡萄糖酸钙片或乳酸钙颗粒足量联用时,应视为重复用药,建议更换药品或减量使用。

● 辅料含有蔗糖或蜂蜜的中成药,含有甘草、大枣等具有潜在影响血糖作用的中成药与西药降血糖药联合使用时,应密切监测,但可不视为配伍禁忌。例如:龙牡壮骨颗粒(大枣、甘草)与盐酸二甲双胍片、胰岛素等联合使用时,应密切监测。

五、用法用量审核要点

1. 用法用量审核要点一:日总量控制

依据药品说明书,以每日最大量为基本审核单元,不超过每日最大量的处方,即视为合理处方。例如:为一般成人"血虚证",处方开具金天格胶囊【胶囊剂,0.4g/粒】,一次 1 粒,一日 3 次(说明书为一次 3 粒,一日 3 次),日总量小于说明书常规量,应视为合理处方。

2. 用法用量审核要点二:超说明书剂量用药

在规定的疗程范围内,对于不含有毒性饮片(如附子)的骨痿治疗类中成药,为一般成人(非特殊人群)开具说明书日最大量150%的用量,可不视为用法用量不适宜。例如,为 50 岁骨质疏松患者处方开具肾骨胶囊【胶囊剂,钙0.1g/粒】,一次 4 粒,一日 3 次(说明书为一次 1~2 粒,一日 3 次),日总量为说明书日最大量的200%,应视为用法用量不适宜。

含有毒性饮片(如附子)的骨痿类中成药,或者特殊人群用药,或者疗程不确定或超长时间用药的情形,如果存在超说明书剂量用药,则可根据药品特点和患者病情特点,分类界定和管理,加强药学监护。例如,为存在肾功能不全的 75 岁肾阳虚型骨痿病患者,处方右归丸,用药时长为 2 周,一次 2 丸,一日 2 次(说明书为一次 1 丸,一日 3 次),日用量为说明书日最大量的133%,且为特殊人群用药,故应视为用法用量不适宜。

3. 用法用量审核要点三:儿童与老年人用药

根据《中成药临床应用指导原则》,老年人用药,一般为常用量。儿童用药,应根据年龄进行减量。具体方法为:"一般情况 3 岁以内服 1/4 成人量,3~5 岁的可服 1/3 成人量,5~10 岁的可服 1/2 成人量,10 岁以上与成人量相差不大即可。"例如,为 6 岁脾肺两虚证患儿开具参苓白术散【散剂,6g/ 袋】,处方用量为一次 6g,一日 2 次(说明书为一次 6~9 g,一日 2~3 次),应视为合理处方。

六、用药疗程审核要点

药品说明书有明确疗程要求的,以说明书要求为标准进行疗程审核。例如,金天格胶囊说明书 3 个月为 1 个疗程,对于开具金天格胶囊用药时长为 2 个月的长时间用药处方,可视为合理。又如,强骨胶囊说明书提示"3 个月为 1 个疗程",所以,开具强骨胶囊 1 个月的处方,可视为用药疗程适宜。

药品说明书没有明确疗程要求的,可参考骨痿的病程和疗效评价时间点进行审核。一般来看,骨痿为慢性病证,疗程为 2~4 周,也可根据临床治疗实际情况进行审核。例如,六味地黄丸说明书未提示明确疗程,根据文献报道,治疗绝经后骨质疏松症以 12 个月为疗效评价时间点,故为此类患者开具六味地黄丸 90 天的长时间用药处方,可视为用药疗程适宜。

(许 彤 王 彬 李 凡)

参 考 文 献

[1] 北京市卫生和计划生育委员会基层医疗机构处方点评工作组,北京中医药学会临床药学专业委员会青年委员组,北京中医药大学中药药物警戒与合理用药研究中心 . 北京地区基层医疗机构中成药处方点评共识报告(2018 版)[J]. 中国医院药学杂志,2018, 38(18):1877-1887.

[2] 葛继荣,王和鸣,郑洪新,等 . 中医药防治原发性骨质疏松症专家共识(2020)[J]. 中国骨质疏松杂志,2020,(26)12:1717-1725.

[3] 杜倩,王哲,运乃茹,等 . 仙灵骨葆胶囊致不良反应 185 例文献分析[J]. 中国药房, 2017,28(27):3785-3787.

[4] 于红光 . 健脾补骨汤联合金天格胶囊对骨质疏松性疼痛患者骨代谢指标及疼痛程度的影响[J]. 新中医,2022,54(11):134-137.

[5] 李秀英 . 肾骨胶囊治疗骨质疏松 38 例体会[J]. 中国航天工业医药,1999(2):51.

[6] 张爽 . 参苓白术散辅助治疗儿童反复呼吸道感染的临床效果[J]. 临床合理用药杂志, 2022,15(26):108-110.

[7] 匡浩铭,杨张琪,彭志飞,等 . 六味地黄丸治疗绝经后骨质疏松症疗效和安全性的 Meta 分析[J]. 中医正骨,2022,34(8):31-35.

第十三章　肿瘤治疗用药处方审核

　　肿瘤（癌病）是由于脏腑组织发生异常增生，以肿块逐渐增大、表面高低不平、质地坚硬、时有疼痛、发热，常伴乏力、纳差、消瘦并进行性加重为主症的疾病。其病因病机多为正气内虚、感受邪毒、情志怫郁、饮食失调、素有旧疾等致脏腑功能失调，气血津液运行失常，产生气郁、血瘀、痰凝、湿浊、毒聚等病理变化，蕴藉于脏腑，相互搏结，日久渐积，成为有形肿块。治疗时需结合病史、病程、证候、实验室检查等综合分析，辨证论治，扶正祛邪，攻补兼施。重点把握不同癌病及不同病程阶段，扶正与祛邪的主次先后。

　　现代医学的恶性肿瘤等病，属于中医癌病范畴，按照中医癌病辨证论治。

一、适用范围

　　中医诊断为癌病，西医诊断为恶性肿瘤的治疗处方。

　　涉及的具体中成药品种包括但不限于（按笔画排序）：小金丸、艾迪注射液、平消胶囊、西黄丸、贞芪扶正胶囊、华蟾素胶囊、安康欣胶囊、安替可胶囊、抗癌平丸、肝复乐片、软坚口服液、金龙胶囊、金刺参九正合剂、金复康口服液、金蒲胶囊、参芪十一味颗粒、参莲胶囊、鸦胆子油软胶囊、复方斑蝥胶囊，以及相同通用名、相同给药途径的其他剂型。

二、适应证审核要点

1. 适应证审核要点一：诊断书写

　　此类中成药处方应包括提示肿瘤的中医 / 西医诊断及提示肿瘤证型的中医诊断。<u>缺少其中之一，即可视为临床诊断书写不全。</u>

　　其中，提示肿瘤的中医诊断为"气瘤""血瘤""肉瘤""骨瘤""噎膈""舌菌""茧唇""失荣""乳岩""石瘿"及其等价诊断，提示肿瘤的西医诊断为"恶性肿瘤"及其等价诊断，提示肿瘤证型的中医诊断分为以下 4 类。

- 气滞血瘀证："气血痹阻证""气血凝滞证""气血凝结证"及其等价诊断。
- 痰湿阻滞证："痰湿阻结证""痰湿蕴结证""痰湿内阻证"及其等价诊断。
- 热毒蕴结证："热毒证""热毒壅结证""热毒壅盛证"及其等价诊断。
- 伴有虚证的情形："气虚血瘀证""肝郁脾虚证""肾虚湿热证"及其等价

诊断。

2. 适应证审核要点二：诊断与用药相符

即，提示肿瘤证型的中医诊断应与肿瘤治疗类中成药的功效相匹配，包括：

● 活血化瘀药：说明书标注"活血化瘀""破血消瘀""活血逐瘀""消癥散结"等功效的活血化瘀药（化癥回生片、平消片、安康欣胶囊、肝复乐片、软坚口服液、金龙胶囊、复方斑蝥胶囊、消癥益肝片、康力欣胶囊、楼莲胶囊、鳖甲煎丸等），处方应书写"气滞血瘀证"等相关诊断，否则应视为适应证不适宜。例如，诊断为"痰湿蕴结证"而开具平消片的处方，应视为适应证不适宜。

● 除痰散结药：说明书标注"化痰消肿""软坚散结""通络散结"等功效的除痰药（金蒲胶囊、复方红豆杉胶囊、鹤蟾片等），处方应书写"痰湿蕴结证"相关诊断，否则应视为适应证不适宜。例如，诊断为"气虚血瘀证"而开具复方红豆杉胶囊的处方，应视为适应证不适宜。

● 解毒消癥药：说明书标注"清热解毒""解毒消肿""清热凉血"等功效的解毒药（华蟾素口服液、华蟾素注射液、安替可胶囊、抗癌平丸、参莲胶囊、鸦胆子油软胶囊、复方苦参注射液、增生平片等），处方应书写"热毒蕴结证"等相关诊断，否则应视为适应证不适宜。例如，诊断为"肝郁脾虚证"而开具华蟾素口服液的处方，应视为适应证不适宜。

● 扶正补虚药：由较多比例的补益药组成，一般作为肿瘤辅助药使用，说明书标注"补气养血""健脾益肾""补肺益肾""温肾健髓""扶正固本"等功效的补虚药（十一味参芪胶囊、贞芪扶正胶囊、参一胶囊、参芪扶正注射液、香菇多糖注射液、养正合剂、康莱特软胶囊、槐耳颗粒等），处方有"气血两虚证"等相关诊断，否则应视为适应证不适宜。例如，诊断为"热毒蕴结证"而开具十一味参芪胶囊的处方，应视为适应证不适宜。

3. 适应证审核要点三：分类管理

处方既未书写肿瘤相关中医诊断又未书写肿瘤相关西医诊断者，应视为适应证不适宜或无适应证用药，建议审核不通过，返回医师端修改。例如，诊断为"糖尿病"开具槐耳颗粒，应视为无适应证用药，返回医师端修改。

处方只书写肿瘤相关中医诊断、未书写肿瘤相关西医诊断者，视为合理。例如，诊断为"气血两虚证"开具参一胶囊，应视为合理处方。

处方只书写肿瘤相关西医诊断、未书写肿瘤相关中医诊断者，应视为临床诊断书写不全或适应证不适宜，可视不同科室、不同医疗机构的具体要求决定是否返回医师端。不返回医师端的处方，应作为不合理处方进入处方点评流程。例如，对于中医科处方，诊断为"肺癌"开具参一胶囊，可视为临床诊断书写不全,返回医师端修改。对于西医肿瘤科处方,诊断为"肿瘤化疗后"开具贞芪扶正胶囊,可根据医疗机构具体情况,视为合理或不合理。

三、药品遴选审核要点

1. 药品遴选审核要点一:儿童、老年人和妊娠哺乳期妇女

儿童、老年人和妊娠哺乳期妇女的用药审核应遵循药品说明书要求,说明书明确标注"禁用""忌用"或"慎用"的,均应视为药品遴选不适宜,建议选择同功效亚类的其他药品。例如,小金丸说明书标注"孕妇忌用",故为孕妇开具小金丸,应视为药品遴选不适宜。

说明书标注"慎用"的,可根据医师执业类别、临床经验丰富程度以及患者的具体情况,分类审核。具有慎用人群用药经验的中医类别医师,为实际用药风险较低的慎用人群患者(例如,12岁以上体格发育正常的儿童、肝肾功能正常且无恶性基础疾病的老年人、非孕早期且各项健康指征良好的孕妇)开具此类药品时,可视为合理;其余情形,建议视为不合理。

说明书未明确要求的,或者仅标注"在医师指导下使用"的,可以参考表13-1进行审核。其中,肿瘤治疗类中成药涉及的妊娠禁忌药包括:《中国药典》标识的禁用中药(三棱、莪术、马钱子)、慎用中药(乳香、没药、大黄),传统滑利药(槐花、白茅根),以及其他重点关注中药细辛、大青木香、木香马兜铃(含马兜铃酸)等。妊娠经评估确需使用妊娠慎用的中成药,应建议医生提醒患者加强孕检以及登记患者信息进行必要的随访。

儿童应首选儿童专用中成药,无适用的儿童专用中成药时,也可选择非儿童专用中成药,但应注意是否含有儿童禁用或慎用的成分。肿瘤治疗中成药的特殊人群选药见表13-1。

表 13-1 肿瘤治疗中成药的特殊人群选药

中成药名称	儿童(3~18岁)	老年人(60岁及以上)	孕妇	哺乳期妇女	其他
小金丸	建议可用,小儿酌减,有2~14岁患儿用药经验	建议可用,80岁以上慎用,有60~78岁患者用药经验	说明书禁用	建议禁用	运动员、过敏体质者、脾胃虚弱者、肝肾功能不全者慎用
平消胶囊	建议可用	建议可用,有60~75岁患者用药经验	说明书禁用	建议慎用	运动员慎用;建议未经良好控制的严重慢性疾病患者在医师指导下服用

续表

中成药名称	儿童 （3~18 岁）	老年人 （60 岁及以上）	孕妇	哺乳期妇女	其他
艾迪注射液	建议可用	建议可用，有60~84 岁患者用药经验	说明书禁用	说明书禁用	肝、肾功能异常患者等特殊人群和初次使用中药注射剂的患者应慎重使用
西黄丸	建议可用，有 3~11 岁患儿用药经验	建议可用，有92 岁患者用药经验	说明书忌服	建议可用	运动员慎用；建议未经良好控制的严重慢性疾病患者在医师指导下服用
华蟾素胶囊	建议可用	建议可用，有61~90 岁患者用药经验	建议禁用	建议禁用	心脏病患者、脾胃虚弱者慎服
安替可胶囊	建议可用	建议可用，有70~80 岁患者用药经验	说明书忌用	建议禁用	心脏病患者慎用
安康欣胶囊	建议可用	建议可用	说明书忌用	建议慎用	建议未经良好控制的严重慢性疾病患者在医师指导下服用
贞芪扶正胶囊	建议可用	建议可用，有60~84 岁患者用药经验	建议可用	建议可用	建议未经良好控制的严重慢性疾病患者在医师指导下服用
抗癌平丸	建议可用	建议可用	建议慎用	建议慎用	建议未经良好控制的严重慢性疾病患者在医师指导下服用
肝复乐片	建议慎用	建议可用	说明书忌用	建议慎用	有明显出血倾向者慎服
金龙胶囊	建议慎用	建议可用，有60~76 岁患者用药经验	说明书禁用	说明书禁用	建议未经良好控制的严重慢性疾病患者在医师指导下服用
软坚口服液	建议慎用	建议可用，80 岁以上慎用	建议慎用	建议慎用	建议未经良好控制的严重慢性疾病患者在医师指导下服用
金蒲胶囊	建议慎用	建议可用，有60~74 岁患者用药经验	说明书忌用	建议慎用	建议未经良好控制的严重慢性疾病患者在医师指导下服用

续表

中成药名称	儿童 （3~18 岁）	老年人 （60 岁及以上）	孕妇	哺乳期妇女	其他
参芪十一味 颗粒	建议可用， 文献有患儿 用药经验	建议可用，有 70~81 岁患者 用药经验	建议慎用	建议可用	建议未经良好控制的 严重慢性疾病患者在 医师指导下服用
金复康 口服液	建议可用	建议可用，有 82 岁患者用 药经验	建议慎用	建议可用	建议未经良好控制的 严重慢性疾病患者在 医师指导下服用
参一胶囊	建议可用	建议可用，有 62~85 岁患者 用药经验	建议慎用	建议可用	有出血倾向者忌用； 火热证或阴虚内热 证者慎用
金刺参九正 合剂	建议可用	建议可用	建议慎用	建议可用	对本品过敏者禁用； 过敏体质者慎用；高 血压、心脏病、肝病、 糖尿病、肾病等慢性 疾病严重者在医师指 导下服用
鸦胆子油软 胶囊	建议慎用	建议慎用，有 60~80 岁患者 用药经验	建议禁用	建议禁用	建议未经良好控制的 严重慢性疾病患者在 医师指导下服用
复方斑蝥 胶囊	建议慎用	建议慎用，有 61~82 岁患者 用药经验	说明书禁用	说明书禁用	糖尿病患者及糖代 谢紊乱者、肝肾功能 异常者慎用
消癌平片	说明书不 建议使用	建议可用，有 60~86 岁患者 用药经验	说明书忌用	建议可用	过敏体质、肝肾功能 异常者等特殊人群 应慎重使用
康莱特 软胶囊	建议可用	建议可用，有 60~79 岁患者 用药经验	说明书忌用	建议可用	建议未经良好控制的 严重慢性疾病患者在 医师指导下服用
康莱特 注射液	建议可用	建议可用，有 60~86 岁患者 用药经验	说明书禁用	建议可用	脂肪代谢严重失调 者（急性休克、急性 胰腺炎、病理性高脂 血症、脂性肾病变等 患者）禁用；肝肾功 能异常者、初次使用 中药注射剂的患者 慎用

中成药名称	儿童 （3~18岁）	老年人 （60岁及以上）	孕妇	哺乳期妇女	其他
康艾注射液	建议可用，6岁以内患儿慎用，有12岁以上患儿用药经验	建议可用，有61~89岁患者用药经验	建议禁用	建议可用	过敏体质患者、初次使用本品的患者应慎重
康力欣胶囊	建议可用	建议可用，有60~76岁患者用药经验	说明书禁用	建议可用	建议未经良好控制的严重慢性疾病患者在医师指导下服用
猪苓多糖注射液	建议可用，小儿酌减	建议可用	建议慎用	建议可用	建议未经良好控制的严重慢性疾病患者在医师指导下服用
散结灵胶囊	建议慎用	建议慎用	说明书禁用	说明书禁用	严重心脏病，高血压，肝、肾疾病忌服

注：建议可用的中成药也应在中医师指导下使用，并严格管控用法用量和疗程。

2. 药品遴选审核要点二：肝肾功能不全患者

肝肾功能不全患者的用药审核应遵循药品说明书要求，说明书标注"禁用""忌用"的，均视为药品遴选不适宜。例如，散结灵胶囊说明书要求"肝、肾功能不全者忌服"，故为诊断中含有"慢性肝炎""慢性肾炎"等提示肝、肾功能损害（无论是否明确为严重损害）的患者开具处方散结灵胶囊时，应当视为药品遴选不适宜，建议返回医师端，可选择同类药品。

说明书标注"肝肾功能不全者慎用"或者标注"肝病、肾病严重者在医师指导下使用"，可根据医师执业类别、临床经验丰富程度以及患者的具体情况，分类管理。例如，小金丸说明书要求"肝肾功能不全者慎用"，若具有慎用人群用药经验的中医类别医师，为轻、中度肝肾功能异常的患者开具此类药品时，可视为合理；其余情形，建议视为不合理。

说明书未明确要求的，或者仅标注"在医师指导下使用"的，可通过组方成分做初步评估。即：

● 治疗肿瘤的中成药，多含有有毒或攻伐力量较强的中药（如蟾酥、木鳖子、黄药子等），且用药疗程一般较长，故肝损害风险整体偏高。根据文献报道，小金胶囊、鸦胆子油乳注射液、复方斑蝥胶囊、华蟾素胶囊有引起肝损害的个案报道，参莲胶囊与乳癖消片联用有引起肝损伤的报道，值得关注并加强监测，当处方诊断合并有"肝病""肝功能不全"及其等价诊断，可视为药品遴选不适宜。

● 个别肿瘤治疗类中成药含有细辛或大青木香（如通迪胶囊），如果处方诊断中有"肾病""肾功能不全"及其等价诊断，可视为药品遴选不适宜。

3. 药品遴选审核要点三：高血压、糖尿病等特殊疾病患者

特殊疾病（例如高血压、糖尿病、心脏病、急性胰腺炎、前列腺肥大等）患者的用药审核应遵循药品说明书要求，说明书标注"禁用""忌用"的，均可视为药品遴选不适宜。例如，康莱特注射液说明书标注"急性胰腺炎患者禁用"，故西医全科医师为诊断中含有"急性胰腺炎"的恶性肿瘤患者开具康莱特注射液，应视为药品遴选不适宜。

说明书标注"慎用"的，可根据医师执业类别、临床经验丰富程度以及患者慢性疾病管理的水平，分类管理。例如，华蟾素胶囊说明书标注"心脏病患者慎用"，则具有此类慎用人群用药经验的中医类别医师，为慢性疾病管理良好的患者开具此类药品时，可视为合理；其余情形，建议视为不合理。

说明书未明确要求的，或者仅标注"在医师指导下使用的""遵医嘱"，建议视为合理。

四、联合用药审核要点

1. 联合用药审核要点一：重复用药

● 治疗同一证型的肿瘤，且含有 3 个以上相同成分或含有相同成分的占比超过 30% 的两个中成药足量联用时，可视为重复用药。例如，小金丸与消肿片均含有制草乌、枫香脂、没药、当归、五灵脂、地龙、乳香和香墨。相同成分占比分别为 8/10（小金丸）和 8/9（消肿片），故二者的足量联用属于重复用药。又如，肝复乐片与养正合剂均含有黄芪、茯苓，相同成分占比分别为 2/21（肝复乐片）和 2/6（养正合剂），二者君药不同，肝复乐片君药为健脾益肺的党参，养正合剂君药为大补元气的红参，故可不认定为重复用药。

● 成分完全包含的两个肿瘤中成药足量联用时，可视为重复用药。例如，养正合剂含有黄芪和女贞子，而贞芪扶正胶囊的组方为黄芪、女贞子，故二者的足量联用属于重复用药。

● 含有相同毒性饮片的两个肿瘤中成药联用时，视用法用量而定，足量联用视为联合用药不适宜，减量联用可视为合理。例如，安替可胶囊与鹤蟾片均含有蟾皮，按说明书足量联用时，视为重复用药。又如，平消片与慈丹胶囊，均含马钱子粉，按说明书用量足量联用时，视为重复用药。

2. 联合用药审核要点二：药性冲突

● 整体药性偏温热与药性偏寒凉的中成药联用时，可视为药性冲突。例如，楼莲胶囊，全方主要由寒凉中药组成，仅含有红参、制何首乌为补益中药，

整体药性偏凉；参芪十一味颗粒全方主要由温性、平性药组成，仅有泽泻一味药是寒性药，整体药性偏温。楼莲胶囊与参芪十一味颗粒合用应判定为药性冲突。

● 药性滋腻的治疗肿瘤的中成药与治疗感冒中成药联合使用时，可视为药性冲突。例如，参芪十一味颗粒与金花清感颗粒联合使用时，应视为药性冲突。

3. 联合用药审核要点三：配伍禁忌

治疗肿瘤中成药与其他疾病治疗中成药的联用，存在违反十八反、十九畏配伍的，可不视为配伍禁忌，但应提醒临床医师加强监测。例如，平消片含有五灵脂，安康欣胶囊含有人参，平消片与安康欣胶囊的联用，可不视为配伍禁忌，但应加强随访监测。

● 治疗肿瘤中成药的联用、治疗肿瘤中成药与治疗其他疾病中成药的联用，存在两个及两个以上毒性饮片联用时，视毒性饮片具体品种、用法用量和患者体质病情而定。例如，平消胶囊含有干漆、马钱子粉等毒性饮片，牛黄解毒片含有毒性饮片雄黄，若老年患者长期足量联用，建议视为联合用药不适宜。

4. 联合用药审核要点四：中西药不当联用

● 关注影响药物代谢环节的中西药相互作用。例如，有文献报道，六神丸对 CYP1A2 的活性有明显的抑制作用，可能减慢安罗替尼代谢，增加安罗替尼的血浆浓度，加重其不良反应的程度，两者联用时建议视为联合用药不适宜。

五、用法用量审核要点

1. 用法用量审核要点一：日总量控制

依据药品说明书，以每日最大量为基本审核单元，不超过每日最大量的处方，即视为合理处方，但含毒性饮片（如山豆根、草乌）中成药及用于儿童时除外。例如，为一般成人的气血瘀阻型消化道恶性肿瘤，处方开具康力欣胶囊【胶囊剂，0.5g/ 粒】，一次 2 粒，一日 3 次（说明书为一次 2~3 粒，一日 3 次），日总量小于说明书常规量，视为合理处方。

2. 用法用量审核要点二：超说明书剂量用药

对于不含有毒性饮片（如山豆根、草乌）的肿瘤中成药，为一般成人（非特殊人群）开具说明书日最大量 150% 的用量，可不视为用法用量不适宜。例如，为一般成人开具健脾益肾颗粒【颗粒剂，10g/ 袋】，一次 10g，一日 3 次（说明书为一次 10g，一日 2 次），日总量为说明书日最大量的 150%，可不视为用法用量不适宜，但应加强监测。

含有毒性饮片（例如山豆根、草乌）的肿瘤中成药，或者为特殊人群开具治疗肿瘤类中成药，或者超长疗程开具肿瘤类中成药时，对于超过说明书日最大量的处方，建议视为用法用量不适宜。也可根据药品特点和患者病情特点，分类界定和管理。

说明书明确强调不宜过量使用的，应严格遵循说明书的用法用量，超过说明书用量的，则应视为用法用量不适宜。例如安康欣胶囊、软坚口服液、鸦胆子油乳注射液等。

3. 用法用量审核要点二：儿童与老年人用药

根据《中成药临床应用指导原则》，老年人用药，一般为常用量。儿童用药，应根据年龄进行减量。具体方法为："一般情况 3 岁以内服 1/4 成人量，3~5 岁的可服 1/3 成人量，5~10 岁的可服 1/2 成人量，10 岁以上与成人量相差不大即可。"例如，为 8 岁"气虚血瘀"型肝癌幼儿开具槐耳颗粒【颗粒剂，20g/ 袋】，处方用量为一次 10g，一日 3 次（说明书成人为一次 20g，一日 3 次），应视为合理处方。

六、用药疗程审核要点

药品说明书有明确疗程要求的，以说明书要求为标准进行疗程审核。例如，艾迪注射液说明书提示"手术前后使用本品 10 天为 1 个疗程；介入治疗10 天为 1 个疗程；单独使用 15 天为一周期，间隔 3 天，2 周期为 1 个疗程；晚期恶病质患者，连用 30 天为 1 个疗程"，所以，开具艾迪注射液 7 天的处方，可视为用药疗程适宜。又如，生血康口服液：说明书提示"2 周为 1 个疗程"，所以，为肿瘤化疗后白细胞减少的患者开具生血康口服液 30 天的处方，可视为用药疗程不适宜。

药品说明书没有明确疗程要求的，可参考癌病的病程和疗效评价时间点进行审核。癌病的治疗比较复杂，一般疗程较长，建议以 2~4 周为 1 个疗程，也可根据临床治疗实际情况进行审核。例如，平消胶囊说明书未提示明确疗程，根据文献报道，在治疗非小细胞肺癌时通常使用 2~3 个化疗周期（1 个化疗周期 5~7 天），故开具平消胶囊 21 天的处方，可视为用药疗程适宜。又如，华蟾素胶囊说明书未提示明确疗程，根据文献报道，在治疗晚期结直肠癌时通常使用 2~4 个化疗周期，故开具华蟾素胶囊 30 天的处方，可视为用药疗程适宜。

（华成坤　李丹丹　李　凡）

参 考 文 献

[1] 北京市卫生和计划生育委员会基层医疗机构处方点评工作组，北京中医药学会临床药

学专业委员会青年委员组,北京中医药大学中药药物警戒与合理用药研究中心.北京地区基层医疗机构中成药处方点评共识报告(2018版)[J].中国医院药学杂志,2018,38(18):1877-1887.

[2] 闫加庆.抗肿瘤中成药与西药合理联用的探讨[J].神经药理学报,2018,8(6):62-64.

[3] 周岱翰.中医肿瘤学[M].北京:中国中医药出版社,2011:36-59.

[4] 李世杰,李潞,易成.小柴胡片对肝癌术后预防作用的临床观察附:40例病例报告[J].成都中医药大学学报,2002,25(4):16-18.

[5] 徐瑞华,万德森.临床肿瘤学[M].5版.北京:科学出版社,2020.

[6] 艾常虹,孙汉雄,李桦,等.中药有效成分对细胞色素P450酶的抑制活性评价[J].中国药理学通报,2011,27(4):519-523.

[7] 陈国梅,杨忠慧,成昌娟.某院肿瘤科抗肿瘤中成药临床药师干预前后对比分析[J].临床合理用药,2017,10(1A):43-44.

[8] 金锐,王宇光,薛春苗,等.中成药处方点评的标准与尺度探索(七):中西药相互作用[J].中国医院药学杂志,2015,35(19):1713-1718.

[9] 邓晓琴,陈琼,沈东芳,等.小金胶囊致重度肝损伤[J].药物不良反应杂志,2021,23(8):438-440.

[10] 耿东明.1例直肠癌化疗过程中出现急性肝损伤的病例分析[J].山东医学高等专科学校学报,2016,38(5):381-383.

[11] 张儒云.复方斑蝥胶囊致肾损害1例[J].人民军医,2014,57(10):1052.

[12] 梁晶.鸦胆子油乳致肝损害9例临床分析[J].安徽医药,2007(1):93-94.

[13] 贾毅婕,林晓兰.参莲胶囊与乳癖消片同服致肝损害两例[J].首都医药,2001(1):43.

[14] 魏玉娜,王颖,曾明.平消胶囊(片)联合以铂类为基础的化疗方案治疗晚期非小细胞肺癌的Meta分析[J].中成药,2017,39(10):2216-2221.

[15] 金金,马银杰,何生奇.华蟾素胶囊联合化疗治疗晚期结直肠癌的系统评价与Meta分析[J].中国中医基础医学杂志,2020,26(9):1312-1316.

[16] 曹赛勇,任伟芳,方忠宏,等.华蟾素胶囊致药物性肝损伤1例[J].中国现代应用药学,2022,39(4):542-543.

下 篇

案 例 篇

第十四章　中成药处方审核案例解析

第一节　适应证审核案例

一、单一适应证不适宜

【案例 14-1】

定点医疗机构编码：×××× 　　　费别：医保持卡

科别：呼吸内科　　　开方日期：××××-××-××　　　病案号：××××

姓名：×× 　　　性别：女　　　年龄：76 岁　　　单位（地址）：××××

临床诊断：	R:					
高血压 3 级，极高危	药品名称和规格	用量	用法	频次	数量	疗程
	复方丹参滴丸（27mg×180 丸）	10 丸	口服	t.i.d.	5 盒	30 天
				医生签名：		

1.请遵医嘱服药；2.请在窗口点清药品；3.处方当日有效；4.发出药品不予退换。

金额：×××× 　　　审核/调配签名：××× 　　　核对/发药签名：×××

1. **审核要点**　适应证不适宜。

2. **处方分析**　76 岁女性患者因"高血压 3 级，极高危"使用复方丹参滴丸治疗，但此药应用于气滞血瘀型胸痹病，与"高血压"不相符，且诊断中无中医证型，故应判定为适应证不适宜。

3. **合理化建议**　如果患者仅为高血压患者，应根据患者证型开具治疗高血压的中成药，例如牛黄降压丸、松龄血脉康胶囊等。如果患者确为冠心病患者，则应补充诊断"胸痹病，气滞血瘀证"。

【案例 14-2】

定点医疗机构编码：×××× 　　　费别：医保持卡

科别：妇产科　　　开方日期：××××-××-××　　　病案号：××××

姓名：×× 　　　性别：女　　　年龄：64 岁　　　单位（地址）：××××

临床诊断：	R:					
子宫颈炎	药品名称和规格	用量	用法	频次	数量	疗程
	红花如意丸（30 丸/盒）	5 丸	口服	b.i.d.	4 盒	12 天
				医生签名：		

1.请遵医嘱服药；2.请在窗口点清药品；3.处方当日有效；4.发出药品不予退换。

金额：×××× 　　　审核/调配签名：××× 　　　核对/发药签名：×××

1. **审核要点** 临床诊断书写不全。

2. **处方分析** 64岁女性患者因子宫颈炎，西医妇产科处方开具红花如意丸。处方只书写西医诊断、未书写相关中医诊断者，可判定临床诊断书写不全。

3. **合理化建议** 建议补充中医诊断"寒湿阻络证"。

【案例14-3】

定点医疗机构编码：××××		费别：医保持卡	
科别：中医儿科	开方日期：××××-××-××		病案号：××××
姓名：××	性别：男	年龄：15岁	单位(地址)：××××

临床诊断：	R:					
厌食	药品名称和规格	用量	用法	频次	数量	疗程
	醒脾养儿颗粒(2g×18袋)	4袋	口服	b.i.d.	3盒	6天
				医生签名：		

1. 请遵医嘱服药；2. 请在窗口点清药品；3. 处方当日有效；4. 发出药品不予退换。

金额：××××	审核/调配签名：×××	核对/发药签名：×××

1. **审核要点** 临床诊断书写不全。

2. **处方分析** 15岁男性患儿因厌食，中医儿科处方醒脾养儿颗粒。处方只书写西医诊断、未书写相关中医诊断者，可判定为临床诊断书写不全。

3. **合理化建议** 建议补充中医证型诊断"脾气虚证"。

【案例14-4】

定点医疗机构编码：××××		费别：医保持卡	
科别：中医呼吸科	开方日期：××××-××-××		病案号：××××
姓名：××	性别：女	年龄：28岁	单位(地址)：××××

临床诊断：	R:					
上呼吸道感染	药品名称和规格	用量	用法	频次	数量	疗程
风寒袭表证	感冒清片(0.22g×100片)	3片	口服	t.i.d.	1瓶	11天
				医生签名：		

1. 请遵医嘱服药；2. 请在窗口点清药品；3. 处方当日有效；4. 发出药品不予退换。

金额：××××	审核/调配签名：×××	核对/发药签名：×××

1. **审核要点** 适应证不适宜。

2. **处方分析** 28岁女性患者因上呼吸道感染(风寒袭表型)开具感冒清

片治疗。其中,感冒清片的功效为疏风解表、清热解毒,适用于风热感冒,药证不符,应判定为适应证不适宜。

3. **合理化建议**　如果患者确为风寒型感冒,应选择辛温解表类中成药,如感冒疏风丸、风寒感冒颗粒等。如果患者为风热型感冒,则应调整中医证型诊断为"风热证"。

二、适应证不适宜合并其他情况

【案例 14-5】

定点医疗机构编码:×××× 　　　　费别:医保持卡

科别:内科	开方日期:××××-××-××	病案号:××××
姓名:高××	性别:男　　　　年龄:86 岁	单位(地址):××××

临床诊断: 高血压 3 级 支气管肺炎 肾虚证	R:					
	药品名称和规格	用量	用法	频次	数量	疗程
	麝香通心滴丸(35mg×18 丸)	2 丸	口服	3 次/d	2 盒	6 天
	血栓心脉宁胶囊(0.5g×48 粒)	4 粒	口服	3 次/d	2 盒	8 天
	医生签名:					

1.请遵医嘱服药;2.请在窗口点清药品;3.处方当日有效;4.发出药品不予退换。

金额:×××× 　　　　审核/调配签名:××× 　　　　核对/发药签名:×××

1. **审核要点**

(1)适应证不适宜。

(2)重复用药。

2. **处方分析**

(1)86 岁男性患者使用麝香通心滴丸和血栓心脉宁胶囊联合治疗,两药用于气虚血瘀证的胸痹病,与诊断中"肾虚证""高血压 3 级""支气管肺炎"等均不相符,应判定为适应证不适宜。

(2)麝香通心滴丸组方为人工麝香、人参茎叶总皂苷、蟾酥、丹参、人工牛黄、熊胆粉、冰片,血栓心脉宁胶囊组方为川芎、槐花、丹参、水蛭、毛冬青、人工牛黄、人工麝香、人参茎叶总皂苷、冰片、蟾酥,重复药味数为6/7(麝香通心滴丸)与6/10(血栓心脉宁胶囊),超过30%,且两者均含毒性中药蟾酥,重复用药会增加不良反应发生风险,因此判定为重复用药。

3. **合理化建议**　如果患者确为冠心病患者,应补充冠心病的中西医诊断,并且只能选用其中一种药品。如果患者无冠心病,则应重新开具适用于高血压,或者支气管肺炎,或者肾虚证的中成药。

【案例 14-6】

定点医疗机构编码：××××		费别：医保持卡				
科别：肺病科	开方日期：××××-××-××			病案号：××××		
姓名：××	性别：女	年龄：50 岁		单位(地址)：××××		

临床诊断： 咳嗽 鼻塞	R: 药品名称和规格	用量	用法	频次	数量	疗程
	风寒咳嗽颗粒(5g/袋×10袋)	2袋	口服	t.i.d.	2盒	3天
	通宣理肺丸(6g/丸×10丸)	2丸	口服	b.i.d.	2盒	5天
	医生签名：					

1. 请遵医嘱服药；2. 请在窗口点清药品；3. 处方当日有效；4. 发出药品不予退换。

金额：××××　　　　审核/调配签名：×××　　　　核对/发药签名：×××

1. 审核要点

（1）临床诊断书写不全或适应证不适宜。

（2）重复用药。

（3）用法用量不适宜。

2. 处方分析

（1）50 岁女性患者因咳嗽、鼻塞使用风寒咳嗽颗粒治疗，缺乏中医病证分型。可判定为临床诊断书写不全或适应证不适宜。具体来看，如果患者确为风寒感冒，则属于临床诊断书写不全；如果患者为风热感冒，则属于适应证不适宜。

（2）通宣理肺丸与风寒咳嗽颗粒均含有麻黄、苦杏仁、甘草、陈皮、半夏、紫苏叶，相同成分占比分别为 6/11（通宣理肺丸）和 6/10（风寒咳嗽颗粒），且均用于风寒束表、肺气不宣，判定为重复用药。

（3）风寒咳嗽颗粒说明书用法用量为 1 袋/次，2 次/d，该处方用量为 2 袋/次，3 次/d，日总量达到说明书日最大剂量的 300%，因此判定为用法用量不适宜。

3. 合理化建议　建议诊断中补充"风寒袭表证"。建议选用其中一个药品即可。建议风寒咳嗽颗粒遵说明书修正用量为 1 袋/次，2 次/d。

【案例 14-7】

定点医疗机构编码：××××		费别：医保持卡				
科别：肾病科门诊	开方日期：××××-××-××			病案号：××××		
姓名：××	性别：男	年龄：49 岁		单位(地址)：××××		

临床诊断： 慢性肾炎综合征 肝肾两亏证	R: 药品名称和规格	用量	用法	频次	数量	疗程
	血塞通片(0.125g×24片)	4片	口服	t.i.d.	4盒	8天
	医生签名：					

1. 请遵医嘱服药；2. 请在窗口点清药品；3. 处方当日有效；4. 发出药品不予退换。

金额：××××　　　　审核/调配签名：×××　　　　核对/发药签名：×××

1. 审核要点

（1）适应证不适宜。

（2）用法用量不适宜。

2. 处方分析

（1）49 岁男性患者因慢性肾炎综合征（肝肾两亏型）使用血塞通片，血塞通片功效活血祛瘀、通脉活络，适用于血瘀证，处方诊断为肝肾两亏证，药证不符，判定为适应证不适宜。

（2）血塞通片说明书建议为 1~2 片 / 次，3 次 /d，处方日用量达到说明书日最大剂量的 200%，判定为用法用量不适宜。

3. 合理化建议　建议在辨证应用的前提下，补充诊断"气滞血瘀证"。建议血塞通片遵说明书修正用量为 2 片 / 次，3 次 /d。

第二节　药品遴选审核案例

一、单一药品遴选不适宜

【案例 14-8】

定点医疗机构编码：××××		费别：医保持卡		
科别：发热门诊	开方日期：××××-××-××		病案号：××××	
姓名：××	性别：男	年龄：13 岁	单位（地址）：××××	

临床诊断： 急乳蛾 热毒蕴结证	R:					
	药品名称和规格	用量	用法	频次	数量	疗程
	开喉剑喷雾剂（儿童型）(30ml/ 盒)	0.5ml	喷喉	q.i.d.	1 盒	7 天
	六神胶囊（0.19g×18 粒）	1 粒	口服	t.i.d.	1 盒	6 天
	医生签名：					

1. 请遵医嘱服药；2. 请在窗口点清药品；3. 处方当日有效；4. 发出药品不予退换。

金额：××××　　　　　　审核 / 调配签名：×××　　　　　核对 / 发药签名：×××

1. 审核要点　药品遴选不适宜。

2. 处方分析　13 岁男性患儿因急乳蛾（热毒蕴结型）使用六神胶囊治疗，此药说明书提示"仅限成人使用"，因此判定为药品遴选不适宜。

3. 合理化建议　建议停用六神胶囊，选用其他儿童可用的急乳蛾治疗中成药，如蓝芩口服液、复方鱼腥草片等。

【案例 14-9】

定点医疗机构编码：××××   费别：医保持卡

科别：外科 (泌尿外科)   开方日期：××××-××-××   病案号：××××

姓名：××   性别：男   年龄：48 岁   单位(地址)：××××

临床诊断：	R:					
湿热下注	药品名称和规格	用量	用法	频次	数量	疗程
尿频	双冬胶囊(0.3 粒 ×24 粒)	3 粒	口服	t.i.d.	2 盒	5 天
药物性肝损伤	复方甘草酸苷胶囊(18 粒/盒)	3 粒	口服	t.i.d.	7 盒	14 天
				医生签名：		

1. 请遵医嘱服药；2. 请在窗口点清药品；3. 处方当日有效；4. 发出药品不予退换。

金额：××××   审核/调配签名：×××   核对/发药签名：×××

1. **审核要点**   药品遴选不适宜。

2. **处方分析**   48 岁男性患者因湿热下注所致尿频使用双冬胶囊治疗，同时由于药物性肝损伤使用复方甘草酸苷胶囊治疗。双冬胶囊说明书提示肝功能异常者禁用。因此判定为药品遴选不适宜。

3. **合理化建议**   建议将双冬胶囊更换为肝肾功能不全患者可用的清热利湿中成药，例如银花泌炎灵片。

【案例 14-10】

定点医疗机构编码：××××   费别：医保持卡

科别：中医科   开方日期：××××-××-××   病案号：××××

姓名：××   性别：男   年龄：74 岁   单位(地址)：××××

临床诊断：	R:					
气虚血瘀	药品名称和规格	用量	用法	频次	数量	疗程
心悸	补肾益脑胶囊(0.35g×60 粒)	6 粒	口服	b.i.d.	3 盒	15 天
失眠	百令胶囊(0.5g×42 粒)	4 粒	口服	t.i.d.	4 盒	14 天
慢性肾功能不全				医生签名：		

1. 请遵医嘱服药；2. 请在窗口点清药品；3. 处方当日有效；4. 发出药品不予退换。

金额：××××   审核/调配签名：×××   核对/发药签名：×××

1. **审核要点**   药品遴选不适宜。

2. **处方分析**   74 岁男性患者因心悸(气虚血瘀型)使用补肾益脑胶囊治疗，同时由于慢性肾功能不全使用百令胶囊治疗。补肾益脑胶囊含有朱砂，说明书提示肝肾功能不全者禁用。因此判定为药品遴选不适宜。

3. **合理化建议**   建议将补肾益脑胶囊更换为其他治疗气虚血瘀型心悸和失眠的中成药。

【案例 14-11】

定点医疗机构编码：××××		费别：医保持卡	
科别：妇科	开方日期：××××-××-××		病案号：××××
姓名：××	性别：女	年龄：31 岁（孕 22 周）	单位（地址）：××××

临床诊断： 消化不良 腹泻	R:					
	药品名称和规格	用量	用法	频次	数量	疗程
	胃肠安丸（24 丸 ×2 瓶）	4 丸	口服	t.i.d.	1 盒	4 天
	医生签名：					

1. 请遵医嘱服药；2. 请在窗口点清药品；3. 处方当日有效；4. 发出药品不予退换。

金额：×××× 审核/调配签名：××× 核对/发药签名：×××

1. 审核要点 药品遴选不适宜。

2. 处方分析 31 岁妊娠期女性患者因消化不良、腹泻选用胃肠安丸，而胃肠安丸组成中包含大量孕妇禁忌药，如大黄、枳壳、麝香、朱砂、巴豆霜等，因此判定为药品遴选不适宜。

3. 合理化建议 建议补充"湿浊中阻证"。建议调整生活方式，在辨证应用前提下，选用其他止泻药。

【案例 14-12】

定点医疗机构编码：××××		费别：医保持卡	
科别：神经内科	开方日期：××××-××-××		病案号：××××
姓名：××	性别：女	年龄：62 岁	单位（地址）：××××

临床诊断： 失眠 2 型糖尿病	R:					
	药品名称和规格	用量	用法	频次	数量	疗程
	脑力静糖浆（10ml/支 ×15 支）	20ml	口服	t.i.d.	2 盒	5 天
	医生签名：					

1. 请遵医嘱服药；2. 请在窗口点清药品；3. 处方当日有效；4. 发出药品不予退换。

金额：×××× 审核/调配签名：××× 核对/发药签名：×××

1. 审核要点 药品遴选不适宜。

2. 处方分析 62 岁女性患者因失眠使用脑力静糖浆，脑力静糖浆主要成分为大枣、小麦、甘草流浸膏，辅料中含蔗糖，说明书提示"糖尿病患者慎服"，患者为老年女性，现有 2 型糖尿病，服用脑力静糖浆可能引起血糖波动，可判定为药品遴选不适宜。同时，诊断中缺乏中医病证分型，建议补充"心气不足证"。

3. 合理化建议 建议在辨证应用的前提下，选用其他安神药，如柏子养心丸等。

二、药品遴选不适宜合并其他情况

【案例 14-13】

定点医疗机构编码:××××　　　　费别:医保持卡

科别:中医科　　　　开方日期:××××-××-××　　　　病案号:××××

姓名:××　　　　性别:男　　　　年龄:81 岁　　　　单位(地址):××××

临床诊断:	R:					
便秘病	药品名称和规格	用量	用法	频次	数量	疗程
肿瘤标志物升高	一清胶囊(每盒装30粒)	3粒	口服	t.i.d.	5盒	16天
高血压	当归龙荟片(12片×3板)	4片	口服	b.i.d.	10盒	45天
冠状动脉粥样硬				医生签名:		
化性心脏病						

1.请遵医嘱服药;2.请在窗口点清药品;3.处方当日有效;4.发出药品不予退换。

金额:××××　　　　审核/调配签名:×××　　　　核对/发药签名:×××

1. 审核要点

(1)临床诊断书写不全。

(2)药品遴选不适宜。

(3)重复用药。

(4)用法用量不适宜。

(5)疗程不适宜。

2. 处方分析

(1)81 岁男性患者因便秘病使用一清胶囊、当归龙荟片,诊断中缺乏中医病证分型,建议补充诊断"热毒内蕴证"或"实热证"。但当归龙荟片主要用于肝胆实热证,一清胶囊用于火毒内蕴证,均为实证用药,且含有攻下药大黄、芦荟等,不适用于体质虚弱者。患者年龄较大、多病共患,正气不足,且老年便秘多属虚证便秘,适宜润燥通便、补虚通便,因此在未指明证型的情况下,直接选用当归龙荟片和一清胶囊不适宜,可视为药品遴选不适宜。

(2)一清胶囊组成为黄连、大黄、黄芩,当归龙荟片完全包含一清胶囊组成,因此判定为重复用药。

(3)一清胶囊说明书建议 2 粒/次,3 次/d,处方中为 3 粒/次,3 次/d,在具有重复用药嫌疑的情况下,超过说明书日最大剂量,建议判定为用法用量不适宜。

(4)当归龙荟丸为肝胆实热证治疗用药,疗程不宜过长,连续用药 45 天,可认定为用药疗程不适宜。

3. 合理化建议　建议确定证型后选药,如果确定为实热证便秘,则选择其中一个中成药即可,处方用法用量应遵循说明书要求。实热证便秘的疗程不宜超过 7 天。

【案例 14-14】

定点医疗机构编码：××××　　　　费别：医保持卡

科别：儿科	开方日期：××××-××-××	病案号：××××
姓名：××	性别：女　　　　年龄：6 岁	单位(地址)：××××

临床诊断：腹泻 咳嗽	R:					
	药品名称和规格	用量	用法	频次	数量	疗程
	泻痢固肠丸(6g×10 瓶)	1 瓶	口服	b.i.d.	1 盒	5 天
	强力枇杷露(180g/瓶)	20g	口服	t.i.d.	1 瓶	3 天
	医生签名：					

1.请遵医嘱服药；2.请在窗口点清药品；3.处方当日有效；4.发出药品不予退换。

金额：××××　　　　审核/调配签名：×××　　　　核对/发药签名：×××

1. 审核要点

（1）药品遴选不适宜。

（2）联合用药不适宜。

2. 处方分析

（1）6 岁女性患儿因腹泻、咳嗽使用泻痢固肠丸和强力枇杷露，诊断中缺乏中医病证分型，建议补充。同时，泻痢固肠丸说明书提示儿童忌用，强力枇杷露说明书提示儿童禁用，因此判定为药品遴选不适宜。

（2）两药中均含有罂粟壳，说明书建议"不宜与其他含罂粟壳、盐酸吗啡、磷酸可待因、盐酸罂粟碱等易产生依赖性的产品同时服用"，两药联用可能增加成瘾性风险，因治疗目的不同，故判定为联合用药不适宜。

3. 合理化建议　

补充中医诊断。建议停用两种药品，在辨证应用的前提下，选用儿童可用的止咳药和止泻药，如小儿腹泻宁糖浆、小儿肺热咳喘口服液等。

【案例 14-15】

定点医疗机构编码：××××　　　　费别：医保持卡

科别：中医妇产科	开方日期：××××-××-××	病案号：××××
姓名：××	性别：女　　　　年龄：30 岁	单位(地址)：××××

临床诊断：咳嗽 肺阴虚证 急性哺乳期乳腺炎	R:					
	药品名称和规格	用量	用法	频次	数量	疗程
	强力枇杷露(150ml/瓶)	1 瓶	口服	t.i.d.	1 瓶	1 天
	医生签名：					

1.请遵医嘱服药；2.请在窗口点清药品；3.处方当日有效；4.发出药品不予退换。

金额：××××　　　　审核/调配签名：×××　　　　核对/发药签名：×××

1. 审核要点

（1）药品遴选不适宜。

（2）用法用量不适宜。

2. 处方分析

（1）30岁哺乳期女性患者因咳嗽（肺阴虚型）使用强力枇杷露。强力枇杷露说明书提示哺乳期妇女禁用，因此判定为药品遴选不适宜。

（2）强力枇杷露说明书建议用法用量为15ml/次，3次/d，处方中为1瓶/次，3次/d，超过说明书日最大剂量，判定为用法用量不适宜。

3. 合理化建议
建议停用强力枇杷露，换用其他哺乳期可用的止咳药，并且遵循说明书用法用量的要求。

第三节　联合用药审核案例

一、单一联合用药不适宜

（一）重复用药审核

【案例 14-16】

定点医疗机构编码：××××　　　　　费别：医保持卡

科别：老年病科　　　　　开方日期：××××-××-××　　　　病案号：××××

姓名：××　　　　　性别：女　　　　　年龄：80岁　　　　单位（地址）：××××

临床诊断：	R:					
冠状动脉粥样硬化性心脏病	药品名称和规格	用量	用法	频次	数量	疗程
	复方丹参滴丸（每瓶装180丸，每丸重27mg）	270mg	口服	t.i.d.	5盒	30天
气滞血瘀证胸痹病	心可舒片（12片×2板，每片重0.31g）	1.24g	口服	t.i.d.	7盒	28天
				医生签名：		

1. 请遵医嘱服药；2. 请在窗口点清药品；3. 处方当日有效；4. 发出药品不予退换。

金额：××××　　　　　审核/调配签名：×××　　　　　核对/发药签名：×××

1. 审核要点
重复用药。

2. 处方分析
80岁女性患者因胸痹病（气滞血瘀型）使用复方丹参滴丸、心可舒片。复方丹参滴丸成分为丹参、三七、冰片，心可舒片成分为丹参、葛根、三七、木香、山楂，重复药味占比为2/3（复方丹参滴丸）和2/5（心可舒片），超过1/3，且均为行气活血剂，判定为重复用药。

3. 合理化建议
建议日常遵医嘱服用心可舒片；若出现胸痹急性发作，可临时舌下含服复方丹参滴丸。

【案例 14-17】

定点医疗机构编码：××××		费别：医保持卡				
科别：心血管科	开方日期：××××-××-××			病案号：××××		
姓名：××	性别：男	年龄：73 岁		单位(地址)：××××		

临床诊断：	R:					
心悸	药品名称和规格	用量	用法	频次	数量	疗程
胸痹病						
气滞血瘀证	丹七片(12 片×4 板)	5 片	口服	t.i.d.	10 盒	30 天
气虚血瘀证	心可舒片(12 片×2 板)	4 片	口服	t.i.d.	8 盒	16 天
	医生签名：					

1.请遵医嘱服药；2.请在窗口点清药品；3.处方当日有效；4.发出药品不予退换。

金额：×××× 　　　　审核/调配签名：××× 　　　　核对/发药签名：×××

1. **审核要点** 重复用药。

2. **处方分析** 73 岁男性患者因胸痹病(气滞血瘀型)使用丹七片、心可舒片。丹七片成分为丹参、三七，心可舒片完全包含丹七片组成，判定为重复用药。

3. **合理化建议** 建议停用丹七片。

（二）药性冲突审核

【案例 14-18】

定点医疗机构编码：××××		费别：医保持卡				
科别：儿科	开方日期：××××-××-××			病案号：××××		
姓名：××	性别：男	年龄：7 岁		单位(地址)：××××		

临床诊断：	R:					
发育迟缓	药品名称和规格	用量	用法	频次	数量	疗程
肺热咳嗽	益脑胶囊(0.3g/粒×10 粒×2 板)	3 粒	口服	t.i.d.	3 盒	6 天
心脾两虚证	小儿肺热咳喘口服液(10ml×10 支)	1 支	口服	q.i.d.	2 盒	5 天
	医生签名：					

1.请遵医嘱服药；2.请在窗口点清药品；3.处方当日有效；4.发出药品不予退换。

金额：×××× 　　　　审核/调配签名：××× 　　　　核对/发药签名：×××

1. **审核要点** 联合用药不适宜。

2. **处方分析** 7 岁男性患儿由于发育迟缓和肺热咳嗽同时使用益脑胶囊与小儿肺热咳喘口服液，益脑胶囊说明书提示外感发热患者忌服。小儿肺热咳喘口服液用于热邪犯于肺卫所致发热等症，解表清热药不宜与补益药同服，属药性冲突，判定为联合用药不适宜。

3. **合理化建议** 建议两种药物不要同时服用，先服小儿肺热咳喘口服液，病证痊愈后，再服益脑胶囊。

（三）配伍禁忌审核

【案例 14-19】

定点医疗机构编码：××××　　　　费别：医保持卡

科别：妇科　　　　　　开方日期：××××-××-××　　　　病案号：××××

姓名：××　　　　　　性别：女　　　　年龄：50 岁　　　　单位（地址）：××××

临床诊断： 更年期综合征 肾阳虚证 食积	R:					
	药品名称和规格	用量	用法	频次	数量	疗程
	妇宁康片（36 片 / 盒）	4 片	口服	t.i.d.	3 盒	9 天
	槟榔四消片（24 片 / 盒）	4 片	口服	b.i.d.	1 盒	3 天
	医生签名：					

1. 请遵医嘱服药；2. 请在窗口点清药品；3. 处方当日有效；4. 发出药品不予退换。

金额：××××　　　　审核 / 调配签名：×××　　　　核对 / 发药签名：×××

1. 审核要点　十八反、十九畏配伍禁忌（非毒性饮片与非毒性饮片联用，可视为合理）。

2. 处方分析　50 岁女性患者因更年期综合征和食积使用妇宁康片、槟榔四消片治疗。妇宁康片含有人参，而槟榔四消片含五灵脂，虽然人参、五灵脂属于传统"十九畏"配伍禁忌，但由于十八反、十九畏配伍禁忌理论本身存在的争议和中成药与汤剂煮水共煎不同的配伍形式，可视为合理处方。同时，加强药学监护。如果出现不良反应，应尽快减量或停药。

3. 合理化建议　可视为合理处方，但应加强药学监护。

【案例 14-20】

定点医疗机构编码：××××　　　　费别：医保持卡

科别：肿瘤科　　　　　　开方日期：××××-××-××　　　　病案号：××××

姓名：××　　　　　　性别：女　　　　年龄：48 岁　　　　单位（地址）：××××

临床诊断： 乳岩 气滞血瘀证 咳嗽 肺热证	R:					
	药品名称和规格	用量	用法	频次	数量	疗程
	二母宁嗽丸（9g×10 丸）	1 丸	口服	b.i.d.	1 盒	5 天
	小金片（12 片 ×1 板）	3 片	口服	b.i.d.	7 盒	14 天
	医生签名：					

1. 请遵医嘱服药；2. 请在窗口点清药品；3. 处方当日有效；4. 发出药品不予退换。

金额：××××　　　　审核 / 调配签名：×××　　　　核对 / 发药签名：×××

1. 审核要点　十八反、十九畏配伍禁忌（毒性饮片与非毒性饮片联用，可视为合理）

2. 处方分析　48 岁女性患者因乳岩（气滞血瘀型）使用小金片，因咳嗽（肺热型）使用二母宁嗽丸治疗。二母宁嗽丸含有川贝母，而小金片含有制草乌，虽然川贝母与草乌属于传统"十八反"配伍禁忌，但由于十八反、十九畏配伍禁忌理论本身存在的争议和中成药与汤剂煮水共煎不同的配伍形式,可视为合理。同时,由于涉及毒性饮片制草乌的使用,应加强药学监护。

3. **合理化建议**　可视为合理处方,但应加强药学监护。

(四)中西药联用审核

【案例 14-21】

定点医疗机构编码:××××		费别:医保持卡				
科别:内分泌科	开方日期:××××-××-××			病案号:××××		
姓名:××	性别:男	年龄:65 岁		单位(地址):××××		

临床诊断: 2 型糖尿病 气阴两虚证	R:					
	药品名称和规格	用量	用法	频次	数量	疗程
	格列喹酮片(30mg×60 片)	30mg	口服	t.i.d.	1 盒	20 天
	消渴丸(120 丸)	5 丸	口服	t.i.d.	3 盒	24 天
				医生签名:		

1.请遵医嘱服药;2.请在窗口点清药品;3.处方当日有效;4.发出药品不予退换。

金额:×××× 　　　　审核/调配签名:××× 　　　　核对/发药签名:×××

1. **审核要点**　联合用药不适宜。

2. **处方分析**　65 岁男性患者因 2 型糖尿病(气阴两虚型)使用格列喹酮片、消渴丸,消渴丸含有格列本脲,与格列喹酮同属磺酰脲类胰岛素促泌剂,合用增加低血糖风险,且消渴丸说明书提示"不宜与其他磺酰脲类药物合用",应判定为联合用药不适宜,重复用药。

3. **合理化建议**　建议将消渴丸换为不含有西药成分的糖尿病治疗中成药,例如参芪降糖颗粒等。或在病情需要和密切监测血糖的前提下,将格列喹酮片换为其他口服降血糖药,如二甲双胍、阿卡波糖等。

【案例 14-22】

定点医疗机构编码:××××		费别:医保持卡				
科别:心血管内科	开方日期:××××-××-××			病案号:××××		
姓名:××	性别:女	年龄:58 岁		单位(地址):××××		

临床诊断: 高脂血症	R:					
	药品名称和规格	用量	用法	频次	数量	疗程
	瑞舒伐他汀钙片(10mg×7 片×4 板)	20mg	口服	q.d.	2 盒	28 天
	血脂康胶囊(0.3g×24 粒)	2 粒	口服	b.i.d.	5 盒	30 天
				医生签名:		

1.请遵医嘱服药;2.请在窗口点清药品;3.处方当日有效;4.发出药品不予退换。

金额:×××× 　　　　审核/调配签名:××× 　　　　核对/发药签名:×××

1. **审核要点** 联合用药不适宜。

2. **处方分析** 58岁女性患者因高脂血症使用瑞舒伐他汀钙片和血脂康胶囊联合治疗,血脂康胶囊主要成分是红曲,成分为洛伐他汀及他汀类同系物,与瑞舒伐他汀钙片足量联用,存在药理作用和副作用叠加的风险,故可视为联合用药不适宜。

3. **合理化建议** 根据患者病情需要选择合适的降血脂药。需要强效降血脂时可选择瑞舒伐他汀,需要中等强度降血脂时可选用血脂康胶囊。化学他汀类不耐受的患者可尝试选用血脂康胶囊。

二、联合用药不适宜合并其他情况

【案例 14-23】

定点医疗机构编码:××××		费别:医保持卡				
科别:骨科		开方日期:××××-××-××		病案号:××××		
姓名:××		性别:女	年龄:42岁	单位(地址):××××		

临床诊断: 颈椎病 气滞血瘀证 肝肾亏虚证	R:					
	药品名称和规格	用量	用法	频次	数量	疗程
	复方雪莲胶囊(12粒×2板)	2粒	口服	b.i.d.	3盒	18天
	扎冲十三味丸(每盒装20粒)	9粒	口服	q.n.	2盒	4天
	医生签名:					

1.请遵医嘱服药;2.请在窗口点清药品;3.处方当日有效;4.发出药品不予退换。

金额:××××   审核/调配签名:×××   核对/发药签名:×××

1. **审核要点**

(1)适应证不适宜。

(2)重复用药。

2. **处方分析**

(1)42岁女性患者因颈椎病(气滞血瘀合并肝肾亏虚型)使用复方雪莲胶囊联合扎冲十三味丸治疗,复方雪莲胶囊、扎冲十三味丸有明显的祛风寒湿、舒筋活络的作用,应用于风寒湿痹证相关类型。诊断中的气滞血瘀证、肝肾亏虚证与复方雪莲胶囊、扎冲十三味丸的适应证不符,因此判定为适应证不适宜。

(2)复方雪莲胶囊含制川乌、制草乌,扎冲十三味丸含制草乌,且两药功效相似,故二药合用可能增加乌头类有毒中药的不良反应发生风险,可判定为重复用药。

3. **合理化建议** 建议明确诊断,若患者以风寒湿痹为主要病证,建议修改诊断"风寒痹阻证";若患者确为肝肾亏虚证,建议更换补益肝肾的舒筋活络药。

【案例 14-24】

定点医疗机构编码：××××　　　　费别：医保持卡

科别：中医正骨科　　　　开方日期：××××-××-××　　　　病案号：××××

姓名：××　　　　性别：男　　　　年龄：52 岁　　　　单位（地址）：××××

临床诊断：	R:					
肢体麻木	药品名称和规格	用量	用法	频次	数量	疗程
关节肿胀	痹祺胶囊（12 粒×4 板）	4 粒	口服	t.i.d.	4 盒	16 天
指骨骨折	华佗再造丸（8g×16 袋）	2 袋	口服	b.i.d.	5 盒	20 天
软组织损伤				医生签名：		

1.请遵医嘱服药；2.请在窗口点清药品；3.处方当日有效；4.发出药品不予退换。

金额：××××　　　　审核/调配签名：×××　　　　核对/发药签名：×××

1. 审核要点

（1）适应证不适宜。

（2）重复用药。

2. 处方分析

（1）52 岁男性患者因指骨骨折、软组织损伤等使用痹祺胶囊和华佗再造丸，诊断中均缺乏中医病证分型。同时，华佗再造丸适用于"痰瘀阻络之中风恢复期和后遗症"，而诊断中并无中风和脑血管病相关诊断，所以，可判定为适应证不适宜。

（2）痹祺胶囊、华佗再造丸均包含大毒中药马钱子，不良反应风险较高，可判定为重复用药。

3. 合理化建议　如果患者无中风和脑血管病相关疾病，处方应去掉华佗再造丸。如果患者有中风和脑血管病相关疾病，处方应补充中西医诊断，并将华佗再造丸更换为其他不含有马钱子的中风治疗中成药。

【案例 14-25】

定点医疗机构编码：××××　　　　费别：医保持卡

科别：妇科　　　　开方日期：××××-××-××　　　　病案号：××××

姓名：××　　　　性别：女　　　　年龄：50 岁　　　　单位（地址）：××××

临床诊断：	R:					
更年期综合征	药品名称和规格	用量	用法	频次	数量	疗程
视物昏花	杞菊地黄丸（360 丸×1 瓶）	8 粒	口服	t.i.d.	1 盒	7 天
	六味地黄丸（240 粒×1 瓶）	8 粒	口服	t.i.d.	1 盒	7 天
				医生签名：		

1.请遵医嘱服药；2.请在窗口点清药品；3.处方当日有效；4.发出药品不予退换。

金额：××××　　　　审核/调配签名：×××　　　　核对/发药签名：×××

1. 审核要点

（1）重复用药。

（2）临床诊断书写不全。

2. 处方分析

（1）处方中杞菊地黄丸药味完全包含六味地黄丸，属于重复用药。

（2）50岁女性患者因更年期综合征使用杞菊地黄丸治疗，诊断缺乏中医病证分型，判定为临床诊断书写不全。

3. 合理化建议　建议诊断中补充"肝肾阴虚证"；建议停用六味地黄丸。

【案例 14-26】

定点医疗机构编码：××××　　　　费别：医保持卡

科别：中医科　　开方日期：××××-××-××　　病案号：××××

姓名：××　　性别：女　　　年龄：46岁　　单位（地址）：××××

临床诊断：咳嗽	R:					
	药品名称和规格	用量	用法	频次	数量	疗程
	河车大造胶囊（9粒×2板）	3粒	口服	t.i.d.	6盒	12天
	祛痰止咳胶囊（0.45g×48粒）	4粒	口服	b.i.d.	2盒	12天
	医生签名：					

1.请遵医嘱服药；2.请在窗口点清药品；3.处方当日有效；4.发出药品不予退换。

金额：××××　　　　审核/调配签名：×××　　　　核对/发药签名：×××

1. 审核要点

（1）联合用药不适宜。

（2）临床诊断书写不全。

2. 处方分析

（1）46岁女性患者因咳嗽使用河车大造胶囊和祛痰止咳胶囊治疗。河车大造胶囊功效为滋阴清热、补肾益肺，以补益为主，药味包含紫河车、熟地黄、龟甲（制）、天冬等滋阴、补益药。祛痰止咳胶囊功效为健脾燥湿、祛痰止咳，药味包括紫花杜鹃、党参、甘遂（醋制）、水半夏、芫花（醋制）等祛痰利水药。两药治疗完全不同的两种咳嗽，在未指明咳嗽的中医证型时联用，应属于联合用药不适宜。

（2）诊断中缺乏中医病证分型，判定为临床诊断书写不全。

3. 合理化建议　补充中医证型诊断，并根据中医证型选择适合的一种药物治疗。

【案例 14-27】

定点医疗机构编码：××××　　　　费别：医保持卡

科别：肺病科　　　　　　开方日期：××××-××-××　　　　病案号：××××

姓名：××　　　　　性别：男　　　　年龄：25 岁　　　　单位（地址）：××××

临床诊断：	R:					
咳嗽	药品名称和规格	用量	用法	频次	数量	疗程
咽炎	复方鲜竹沥液（10ml×10 瓶）	30ml	口服	t.i.d.	3 盒	3 天
脾胃虚寒	蒲地蓝消炎口服液（10ml/ 支 ×10 支）	10ml	口服	t.i.d.	1 盒	3 天
	附子理中丸（9g/ 丸 ×10 丸）	1 丸	口服	b.i.d.	1 盒	5 天
			医生签名：			

1. 请遵医嘱服药；2. 请在窗口点清药品；3. 处方当日有效；4. 发出药品不予退换。

金额：××××　　　　审核/调配签名：×××　　　　核对/发药签名：×××

1. 审核要点

（1）临床诊断书写不全。

（2）药性冲突。

（3）十八反、十九畏配伍禁忌（毒性饮片与毒性饮片联用，可视为不合理）。

（4）用法用量不适宜。

2. 处方分析

（1）25 岁男性患者因咳嗽、咽炎使用复方鲜竹沥液治疗，诊断中缺乏中医病证分型，判定为临床诊断书写不全。

（2）蒲地蓝消炎口服液由蒲公英、苦地丁、板蓝根和黄芩组成，全方药性为纯粹的寒凉性；附子理中丸由附子、党参、炒白术、干姜和甘草组成，全方药性为较为纯粹的温热性。两者的联合使用属于药性冲突中的寒热冲突。

（3）处方中复方鲜竹沥液含生半夏，附子理中丸含附子，生半夏和附子属于传统"十八反"的配伍禁忌，且两者均为毒性饮片，可视为不合理。

（4）复方鲜竹沥液属于含毒性饮片中成药，其说明书用法用量为 20ml/ 次，2~3 次 /d，该处方用量为 30ml/ 次，3 次 /d，超过说明书日最大剂量，用量过大，存在中毒风险，判定为用法用量不适宜。

3. 合理化建议　补充咳嗽的中医证型诊断，复方鲜竹沥液的用法用量应遵循说明书要求。建议去掉蒲地蓝消炎口服液，减少寒凉药性对脾胃的刺激，同时将附子理中丸换为药性相对平和的补气药，如四君子丸、人参健脾丸等，或者停用附子理中丸，在咳嗽好转并停药后再治疗脾胃虚寒。

317

第四节　用法用量审核案例

一、单一用法用量不适宜

【案例 14-28】

定点医疗机构编码：××××　　　费别：医保持卡

科别：脾胃病科　　　　开方日期：××××-××-××　　　病案号：××××

姓名：××　　　　　性别：男　　　　年龄：91 岁　　　单位（地址）：××××

临床诊断：眩晕 气虚证	R:					
	药品名称和规格	用量	用法	频次	数量	疗程
	补中益气颗粒（3g×9 袋）	2 袋	口服	t.i.d.	10 盒	15 天
	医生签名：					

1. 请遵医嘱服药；2. 请在窗口点清药品；3. 处方当日有效；4. 发出药品不予退换。

金额：××××　　　　审核/调配签名：×××　　　核对/发药签名：×××

1. 审核要点　用法用量不适宜。

2. 处方分析　91 岁男性患者因眩晕（气虚型）使用补中益气颗粒，用量为 2 袋/次，3 次/d，说明书用法用量为 1 袋/次，2~3 次/d，日总量为说明书日最大剂量的 200%，判定为用法用量不适宜。

3. 合理化建议　建议按说明书修改用量为 1 袋/次，3 次/d。

【案例 14-29】

定点医疗机构编码：××××　　　费别：医保持卡

科别：中医儿科　　　　开方日期：××××-××-××　　　病案号：××××

姓名：××　　　　　性别：男　　　　年龄：5 岁　　　单位（地址）：

临床诊断：感冒 风热证 食欲不振 脾胃气滞证	R:					
	药品名称和规格	用量	用法	频次	数量	疗程
	小儿豉翘清热颗粒（4g×6 袋）	6g	口服	t.i.d.	3 盒	4 天
	医生签名：					

1. 请遵医嘱服药；2. 请在窗口点清药品；3. 处方当日有效；4. 发出药品不予退换。

金额：××××　　　　审核/调配签名：×××　　　核对/发药签名：×××

1. 审核要点　用法用量不适宜。

2. 处方分析　5 岁男性患儿因感冒（风热型）伴食欲不振使用小儿豉翘清热颗粒，用量为 6g/次，3 次/d，高于相应年龄段的说明书剂量（小儿四至六岁，一次 3~4g）。小儿豉翘清热颗粒含有半夏、大黄等毒烈性中药，超量服用可能增加不良反应风险,故判定为用法用量不适宜。

3. **合理化建议**　建议按说明书修改用量为4g/次,3次/d。

【案例 14-30】

定点医疗机构编码:××××　　　　费别:医保持卡

科别:中医科　　　　开方日期:××××-××-××　　　　病案号:××××

姓名:××　　　　性别:女　　　　年龄:71岁　　　　单位(地址):××××

临床诊断:	R:					
冠心病	药品名称和规格	用量	用法	频次	数量	疗程
气滞血瘀证	速效救心丸(40mg×50丸)	5丸	口服	t.i.d.	3盒	10天
				医生签名:		

1.请遵医嘱服药;2.请在窗口点清药品;3.处方当日有效;4.发出药品不予退换。

金额:××××　　　　审核/调配签名:×××　　　　核对/发药签名:×××

1. **审核要点**　用法用量不适宜。

2. **处方分析**　71岁老年冠心病患者服用速效救心丸,一次5丸,一日3次,符合说明书一次4~6丸,一日3次的用量。但从用法上看,速效救心丸的一般服用方法是"舌下含服"而非"口服",故可判定为用法不适宜。

3. **合理化建议**　建议将速效救心丸的用法修改为"舌下含服"。

二、用法用量不适宜合并其他情况

【案例 14-31】

定点医疗机构编码:××××　　　　费别:医保持卡

科别:肿瘤科　　　　开方日期:××××-××-××　　　　病案号:××××

姓名:××　　　　性别:男　　　　年龄:52岁　　　　单位(地址):××××

临床诊断:	R:					
食管癌	药品名称和规格	用量	用法	频次	数量	疗程
	抗癌平丸(1g/瓶×18瓶)	2瓶	口服	t.i.d.	10盒	30天
	安替可胶囊(0.22g/粒×24片)	2粒	口服	t.i.d.	8盒	30天
				医生签名:		

1.请遵医嘱服药;2.请在窗口点清药品;3.处方当日有效;4.发出药品不予退换。

金额:××××　　　　审核/调配签名:×××　　　　核对/发药签名:×××

1. **审核要点**

(1)临床诊断书写不全。

(2)用法用量不适宜。

(3)重复用药。

2. **处方分析**

（1）52 岁男性患者因食管癌使用抗癌平丸、安替可胶囊，诊断缺乏中医病证分型，判定为临床诊断书写不全。

（2）抗癌平丸说明书用法用量为 1 瓶 / 次，3 次 /d，该处方用量为 2 瓶 / 次，3 次 /d，日用量达到说明书日最大剂量的 200%，属于含毒性饮片中成药超说明书剂量使用，因此判定为用法用量不适宜。

（3）抗癌平丸含有毒性中药蟾酥，安替可胶囊含蟾皮，均为毒性中药且毒性成分相似，足量联用可能增加中毒风险，因此判定为重复用药。

3. **合理化建议**　建议补充中医证名"血瘀证，热毒蕴结证"。建议抗癌平丸遵说明书修改用量为 1 瓶 / 次，3 次 /d。建议两个中成药保留一种。

【案例 14-32】

定点医疗机构编码：××××　　　　费别：医保持卡
科别：中医骨科　　　　开方日期：××××-××-××　　　　病案号：××××
姓名：××　　　　性别：男　　　　年龄：80 岁　　　　单位（地址）：××××

临床诊断：	R:					
行动不便	药品名称和规格	用量	用法	频次	数量	疗程
软组织损伤	虎力散胶囊（0.3g×24 粒）	8 粒	口服	q.d.	10 盒	30 天
重度关节炎	骨通贴膏（6 贴 / 盒）	2 贴	外用	p.r.n.	2 盒	6 天
颈椎病				医生签名：		

1. 请遵医嘱服药；2. 请在窗口点清药品；3. 处方当日有效；4. 发出药品不予退换。
金额：××××　　　　审核 / 调配签名：×××　　　　核对 / 发药签名：×××

1. **审核要点**

（1）临床诊断书写不全。

（2）用法用量不适宜。

2. **处方分析**

（1）80 岁男性患者因行动不便、软组织损伤、重度关节炎、颈椎病使用虎力散胶囊、骨通贴膏，诊断中缺乏中医病证分型，判定为临床诊断书写不全。

（2）虎力散胶囊成分为制草乌、三七、断节参、白云参，内服用法 1 粒 / 次，1~2 次 /d，外用适量，文献报道有 6~8 粒 / 次的外用方法。处方中虎力散胶囊口服 8 粒的单次用法，是说明书内服的日最大量 4 倍，存在极高的乌头碱中毒风险。故判定为用法用量不适宜。

3. **合理化建议**　建议补充诊断"风寒湿痹病"。调整虎力散胶囊的用法用量，如果确为口服，单次用量应为 1 粒；如果单次用量确为 8 粒，则用法只能是外用。

【案例 14-33】

定点医疗机构编码：××××　　　　费别：医保持卡

科别：皮肤科　　　　开方日期：××××-××-××　　　　病案号：××××

姓名：××　　　　性别：男　　　　年龄：67 岁　　　　单位（地址）：××××

临床诊断：	R:					
内丹毒	药品名称和规格	用量	用法	频次	数量	疗程
痛风	塞来昔布胶囊（0.2/粒×12 粒）	1 粒	口服	b.i.d.	1 盒	6 天
	康复新液（120ml/瓶）	10ml	口服	b.i.d.	1 瓶	6 天
				医生签名：		

1.请遵医嘱服药；2.请在窗口点清药品；3.处方当日有效；4.发出药品不予退换。

金额：××××　　　　审核/调配签名：×××　　　　核对/发药签名：×××

1. 审核要点

（1）临床诊断书写不全。

（2）用法用量不适宜。

2. 处方分析　67 岁男性患者因内丹毒使用康复新液治疗，诊断仅写出了西医病名，并未写出中医病证分型，可判断为临床诊断书写不全。康复新液内服时用于瘀血阻滞，胃痛出血，胃、十二指肠溃疡，以及阴虚肺痨、肺结核的辅助治疗；外用时用于金疮、外伤、溃疡、瘘管、烧伤、烫伤、褥疮之创面。所以，康复新液治疗丹毒时应为外用，判定为用法用量不适宜。

3. 合理化建议　建议补充中医证名"瘀血阻滞证"。建议将康复新液用法修改为外用。

【案例 14-34】

定点医疗机构编码：××××　　　　费别：医保持卡

科别：骨伤科　　　　开方日期：××××-××-××　　　　病案号：××××

姓名：××　　　　性别：女　　　　年龄：88 岁　　　　单位（地址）：××××

临床诊断：	R:					
下肢肿胀	药品名称和规格	用量	用法	频次	数量	疗程
血瘀证	活血止痛膏（2 贴×3 袋）	10 贴	外用	q.d.	5 盒	3 天
骨关节病	云南白药膏（每盒装 5 贴）	10 贴	外用	q.d.	5 盒	2 天
				医生签名：		

1.请遵医嘱服药；2.请在窗口点清药品；3.处方当日有效；4.发出药品不予退换。

金额：××××　　　　审核/调配签名：×××　　　　核对/发药签名：×××

1. **审核要点**

（1）用法用量不适宜。

（2）重复用药。

2. **处方分析**

（1）88岁女性患者因骨关节病使用活血止痛膏和云南白药膏。处方中每次用量为10贴。根据《北京地区基层医疗机构中成药处方点评共识报告（2018版）》，中药外用贴膏剂的单日总量不宜超过4贴，且活血止痛膏说明书提示"本品不宜长期或大面积使用"，故判定为用法用量不适宜。

（2）对于同一病损部位，两种中药外用贴膏剂的联用，可视为重复用药。

3. **合理化建议**　建议选择其中的一种贴膏剂，每次2贴，每次贴于皮肤的时间应少于12小时，用药3天症状无缓解，应去医院就诊。

第五节　疗程审核案例

一、单一疗程不适宜

【案例14-35】

定点医疗机构编码：××××　　　　费别：医保持卡

科别：脑病科　　　　开方日期：××××-××-××　　　病案号：××××

姓名：××　　　　性别：男　　　　年龄：65岁　　　单位（地址）：××××

临床诊断： 头晕 气虚血瘀证 痰瘀阻络证	R: 药品名称和规格	用量	用法	频次	数量	疗程
	安脑片（0.5g×24片）	4片	口服	t.i.d.	14盒	28天
	脑安片（0.53g×12片×3板）	2片	口服	b.i.d.	3盒	27天
	医生签名：					

1.请遵医嘱服药；2.请在窗口点清药品；3.处方当日有效；4.发出药品不予退换。

金额：××××　　　审核/调配签名：×××　　　　核对/发药签名：×××

1. **审核要点**　用药疗程不适宜。

2. **处方分析**　65岁男性患者因头晕使用安脑片和脑安片治疗，疗程均为4周。安脑片处方来源于安宫牛黄丸，豁痰开窍药性峻猛，说明书提示对急症高热神昏有效，是一个急危重症抢救用药。故处方用药4周，疗程过长，判定为用药疗程不适宜。

3. **合理化建议**　建议将安脑片疗程调整为1周。

【案例 14-36】

定点医疗机构编码：××××		费别：医保持卡			
科别：呼吸科	开方日期：××××-××-××		病案号：××××		
姓名：×××	性别：男	年龄：30岁	单位（地址）：××××		

临床诊断： 感冒 热毒袭肺证 备药	R:				
	药品名称和规格	用量	用法	频次	数量	疗程
	连花清瘟胶囊（0.35g×48粒）	4粒	口服	t.i.d.	4盒	16天
	医生签名：				

1. 请遵医嘱服药；2. 请在窗口点清药品；3. 处方当日有效；4. 发出药品不予退换。

金额：×××× 审核/调配签名：××× 核对/发药签名：×××

1. **审核要点** 用药疗程不适宜。

2. **处方分析** 30岁男性患者因感冒，热毒袭肺证使用连花清瘟胶囊治疗，诊断标注"备药"。"备药"并不是标准诊断，不能以此为由开具不合理的长疗程处方。连花清瘟胶囊说明书提示"本品不宜长期服用"，感冒一般在5~7天痊愈，因此处方用药16天，疗程过长，可判定为用药疗程不适宜。

3. **合理化建议** 建议将连花清瘟胶囊疗程调整为1周。

二、疗程不适宜合并其他情况

【案例 14-37】

定点医疗机构编码：××××		费别：医保持卡			
科别：血液科	开方日期：××××-××-××		病案号：××××		
姓名：××	性别：女	年龄：55岁	单位（地址）：		

临床诊断： 关节痛	R:				
	药品名称和规格	用量	用法	频次	数量	疗程
	消痛贴膏（1贴×10袋）	1贴	外用	q.d.	3盒	30天
	活血止痛膏（2贴×3袋）	2贴	外用	q.d.	5盒	15天
	医生签名：				

1. 请遵医嘱服药；2. 请在窗口点清药品；3. 处方当日有效；4. 发出药品不予退换。

金额：×××× 审核/调配签名：××× 核对/发药签名：×××

1. **审核要点**

（1）临床诊断书写不全。

（2）用药疗程不适宜。

2. **处方分析**

（1）55岁女性患者因关节痛而外用消痛贴膏和活血止痛膏，诊断中缺乏中医病证分型，判定为临床诊断书写不全。

（2）消痛贴膏说明书建议疗程为"急性期1贴为1个疗程，慢性期5贴为1个疗程"，处方开具30天，疗程过长，判定为用药疗程不适宜。

3. 合理化建议　建议补充中医诊断"气滞血瘀证"。建议遵循说明书要求，开具消痛贴膏1盒，1贴/次，1次/d。

【案例 14-38】

定点医疗机构编码：××××　　　费别：医保持卡

科别：呼吸科　　　　　开方日期：××××-××-××　　　病案号：××××

姓名：××　　　　性别：男　　　　年龄：35 岁　　　单位（地址）：××××

临床诊断： 咽痛 咽炎	R:					
	药品名称和规格	用量	用法	频次	数量	疗程
	清咽滴丸（50 丸 ×2 瓶）	6 丸	含服	t.i.d.	3 盒	15 天
			医生签名：			

1.请遵医嘱服药；2.请在窗口点清药品；3.处方当日有效；4.发出药品不予退换。

金额：××××　　　审核/调配签名：×××　　　核对/发药签名：×××

1. 审核要点

（1）临床诊断书写不全。

（2）用药疗程不适宜。

2. 处方分析

（1）35 岁男性患者因咽痛、咽炎使用清咽滴丸治疗，诊断中缺乏中医病证分型，判定为临床诊断书写不全。

（2）清咽滴丸用于风热喉痹、急性咽炎，说明书提示"用药3天症状无改善，应到医院就诊"，处方开具15天疗程过长，判定为用药疗程不适宜。

3. 合理化建议　建议补充诊断"风热证"，建议开具清咽滴丸1盒。

（刘　源　李　凡　王宇光　杨寿圆　王　彬
李丹丹　谢俊大　乔甲荣　卫　敏　金　锐）